Peter Bründl / Kathrin Hörter /
Sebastian Kudritzki / Isabelle Schuber (Hrsg.)

Wandern, Wandeln und Mäandern

Transformation und Migration
in der Kinder- und Jugendlichen-Psychoanalyse weltweit

Jahrbuch der Kinder- und Jugendlichen-Psychoanalyse
Band 11

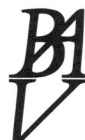

Jahrbuch der Kinder- und Jugendlichen-Psychoanalyse

Die Reihe *Jahrbuch für Kinder- und Jugendlichen-Psychoanalyse* möchte der Anwendung psychoanalytischer Theorie, Forschung und klinischer Erfahrung in der Arbeit mit Kindern, Jugendlichen und jungen Erwachsenen zwischen 0 und 25 Jahren einen besonderen Raum geben, von dem neue Impulse ausgehen sollen.

Historisch angewachsenes psychoanalytisches Wissen prägt in vielen Schattierungen Theorie und Praxis der psychoanalytischen und tiefenpsychologisch fundierten Einzelpsychotherapie von Kleinkindern, Kindern, Jugendlichen und jungen Erwachsenen samt begleitender Elternarbeit, ist häufig der Bezugsrahmen von Säuglings-Eltern-Psychotherapien, Gruppenpsychotherapien und Erziehungsberatung.

Die Kinder- und Jugendlichen-Psychoanalyse treibt die Psychoanalyse als Wissenschaft und Kunst mit voran, wirkt als kritisches Regulativ für die Psychoanalyse des Erwachsenenalters und trägt interdisziplinär zur Weiterentwicklung und zu neuen Konzeptbildungen in der Entwicklungspsychologie, in der Erziehungswissenschaft, in Pädiatrie, Kinder- und Jugendpsychiatrie, in der Soziologie, in den Neuro-, Rechts- und Kulturwissenschaften bei.

Das *Jahrbuch* soll deshalb als Forum KlinikerInnen, ForscherInnen und am Wissenszuwachs Beteiligten und Interessierten behilflich sein, die Zukunft einer lebendigen, effektiven, kulturkritischen und übernationalen Psychoanalyse offen zu halten.

Peter Bründl / Kathrin Hörter /
Sebastian Kudritzki / Isabelle Schuber (Hrsg.)

Wandern, Wandeln und Mäandern

Zugänge zur Kinder- und Jugendlichen-Psychoanalyse weltweit

Jahrbuch der Kinder- und Jugendlichen-Psychoanalyse
Bd. 11

Beiträge von
Chen Shperling Ben Zvi, Peter Bründl,
Sibylle Drews, Antonino Ferro,
Noah Haas, Agnes Hodi, Efrat Hominer, Lior Inbar,
Agathe Israel, Aglaia Kratza-Meents, Claudia Lament,
Ana Belchior Melícias, Elena Molinari,
Marie Rose Moro, Jack Novick,
Kerry K. Novick, Saskia von Overbeck Ottino,
Mario Priori, Rahmeth Radjack, Jani Santamaría

Brandes & Apsel

1. Auflage 2022
© Brandes & Apsel Verlag GmbH, Frankfurt a. M.
Alle Rechte vorbehalten, insbesondere das Recht der Vervielfältigung und Verbreitung sowie der Übersetzung, Mikroverfilmung, Einspeicherung und Verarbeitung in elektronischen oder optischen Systemen, der öffentlichen Wiedergabe durch Hörfunk-, Fernsehsendungen und Multimedia sowie der Bereithaltung in einer Online-Datenbank oder im Internet zur Nutzung durch Dritte.
Umschlag: Brandes & Apsel Verlag, Frankfurt a. M. unter Verwendung eines Bildes von Pixabay.
DTP: Brandes & Apsel Verlag, Frankfurt a. M.
Druck: STEGA TISAK, d. o. o., Printed in Croatia
Gedruckt auf säurefreiem, alterungsbeständigem und chlorfrei gebleichtem Papier.

Bibliografische Information Der Deutschen Nationalbibliothek:
Die Deutsche Nationalbibliothek verzeichnet diese Publikation in der Deutschen Nationalbibliografie; detaillierte bibliografische Daten sind im Internet über www.ddb.de abrufbar.

ISBN 978-3-95558-330-9

Inhalt

Peter Bründl / Kathrin Hörter / Isabelle Schuber

Vorwort

Das Phänomen der Migration ist von Beginn an mit der Entwicklung der Theorie und der klinischen Praxis der Psychoanalyse verbunden. Einige ihrer frühen Vertreter*innen verfügten bereits über Migrationserfahrungen und der Kreis um Freud war international. Um der Verfolgung und der Vernichtung in Folge des Nationalsozialismus entkommen zu können, kam es zur erzwungenen Emigration und zum Exil Sigmund Freuds und von vielen jüdischen, auch nicht-jüdischen Psychoanalytiker*innen (vgl. List, 2009).

Wanderungsbewegungen von psychoanalytisch bzw. psychodynamisch arbeitenden Therapeut*innen über die Erde hinweg – früher wie heute – prägen und verändern diese auf einer persönlichen Ebene, können aber auch Einfluss auf die Arbeitsweise haben und bereichern den psychoanalytischen Diskurs insgesamt (vgl. Mertens, 1997). So wurden die Veränderung und Weiterentwicklung von Theorie und Praxis im Zuge der Internationalisierung der Psychoanalyse durch Kontroversen und die Auseinandersetzung zwischen unterschiedlichen kulturellen wie gesellschaftlichen Kontexten, Erfahrungen und verschiedenen Traditionen möglich.

Migration an sich gilt heute als universelles, gleichsam alltägliches Phänomen (vgl. Castro-Varela & Mecheril, 2011) mit vielen Gesichtern. Je nachdem, ob es sich um Flucht, Vertreibung oder um eine »freiwillige« Migrationserfahrung handelt, kann davon ausgegangen werden, dass das Erleben und auch die Verarbeitung sehr unterschiedlich sein können. Während Salman Akhtar (1990) von Migration als per se »traumatischem« Erlebnis i. S. einer massiven Verlusterfahrung spricht, weisen neuere Migrationstheorien, besonders aus Nachbarwissenschaften, diese vorwiegend defizitorientierte Sichtweise zurück. Die Biographieforschung betont beispielsweise, dass Migration auf ganz individuelle Art gedeutet werden und auch mit anderen zentralen Transformationsprozessen, wie der Adoleszenz, verdichtet zusammenfallen kann (vgl. King & Koller, 2006).

Inzwischen richtet sich der Blick der Analytiker nicht nur auf die Verarbeitung von Migrationserfahrungen ihrer Analysanden, vielmehr werden in der täglichen psychodynamischen Praxis Themen wie Sprache und Übersetzung, kultursensibles Arbeiten und auch die Beschäftigung mit individuellem wie strukturellem Rassismus relevant. Es stellen sich Fragen bzgl. Identitäten, verschiedener Menschenbilder, Universellem vs. Individuellem, unterschiedlicher Vorstellungen von Gesundheit und Krankheit, von Körper und Psyche, von Familie, Entwicklung und auch »angemessenem« Erziehungsverhalten.

In der Tradition der Psychoanalyse war es die Ethnopsychoanalyse, die sich bereits ab den 1960er-Jahren systematisch mit der Anwendung psychoanalytischer Konzepte auf Angehörige anderer Kulturen und Gesellschaften beschäftigt. Georges Devereux weist in *Ethnopsychoanalyse. Die komplementaristische Methode in den Wissenschaften vom Menschen* (1978) darauf hin, dass menschliches Verhalten sowohl im psychologischen wie auch soziokulturellen Bezugsrahmen erklärt und verstanden werden müsse (ähnlich vor ihm Erik E. Erikson) und dass sich Soziologie / Ethnologie und Psychologie / Psychoanalyse wechselseitig befördern können. Paul Parin, Fritz Morgenthaler und Goldy Parin-Matthèy halten als Ergebnis ihrer Forschungsreisen fest, dass gewisse psychoanalytische Konzepte, wie z. B. der Ödipuskomplex, im Lichte anderer Kontexte überarbeitet oder auch allgemeiner gefasst werden müssen (vgl. Parin, 1978). Einen wichtigen Perspektivwechsel vollzieht Mario Erdheim (1982), indem er die Ethnopsychoanalyse nicht nur auf den kulturellen Bezugsrahmen der »Anderen« und »Fremden«, sondern auch als reflexiven Blick auf die eigene Kultur einführt und somit darauf hinweist, dass jede*r von uns kulturell verortet ist. Diese Verortung, so Maya Nadig (1986), kann und muss auch unter der Perspektive von Geschlechterdifferenz betrachtet werden.

Nicht zuletzt wandeln wir auch im übertragenen Sinne in der klinischen Arbeit gemeinsam mit unseren jungen wie erwachsenen Patient*innen auf bewussten wie unbewussten Pfaden, begleiten sie in Erkenntnis-, Entwicklungs- und Transformationsprozessen, die häufig eher in Kurven und Schleifen als geradlinig verlaufen.

All diese Aspekte versucht der vorliegende Band, der als Fortsetzung des Bandes 10 *Stimmenvielfalt in den Spielräumen: Zugänge zur Kinder- und Jugendlichen-Psychoanalyse weltweit* (2021) verstanden werden kann, unter den Begriffen »wandern, wandeln und mäandern« zusammenzufassen.

Die ersten drei Beiträge dieses Bandes sind dem am 14. August 2021 in Tel Aviv im Alter von 89 Jahren verstorbenen israelischen, eng mit Deutschland und diesem Jahrbuch verbundenen Psychoanalytiker Yechskiel »Chezzi« Cohen gewidmet.

Sibylle Drews berichtet zunächst von ihrer seit 1977 langjährigen kollegialen und tief menschlichen Freundschaft mit Cohen, die wesentlich zu den vielen Vorträgen von Cohen in Frankfurt, München, in der Schweiz und Österreich in deutscher Sprache beitrug und zur Veröffentlichung seines ersten deutschen Buches *Das mißhandelte Kind. Ein psychoanalytisches Konzept zur integrierten Behandlung von Kindern und Jugendlichen* (Brandes & Apsel, 2004; erweitert als: *Das traumatisierte Kind. Psychoanalytische Therapie im Kinderheim.* Brandes & Apsel, 2014) führte.

Peter Bründl geht in seiner Cohen-Gedächtnisvorlesung im Juli 2022 in Brixen der Frage nach, ob ein Zusammenhang bestehen kann zwischen frühen Traumatisierungen und der Fähigkeit spätestens ab der Spätadoleszenz, deren kreative Potenziale zu integrieren und im lebenslänglichen Entwicklungsprozess wirksam umzusetzen.

Im dritten Cohen gewidmeten Beitrag zeigt das derzeitige *Team* in Cohens ehemaligem Heim, wie in einer beeindruckenden, Cohens Konzepten verpflichteten Zusammenarbeit sie einem Mädchen mit einer tief verdrängten sexuellen Traumatisierung über alle Turbulenzen hinweg helfen, die progressive Weiterentwicklung wieder aufzunehmen und sich seine eigene Geschichte in altersgemäßer Weise zu eigen zu machen.

Anna Belchior Melicias geht in ihrem Beitrag »Vaterland, Mutterland, Geschwisterland« in der Konstruktion ihrer biographischen Landschaft ihrem Lebensweg durch drei Kontinente nach. Angola war die Welt ihrer Kindheit in der damaligen portugiesischen Kolonie. Nach dem dortigen Befreiungskrieg musste sie mit den Eltern ins Exil nach Brasilien auswandern, wo sie ihre eigen Familie gründete und Analytikerin wurde, um viel später nach Lissabon, der Heimatstadt ihrer Eltern und Großeltern, zurückzukehren und sich weiter analytisch fortzubilden. Heimat, Exil und Sprache / Kultur sind die Dimensionen, aus denen ein potenzieller Raum für Kreativität angesichts vieler traumatischer Verluste sich entfalten konnte.

Agathe Israel, deren teilnehmende Beobachtung in Anlehnung an Esther Bick von extrem früh geborenen Säuglingen in Deutschland weite Resonanz gefunden hatte, ging zur Weiterbildung nach Finnland, wo seit den 1950er-Jahren ein beeindruckendes, fortgeschrittenes Versorgungssystem für Frühgeborene weiterentwickelt worden war, um diese Erkenntnisse nach Deutschland weiterzuvermitteln. Eingebettet in ihre Ausführung sind bewegende Beobachtungen dreier extrem frühgeborenen Kinder einschließlich der Zuwendungen durch Eltern und dem Team der Klinik.

Illustriert von einem eindrucksvollen Fallbeispiel erläutern *Marie Rose Moro* und *Rahmeth Radjack* in ihrem Artikel »Migranten und ihre Kinder. Ein transkultureller Ansatz« ihre Arbeit und Forschung bzgl. der psychosozialen Versorgung von Eltern, Kindern und Jugendlichen mit Migrationshintergrund in Frankreich. Sie plädieren für eine kulturell dezentrierte Haltung der professionell Helfenden, um Fehleinschätzungen und falsche Maßnahmen vermeiden zu können. Dabei stützen sie sich auch auf den komplementären Ansatz von Georges Devereux und postulieren in seiner Tradition die Reflexion des kulturell geprägten Anteils der Gegenübertragung.

Ebenfalls in Anlehnung an Georges Devereux entfaltet *Saskia von Overbeck Ottino* ihre psychoanalytischen Reflexionen über die migrationsbedingten schwierigen Identitätstransformationen der jugendlichen Migranten der ersten Generation und ihrer Eltern in der Schweiz. Anschließend zeigt sie an zwei Vignetten aus ihren psychodynamischen Einzelbehandlungen einer eingewanderten jugendlichen Kosovarin und eines albanischen Jugendlichen, wie der therapeutische Prozess, bei dem die langwierige Bearbeitung der Traumata dem Durcharbeiten der ödipalen Konstellationen vorausging, unter ihrer ethnopsychoanalytischen Perspektive den Jugendlichen geholfen hat, im Aufnahmeland ihre zunehmend eigene Identität und ihr authentisches Ich-Ideal im Entwicklungsprozess kreativ und integrierend aufzubauen und weiter zu stabilisieren.

Claudia Lament fordert in Anlehnung an den deutschen Philosophen Vaihinger einen notwendigen Pluralismus in der Kinderpsychoanalyse, insofern die jeweilige psychoanalytische Schule mit ihrer jeweils spezifischen Behandlungstechnik anfänglich als »nützliche Unwahrheit« die Komplexität und die weite Perspektive des geistigen Lebens nur teilweise erfassen kann. Anhand einer langjährigen Behandlung einer Jugendlichen, die mit fünf Monaten als russische Waise von ihren amerikanischen Eltern adoptiert worden war, zeigt Lament, wie sie – ausgebildet in Ich-Psychologie, die sie prominent vertreten und verteidigt hatte – postkleinianische Anregungen von Anne Alvarez, von Bion, Ogden, Winnicott, Lacan und Laplanche für die Reflexion ihrer Genübertragung und des Prozesses nutzen konnte, die dazu beitrugen, dass sie die komplexe Innenwelt ihrer Jugendlichen annähernd und doch umfassender verstehen konnte und so der Patientin half, ihre eigenen Begabungen, ihre Grenzen und ihre Entwicklungsgeschichte differenzierter wahrzunehmen, zu sehen und sie anzunehmen.

Mario Priori betont in seinem Beitrag »Die Erfahrung des Verzichts auf die Muttersprache: Migration in der inneren Welt, Übersetzungen und Verrat im Kindes- und Jugendalter« die Funktion der mütterliche Stimme mit ihrem musikalischen Klang als erste musikalische Form im Leben eines Menschen, die ihm das Empfinden von Einzigartigkeit gewinnen lässt, das Kind emotional in jene verbalen Spiele verwickelt, die die Vorläufer der zukünftigen Sprache und der sich ausdifferenzierenden psychischen Welt sind. In seiner langen Behandlung seines jugendlichen Patienten, der von sehr früh an in einem Waisenhaus in Turkmenistan lebte, bis er mit fünf Jahren von seinen italienischen Eltern adoptiert wurde, unterstützt ihn Priori – von vagen Erinnerungen ausgehend als handelnder und fühlender Sprayer –, seine nie endgültigen Geschichten zu erfinden und zu schreiben. Priori versteht diese Äußerungen als Kanal des Sprayers zur inneren Welt, das den Jugendlichen in Kontakt bringt mit seinem Wunsch zu wissen, woher er von wem ursprünglich kommt und wohin er gehen möchte. Im zweiten Fallbeispiel führt Priori die weitreichende, auch sprachliche Entwicklungshemmung des Sohnes einer aus Nordafrika nach Italien eingewanderten Frau darauf zurück, dass die traumatisierte Mutter weder mit ihrem Sohn noch mit anderen dort in ihrer Muttersprache sich austauschen kann, aber dafür perfekt roboterhaft ein unmusikalisches Italienisch sich zu eigen gemacht hat. Abschließend verknüpft der Autor seine Reflexionen über den entwicklungsbelebenden Klang der mütterlichen Stimme mit den Konzepten von Bion.

Antonino Ferro und *Elena Molinari* vertreten in ihrer gemeinsamen Arbeit »Der Analytiler als träumender Filmemacher« die intersubjektive Position, dass die analytische Therapie trotz Asymmetrie der Rollen und der Verantwortlichkeit bei der Durchführung beide Subjekte einbeziehen und verändern muss. Analog zur Mutter mit dem Kind werden zusammen Geschichten erfunden, die kontinuierlich und diskontinuierlich, bewegend und unbewegt zusammen aufgebaut werden. Dies verdeutlichen sie an Vignetten aus den Behandlungen eines Vorschulkindes, eines Latenzkindes und einer Elfjährigen.

Agnes Hodi, Lehranalytikerin der ungarischen IPA-Zweiggesellschaft, die in Norwegen arbeitet, untersucht am Beispiel ihrer Behandlung einer aus Südafrika nach Norwegen eingewanderten Jugendlichen of Colour die Frage nach Verlust und Erschaffung eines Zuhauses. Was bedeutet »Zuhause« für eine Heranwachsende, die nach einem transgenerationalem Trauma, nach einer traumatisierten Kindheit in Afrika in ein fremdes Land mit einer ihr unvertrauten Landessprache, mit fremder Kultur und fremden Klima einwandert? Dass die Psychotherapie für diese Jugendliche zum potenziellen Raum werden konnte, in dem Ängste, Scham und Misstrauen zunehmend kreativ durch Symbolisierung, Spielfähigkeit und Vitalität überwunden werden konnten, mag nicht zuletzt der Resonanz mit ihrer osteuropäischen Therapeutin geschuldet sein, die wie die Jugendliche gleichermaßen auf der Suche nach ihrem Platz und nach Sicherheit in der Fremde war.

Jani Santamarías Überlegungen zur fehlenden Symbolisierungsfähigkeit bei psychosomatischen Patienten zentrieren sich um die Behandlung einer traumatisierten Ausländerin, die vorübergehend in Mexiko studierte. Wegen ihrer traumatischen Erfahrungen hatte sie ihren Verstand von ihrem Körpererleben abgespalten, wehrte Abhängigkeit und Verfolgungen durch ein inneres tyrannisches Selbstideal massiv ab. Die Reverie und das Containment von deren Empfindungen, Tränen und Körperschmerzen durch das analytische Gegenüber ermöglichten der Patientin den Zugang zur bislang unzugänglichen

Symbolisierung. Die dafür notwendigen Transformationsschritte geschahen fast unmerklich ganz allmählich und ließen die spätjugendliche Patientin zu einer Frau heranwachsen, die sich selbst in ihrem Wesen als Frau freudvoll entdecken und ihr Leben genießen kann.

Aglia Karatza-Meents kam ehemals mit 17 Jahren aus dem Griechenland der Militärdiktatur zum Medizinstudium nach Deutschland. Vorher hatte sie in Griechenland in einem Stadtteil gelebt. in dem viele griechische Migranten aus Kleinasien lebten und erneut aus wirtschaftlichen Gründen nach Westeuropa auswanderten. Sie widmet sich in ihrem Beitrag der Problematik von griechischen Arbeitsemigranten in Deutschland mit ihren prä- und postmigrantischen Traumatisierungen, die sich auf die in Deutschland lebenden Kinder und Enkel auswirken. Sie verdeutlicht ihre Konzepte durch eine beeindruckende Fallbeschreibung der langen Behandlung eines jungen Erwachsenen mit griechischer Migrationsbiographie, der mit 21 Jahren als Germanistikstudent seine analytische Behandlung bei ihr aufnahm.

Die Arbeit »Adoleszenz – Weichenstellung der Entwicklung« von *Jack und Kerry K. Novick* schließt den Band mit vielen beschriebenen Behandlungen Jugendlicher ab. Implizit auf Freuds Beobachtung verweisend, dass die Störungen im Erwachsenenalter erst in Jugendalter manifest werden, verstehen sie die Adoleszenz als die entscheidende Phase im lebenslänglichen Entwicklungsprozess, in der sich die spätere erwachsene Persönlichkeit zu verfestigen beginnt. Die sich körperlich umgestaltenden Jugendlichen müssen zunehmend Verantwortung für sich selbst übernehmen. Dies gelingt ihnen nur, wenn sie in dieser Entwicklungsphase ein gesichertes »offenes System« der Selbstregulierung und ein sich reifendes Über-Ich einbringen und dabei die Omnipotenzvorstellungen mit den damit einhergehenden sadomasochistischen Strebungen des »geschlossenen Systems« der Selbstregulierung beiseiteschieben können, das sich meist in ihrer kumulativ traumatisierten kindlichen Entwicklung etabliert hatte.

Die Neukonzeption des Jugendalters und der zwei Systeme der Selbstregulierung geht in die Behandlungstechnik der Novicks ein, die auf ein multimodales Lernerlebnis zielt und dem Entwicklungsdrang der Patienten und deren Eltern in der begleitenden Elternarbeit vollen Raum gibt.

Peter Bründl, Kathrin Hörter, Isabelle Schuber
München, im Oktober 2022

Literatur

Akhtar, S. (1990): *Immigration und Identität.* Psychosozial (Gießen).

Bründl, P., Hörter, K., Kudritzki, S. & Schuber, I. (2021): *Stimmenvielfalt in den Spielräumen: Zugänge zur Kinder- und Jugendlichen-Psychoanalyse weltweit. Jahrbuch der Kinder- und Jugendlichen-Psychoanalyse.* Bd. 10. Frankfurt a. M.: (Brandes & Apsel).

Castro-Varela, M. & Mecheril, P. (2011): Migration. In: S. Arndt & N. Ofuatey-Alazard (Hrsg.). *Wie Rassismus aus Wörtern spricht. Erben des Kolonialismus im Wissensarchiv deutsche Sprache. Ein kritisches Nachschlagewerk.* S. 154-176. Münster (Unrast).

Devereux, G. (1978): *Ethnopsychoanalyse. Die komplementaristische Methode in den Wissenschaften vom Menschen.* Frankfurt a.M. (Suhrkamp).

Erdheim, Mario (1982): *Die gesellschaftliche Produktion von Unbewusstheit. Eine Einführung in den ethnopsychoanalytischen Prozeß.* Frankfurt a.M. (Suhrkamp).

King, V. & Koller, H.-Ch. (2006): Adoleszenz als Möglichkeitsraum für Bildungsprozesse unter Migrationsbedingungen: Eine Einführung. In: V. King & H.-Ch. Koller (Hrsg.): *Adoleszenz – Migration – Bildung: Bildungsprozesse Jugendlicher und junger Erwachsener mit Migrationshintergrund.* S. 9—5. Wiesbaden (Springer VS).

List, E. (2009): Psychoanalyse. Wien (Facultas).

Mertens, W. (1997): *Psychoanalyse. Geschichte und Methoden.* München (Ch. Beck).

Nadig, Maya (1986): Zur ethnopsychoanalytischen Erarbeitung des kulturellen Raums der Frau. In: Helga Haase (Hrsg.) (1992): *Ethnopsychoanalyse. Wanderungen zwischen den Welten.* Stuttgart (Verlag Internationale Psychoanalyse) S. 143–172

Parin, Paul (1978): *Der Widerspruch im Subjekt.* Hamburg (Europäische Verlagsanstalt).

Sibylle Drews
(Frankfurt a. M.)

Eine besondere Begegnung[1]

Als 1977 der Internationale Psychoanalytische Kongress in Jerusalem stattfand, war es zum ersten Mal, dass ein Ort außerhalb von Europa und den amerikanischen Ländern gewählt wurde, und diese Wahl war in verschiedener Hinsicht aufregend und bemerkenswert, insbesondere für deutsche Analytiker und Ausbildungskandidaten.

Ich selbst war besonders neugierig darauf, Israel kennenzulernen, weil es zuvor bereits ein großes Interesse an diesem Land und seiner und unserer gemeinsamen fatalen Vergangenheit gab: Ab 1966 forschte mein Bruder, der Literaturwissenschaftler Jörg Drews, in der Bibliothek der Hebräischen Universität in Jerusalem über den jüdischen Expressionisten Albert Ehrenstein, dessen unveröffentlichter Nachlass dort lagerte. Seiner ersten Begegnung mit Israel folgten über die Jahre viele weitere Termine, und seine Berichte über Treffen mit Gersholm Sholem, Werner Kraft und vielen Wissenschaftlern schürten meine Neugier auf das Land, das für mich die Wiege und der Schmelztiegel vieler Kulturen war, insbesondere aber auch meinen Wunsch, mich mit unserer Nazi-Vergangenheit und ihren Folgen dort zu konfrontieren. Dies fiel zusammen mit der in Deutschland lebhaft entbrannten Diskussion um das Buch *Die Unfähigkeit zu trauern* von Alexander und Margarete Mitscherlich. Es war 1967 erschienen und hatte mit seiner Analyse der deutschen Widerständigkeit gegen die Auseinandersetzung mit unserer Nazi-Vergangenheit einen Meilenstein und Wendepunkt markiert.

Als ich 1977 nach Jerusalem reiste, war ich noch in Ausbildung und wurde dort zusammen mit anderen Kandidaten von einem israelischen Ausbildungskandidaten in Empfang genommen und betreut. Als erstes führte er uns nach Yad Vashem, wo wir mit der Dokumentation des Holocaust konfrontiert waren und womit ohne Worte »ausgesprochen« war, was uns trennte. Aber die Anwesenheit dieses zugewandten, freundlichen Kollegen war eine Art Beistand und eine versöhnliche Geste, die mir die moralisch einzig mögliche Haltung angesichts des Holocaust, die meine Mutter ihren Kindern vermittelt hatte, erleichterte: dass wir für diesen Teil unserer Geschichte verantwortlich sind und sie niemals verleugnen dürfen.

---

1   Überarbeitete Übersetzung der in englischer Sprache gehaltenen Rede zum 80. Geburtstag von Chezzi Cohen im Juni 2012 in Abu Gosh, Israel.

Unser freundlicher Begleiter war Chezzi Cohen, der, wie wir spürten, sich empathisch mit den Problemen identifizieren konnte, mit denen deutsche Kandidaten bei ihrer ersten Begegnung mit Israel konfrontiert sein könnten.

Bei dieser ersten Begegnung kam es zu vielen bewegenden Situationen: So z. B. entdeckten Kollegen von Chezzi, dass er mit uns Deutsch sprach, was sie nach Jahrzehnten nun zum ersten Mal auch wieder taten; so wie selbstverständlich Freundschaften zwischen israelischen Kandidaten und Analytikern schließen und herzlich privat eingeladen und willkommen geheißen zu werden, was wir natürlich nicht erwartet hatten.

Chezzi und ich freundeten uns sofort an, und ich lernte seine Familie zum ersten Mal kennen: seine Frau Talma, eine Pianistin, seine drei Söhne und seine kleine Tochter. Ich fühlte mich in dieser freundlichen Familie, in der Musik eine so große Rolle spielte, sofort »zu Hause« und erfuhr nach und nach von Chezzis Flucht als Sechsjähriger aus Bernburg an der Saale nach Palästina. Was das für ihn unter anderem bedeutet haben mag, wurde mir an einem kleinen Beispiel klar: Zurück in Deutschland erhielt ich einen handgeschriebenen Brief von ihm, den ich zunächst gar nicht entziffern konnte – bis ich verstand, dass ich ihn phonetisch lesen musste. Denn obwohl Chezzi mit seinen Eltern zu Hause deutsch sprach, war er, als sie Deutschland verlassen mussten, noch nicht zur Schule gegangen und schrieb nun deutsch, wie er es hörte: phonetisch! Dieser so harmlos scheinende und doch so bewegende Umstand erzählte mir mehr als all die Bücher, die ich gelesen hatte.

Dieser ersten Korrespondenz folgten viele Briefe und 1981, diesmal zusammen mit meiner eigenen Familie, ein erstes Wiedersehen mit Israel, um dann ab 1988 fast jedes Jahr nach Israel zu reisen oder uns in Deutschland zu treffen – meist war ich es, die hinflog, auch weil ich mich in dieses kleine Land verliebt hatte, begeistert von seiner überwältigenden Schönheit, seiner blühenden Wissenschaft und Industrie, seiner kulturellen Lebendigkeit und den vielen Kontakten und Gesprächen, die zu meinem Erstaunen inzwischen selbstverständlich geworden waren.

Während eines Besuches 1988 erzählte mir ein Kollege, dass Chezzi ein »Doppelleben« führe. In seiner Bescheidenheit hatte er mir noch gar nicht von seinem »Lebenswerk« erzählt: Er war nicht nur Psychoanalytiker, sondern schon lange der Direktor des B'nai B'rith Residential Treatment Center, damals in Jerusalem, heute in der Nähe von Abu Gosh, ein Heim für 6-12-jährige traumatisierte, schwergestörte Jungen aus zerrütteten Familien, das er gegründet hatte und das seine psychoanalytische Handschrift trug. Es war und ist eine weltweit einzigartige Institution. Ich fragte ihn danach aus, lernte das Heim kennen und war überwältigt von dieser Einrichtung, von Chezzis Hingabe, souveräner Wärme und Leitung und seinem ständigen Bemühen, sein psychoanalytisches Wissen in die Konzeptualisierung dieser Institution umzusetzen. Er stattete mich mit Dokumenten und seinen Aufsätzen über das Heim, seine Konzeptualisierung und das dort praktizierte Leben der Kinder mit ihren Betreuern, Lehrern und Psychotherapeuten aus. Je mehr ich las, desto deutlicher wurde mein Wunsch, Chezzi zur Sigmund-Freud-Vorlesung der *Sigmund-Freud-Stiftung zur Förderung der Psychoanalyse,* die jedes Jahr im November in der Frankfurter Johann Wolfgang Goethe-Universität stattfindet, nach Frankfurt einzuladen. Dort hielt er dann 1991 eine Rede mit dem Titel »Die Angst zu lieben«. Es ist nicht schwer, sich vorzustellen, wie bemerkenswert und bewegend es war, dem mutigen und empathischen Vortrag eines jüdischen Analytikers über die Angst zu lieben in Frankfurt zuzuhören, in einem Land, das ihn als Kind gezwungen hatte, auszuwandern, um dem Holocaust zu entkommen. Diese Einladung ermutigte ihn, nach über 50 Jahren erstmals wieder nach Deutschland zu kommen, was er bislang vermieden hatte.

Als Mitherausgeberin der deutschsprachigen *Zeitschrift für psychoanalytische Theorie und Praxis* vermittelte ich diese Rede und mehrere Artikel von Chezzi, die von 1993 an dort veröffentlicht wurden. Von 1995 bis 1999 hielt Chezzi zahlreiche Vorträge über seine psychoanalytische Position bei deren Verwirklichung im Treatment Center, beginnend mit einem Vortrag im Frankfurter Psychoanalytischen Institut und dann, weil dieses der Anfrage von Analytikern, Kinderanalytikern, Pädagogen, Sozialarbeitern und Soziologen räumlich gar nicht mehr gewachsen war, in der Frankfurter Universität. Diesem Auftakt folgten Vorträge in zahlreichen Städten in Deutschland, wo Chezzi zudem als Supervisor sehr gefragt war. In München entstanden aus den Supervisionstreffen, vermittelt durch Peter Bründl, eine reguläre Zusammenarbeit und bis heute andauernde freundschaftliche Beziehungen.

Wohl ab 2002 überzeugte ich Chezzi von dem Plan, seine Arbeiten in einem Buch zusammenzustellen, das wir dann unter dem Titel *Das mißhandelte Kind. Ein psychoanalytisches Konzept zur integrierten Behandlung von Kindern und Jugendlichen* bei unseren Treffen in Jerusalem und Frankfurt vorbereiteten und das ich 2004 herausgab. Es wurde ein großer Erfolg und erfuhr viele positive Besprechungen. Seine Vorträge und Supervisionen markierten den Beginn einer neuen Beziehung zu Deutschland und motivierten ihn, noch besser Deutsch zu lernen, so dass er seine Vorträge in seiner Muttersprache halten konnte.

Obwohl im Zentrum meiner Begegnung mit Chezzi zunächst die psychoanalytische und editorische Zusammenarbeit stand, die in spontaner Verständigung über jeweilige Positionen und Erfahrungen gründete, war das eigentliche Fundament doch die deutsche Sprache und Kultur, die Musik und ein tief verwurzeltes Vertrauen in die Schönheit des Lebens, das wir trotz allem Leid und aller Schuld teilten. Wir sahen uns oft auch ohne »business« in seiner Familie, in der ich mich wohl und willkommen fühlte und wo ich mit Talma Ansichten über die Welt, über Israel – und Kochrezepte austauschte.

Inzwischen so miteinander vertraut war es möglich, dass ich, ein Nachkomme der Nazi-Generation, mit Chezzi, einem geflüchteten Juden, 1997 eine Reise in seine Geburtsstadt Bernburg und nach Buchenwald über Weimar, der Stadt Goethes, planen konnte. Es wurde für beide eine bewegende Reise. Chezzi stand wie gelähmt vor seinem Elternhaus, das wir fanden, und oben auf dem Ettersberg liefen wir schweigend Seite an Seite durch die Konfrontation mit der Geschichte, die uns trennte, in der Gegenwart aber seltsam verband. Für mich war diese gemeinsame Reise nach Bernburg und Buchenwald jenseits aller Worte eine Geste seines Vertrauens und der Versöhnung, von Hoffnung und Zuneigung. Es war wohl auch 1997, dass er uns als Vorbemerkung zu einem Vortrag bewegt mitgeteilt hatte, dass er wieder im Besitz eines deutschen Passes ist – im Hörsaal war es da völlig still.

2010 veröffentlichte er seinen Rückblick auf sein Leben, dem er den Titel eines der *Lieder eines fahrenden Gesellen* von Gustav Mahler gab: »Wie mir doch die Welt gefällt«; eine bemerkenswerte Wahl angesichts seines Schicksals und eines Teiles seiner damaligen Familie, der im Holocaust ermordet worden war; aber über diese Wahl versteht man auch die tiefe Verwurzelung in der deutschen Kultur, stammte seine Familie doch aus Hannover, Rodenberg, Halberstadt und Köthen.

Meine Verbindung zu und mit Israel, mein Interesse an seiner Geschichte und Zukunft mitsamt meiner Kritik an Aspekten seiner Politik, die ich mit Chezzi teilte, entsprang niemals einer schuldhaften Selbstanklage, vielmehr meinem intensiven Wunsch, mit Menschen zu sein, denen ich mich auf eine besondere Weise verbunden fühlte – ohne Angst zu lieben. Und ich danke Chezzi dafür, dass er mir und vielen deutschen Kollegen erlaubte, für ihn das zu sein, was er für uns ist: »a Mensch«. Dies für sie zu sein, gewährten Chezzi und Talma mir 35 Jahre lang.

Und das ist es, insbesondere, was ich Dir, lieber Chezzi, sage und wofür ich Dir an Deinem 80. Geburtstag von Herzen danke.

Peter Bründl
(München)

Migration, Transgenerationalität und Kreativität in der Kinder- und Jugendlichen-Psychotherapie

Yecheskiel-Cohen-Gedächtnisvorlesung am 2. Juli 2022 in der Ärztlichen Akademie für Kinder- und Jugendlichen-Psychotherapie, Brixen

Die erste Gedächtnisvorlesung zu Ehren von Chezzi Cohen hier in Brixen halten zu dürfen, ist mir eine große Ehre, erfüllt mich aber zugleich mit tiefer Trauer, weil Chezzi nicht mehr unter uns ist. Er selber sprach auf so vielen Symposien hier in Brixen, viele von Ihnen haben ihn gut gekannt, haben von ihm menschlich und beruflich viel übernommen, kennen seine Arbeiten über schwer traumatisierte Kinder und Jugendliche sowie den Film über seine Einrichtung für diese so tief verletzten Heranwachsenden, in der er 40 Jahre gearbeitet hat, davon 35 Jahre als Leiter, anschließend noch als Supervisor und Vorstandsmitglied. Erst als Mitarbeiter in dieser Einrichtung begann er seine psychoanalytische Ausbildung am Eitingon-Institut der IPV in Jerusalem, veröffentlich bald und wiederholt u. a. im *Psychoanalytic Study of the Child*. Als Supervisor, Schatzmeister, Präsident, Ausbildungsleiter und Vorsitzender des Ethikausschusses wurde er eine der Leitfiguren der Israelischen Psychoanalytischen Vereinigung.

Seit seinem dann ersten Vortrag in Deutschland als Vortragender der Sigmund-Freud-Vorlesung 1993 in Frankfurt mit dem bezeichnenden Titel »Die Angst zu lieben« wurde Chezzi häufig zu Vorlesungen und Seminaren in die Schweiz, nach Österreich und Deutschland eingeladen. Seit 1998 kam er regelmäßig drei bis vier Mal im Jahr zu seinen kontinuierlichen Supervisionsgruppen nach München, an den u. a. Manfred Endres, Franz Schambeck, Hediati Utari-Witt, Constantin Prechtl, Sibylle Moisl, Catharina Salamander, meine Frau und ich teilnehmen durften.

Chezzi, der israelische Analytiker, hat uns Analytikern aus dem ehemaligen Nazideutschland als Mensch die Brücke gebaut zu ihm und zu seiner an Winnicott orientierten international geschätzten psychoanalytischen klinischen Praxis. So wie er als Brückenbauer seit 1977 begann Brücken zu bauen zwischen Deutsch und Hevrit. Vorher war er schon Brückenbauer zwischen den unterschiedlichen Lagern der israelischen psychoanalytischen Gesellschaft geworden.

In Zeiten der Pandemie fanden unsere Gruppensitzungen mit Chezzi noch per Zoom im Internet statt. Keiner von uns zwölf Gruppenteilnehmer wird wohl vergessen, in welch bezogener freundschaftlicher Weise Chezzi im Juli 2021, merklich schon sehr krank, in und mittels der Arbeit sich liebevoll von uns verabschiedete, ehe er am 14. August 2021 verstorben ist.

In Hinblick auf mein heutiges Thema frage ich mich, wie Chezzi eine so unvergleichliche, sich mitteilende Aufnahmefähigkeit für sein Gegenüber mit dessen Idiom und Ausdrucksformen für sich selbst in Besitz hat nehmen können? Und wie hat er darüber hinaus höchst kreativ seine eigene, weltweit einmalige psychoanalytische Milieutherapie für schwer geschädigte Latenzkinder und Jugendliche konzipieren, entwickeln, erweitern und finanziell verankern können?

1932 in Bernburg an der Saale als 2. Sohn. jüdischer Eltern geboren, musste Chezzi mit einem Jahr für längere Zeit seine Eltern entbehren, die als Zionisten nach Palästina reisten, um Auswanderungsmöglichkeiten zu erkunden. Sie kamen zurück, weil ihnen die Zeit dafür noch zu früh erschien. Mit der Machtübernahme der Nationalsozialisten nahm die bedrohliche, zerstörerische Judenfeindlichkeit in seiner engeren und weiteren Umwelt zu. Als sein Vater von der Gestapo für einige Zeit verhaftet und misshandelt wurde, gelang es seiner Mutter, mit den Einkünften aus dem Verkauf ihrer Gemischtwarenhandlung an hart herunterhandelnde Arier die Ausfuhrgenehmigungen für sich, ihren Mann und ihre drei Kinder zu erwirken. Gerade noch in letzter Sekunde konnten sie sich 1938 in Triest nach Haifa einschiffen. Viele der zurückgelassenen engen Verwandten wurden von den Nazis ermordet. Chezzi, der damals sechs Jahre alt war, hatte keine bewussten Erinnerungen an den traumatischen Verlust seiner bislang vertrauten kindlichen Umwelt. Er erinnerte weder die Abfahrt noch die Ankunft in Haifa. Nur das Bild des tränenüberströmten Gesichts seines Vaters auf dem Schiff hat sich ihm aus dieser Zeit der Düsternis eingebrannt.

Viele sich wiederholende Umzüge in Palästina auf Grund unverschuldeter wirtschaftlicher Misserfolge des um sein Geld betrogenen Vaters musste Chezzi ertragen, auch den unterschwelligen jüdisch-arabischen Bürgerkrieg im damaligen Palästina, die ständigen Umsiedlungsmaßnahmen und den wirtschaftlich erzwungenen Abgang vom jüdischen Gymnasium. Nach der Anerkennung des Staates Israel durch die UNO folgten umgehend die Unabhängigkeitskriege gegen die übermächtig erscheinenden verbündeten arabischen Nachbarsstaaten. Als junger Soldat im Funkwesen ausgebildet, zeigte er sich dann als erfolgreicher junger Ausbilder der Funker als besonders pädagogisch begabt.

Nach seinem Militärdienst fand er eine Anstellung als Betreuer in einer Jugendeinrichtung für extrem schwierige Jugendliche an der Grenze zwischen Jaffa und Tel Aviv (an beiden Orten hatte die Familie ihre Wohnungen verlassen müssen). Trotz seiner ihn damals einschränkenden Minderwertigkeitsgefühle und seiner lang anhaltenden Vermeidung von intellektuellem Wettbewerb (wie Chezzi in seinen Erinnerungen 2010 schreibt), spürte er »vielmehr persönliches Engagement und Sensibilität für die Bedürfnisse der Umwelt. Eigenschaften, die ich spontan in mir fühlte«. Er entdeckte, dass es ihm gelang, selbst zum charismatischen, gewalttätigen Anführer der besonders schlimmen Jugendlichen Zugang zu finden und mit ihm einen tiefen, gegenseitigen Kontakt aufzunehmen, der lebenslänglich hielt. Im Anschluss an diese Tätigkeit folgte nach einer besonderen Aufnahmeprüfung für Bewerber ohne Abitur ein Bachelorstudium in Pädagogik und Soziologie.

Nach dessen Abschluss wurde er Mitarbeiter und nach fünf Jahren Leiter am B´nai B´rith Residential Treatment Center in Jerusalem (jetzt in Abu Gosh), das ursprünglich noch im Zweiten Weltkrieg für unbegleitete, den Holocaust überlebende jüdische Kinder aus Polen und Russland gegründet worden war. Und Chezzi selbst war ja ein den Holocaust überlebendes Kind gewesen.

In seinem Aufsatz »Frühentwicklung und Migrationsprozesse« schreibt er (wohl indirekt auch über sich selbst): »Jede Migration lässt sich durch zwei wichtige Fragen charakterisieren: Was trägt jemand in seinem ›Koffer‹ mit sich, was geht mit ihm an jenen Ort, an dem er sich befindet? Die zweite, nicht weniger wichtige Frage lautet: Wie wird jemand aufgenommen? Das heißt, die Frage nach dem Willkommensein und dem Aufgenommenwerden, die wirklich eine kritische ist.«

In seinem Artikel »Das Erleben von Einsein . ein wesentliches Moment in der Behandlung von Borderline-Kindern heißt es dann, wie »essentiell die Bedeutung des Einsseins für eine emotionale Transformation ist … wie lebenswichtig diese erste Erfahrung als Grundlage für alle weiteren Identifikationserlebnisse ist (Winnicott, 1973, S. 4).« So darf gefragt werden, wie weitreichend seine frühe Mutter-Säugling-Beziehung den Grundstein gelegt hat für seine Resilienz und Kreativität, die selbst schweren Belastungen standgehalten hat, zumal er diese Kreativität in späteren Identifikationsprozessen transformatorisch hat aufrecht erhalten können. In seiner Ehefrau Talma hat Chezzi bezeichnenderweise eine Frau gefunden, die schon vorher spüren konnte (wie auch sein enger Freund und Kollege Kulcka), was der Andere von ihm noch unbewusst braucht. Und wir dürfen wohl annehmen, dass viele

Personen, von denen Chezzi ab seiner Adoleszenz bis hin zur Psychoanalyse gefördert und ausgebildet worden ist, mit ihm durch ein gemeinsames Migrationsschicksal unmittelbar in Resonanz standen, sich zwischen ihnen Momente des Einsseins einstellten, aus denen jeweils jeder Beteiligte weiter in seiner eigenen Identität transformiert wieder hervorging. Wahrscheinlich wirkten in Chezzis Kinderzimmer die Engel segnend stärker als die Gespenster, die sonst die Entwicklung der Heranwachsenden einengen.

Lassen Sie mich zur Würdigung der Wirkung Chezzis auf seine Patienten und Schüler eine Stelle aus Oskar Maria Grafs Roman *Unruhe um einen Friedfertigen* zitieren, der 1947 im New Yorker Exil Grafs erschien. Unruhe um einen Friedfertigen, dies träfe auch für Chezzi zu:

> Nichts, was einmal tief in ein Menschenleben eingedrungen ist, scheint je wieder aufzuhören. Selbst aus dem scheinbaren Verloschensein des Todes glimmt es noch, springt über in einen der Nachfolgenden und wirkt bald stärker, bald schwächer, bis wir schon nicht mehr die Zeit wissen, in welcher es angefangen hat.

Für uns Psychotherapeuten gibt es nicht den typischen, sondern nur den jeweils einmaligen jungen Menschen, mit dem wir zusammenarbeiten. Er kommt mit seiner langen, weit in die Vergangenheit zurückreichenden Familiengeschichte, mit seinen bisherigen, dem Zeitgeist verpflichteten Sozialisationen, mit seiner Zugehörigkeit zur Gleichaltrigengruppe, mit seinem seit frühster Kindheit sich fortentwickelnden Selbst und seinem Über-Ich bzw. Ich-Ideal, die in seiner Kultur verankert sind. Und wenn es gut geht, können wir dies alles mit dem jungen Menschen entwicklungsfördernd erforschen.

Allerdings gilt es, phasenspezifisch zu unterscheiden, dass die adoleszente Person, anders als das Kind, die sie ehemals war, ihre Phantasien und Wünsche in der äußeren Wirklichkeit handelnd vollziehen kann. Aber dementsprechend ist der Jugendliche für seine Aktionen und die daraus resultierenden Konsequenzen selbst verantwortlich. Dabei ist die Adoleszenz eine Zeit von Unsicherheit und erlebter Hilflosigkeit, welche die Depressionen, Selbstverletzungen, Delinquenz, Perversionen und Suizidalität herbeiführen kann. Und dies gerade in der entscheidenden Phase, in der sich seine Seinsweise ausformt, die seine Persönlichkeit im Erwachsenenalter bestimmen wird.

Früh machte Freud darauf aufmerksam, dass die Störungen des Erwachsenenalters bereits im Jugendalter manifest werden. Bekanntlich konzipierte Freud 1905 in den *Drei Abhandlungen zur Sexualtheorie* grundlegend das Konzept der psychoanalytischen Entwicklungspsychologie. Für ihn blieb die Aufgabe der therapeutischen Arbeit die Erforschung der lebenslänglichen Entwicklung seiner

Patienten in Interdependenz zur psychoanalytischen Kulturkritik: »Von Beginn an war es das Anliegen der Psychoanalyse, einen Entwicklungsprozeß aufzuspüren.« (1913:412) Freud begriff jedoch nie, wie fälschlicherweise oft behauptet wird, Entwicklung linear. In der 3. Abhandlung »Die Umgestaltungen in der Pubertät« versteht er den Eintritt in die Pubertät stets als potenziell traumatisierend. Potenziell insofern, weil die in der kindlichen Vergangenheit unintegrierten und unverstandenen (kumulativen?) traumatisierenden Störungen der Objektsbeziehungen und Triebstrebungen im Hier und Jetzt der Gegenwart des Adoleszenten mit bedrohlicher emotionaler Wucht und Bedeutsamkeit vom geschlechtsreifen und körperlich erstarkten Jugendlichen erlebt werden. Diese aus der Kindheit stammenden Phantasien und Wünsche werden in Transformationen ausgelebt (vgl. Laufer / Laufer, 1984).

In gewisser Weise sind so in der geschichtlichen Entwicklung der Jugendlichenpsychoanalyse (Jones, Bernfeld, Anna Freud, Aichorn, Eissler, Blos, Erikson, die Laufers, die Novicks) Vorwegnahmen der modernen Systemtheorie enthalten, die die Evolution der Menschheit, die individuelle Entwicklung und die Weiterentwicklung der Theorien als ein sich selbst organisierendes System versteht (Galatzer-Levy, 2017).

Bereits 1915 nimmt Freud in *Zeitgemäßes über Krieg und Tod* in seiner Art die Nichtlinearität eigentümlich voraus: »Seelische Entwicklungen besitzen nämlich die Eigentümlichkeit, welche sich bei keinem anderen Entwicklungsvorgang vorfindet. Wenn ein Dorf zur Stadt, ein Kind zum Mann heranwächst, gehen dabei Dorf und Kind in Stadt und Mann unter. Nur die Erinnerung kann die alten Züge in das neue Bild einzeichnen, in Wirklichkeit sind die alten Materialien oder Formen beseitigt und durch neue ersetzt worden. Anders geht es bei der seelischen Entwicklung zu. Man kann den nicht zu vergleichenden Sachverhalt nicht anders beschreiben als durch die Behauptung, daß jede frühere Entwicklungsstufe neben der späteren, die aus ihr geworden ist, erhalten bleibt, die Sukzession bedingt eine Koexistenz mit, obwohl es die selben Menschen sind, an denen die ganze Reihenfolge der Veränderungen abgelaufen ist. Der frühere seelische Zustand mag sich jahrelang nicht geäußert haben, er bleibt doch soweit bestehen, daß er eines Tages wiederum die Äußerungsform der seelischen Kräfte werden kann und zwar die einzige, als ob alle späteren Entwicklungen annulliert, rückgängig gemacht worden wären.« (S. 285)

In welcher Art in den unterschiedlichsten Phasen der Entwicklung und des Behandlungsprozesses therapeutisch mit Konflikten und Brüchen umgegangen wird, wirkt sich dann auf die jeweilig darauffolgende Phase aus, verzögert möglicherweise den Entwicklung- bzw. Behandlungsprozess, damit das Unvergessene, die Erinnerungen und die Bedeutungen vorangegangener, früherer Phasen durch Nachträglichkeit korrigiert werden können (Novick / Novick 2016:17).

Die große körperliche, seelische und emotionale Abhängigkeit der Kinder von ihren Eltern, insbesondere in der präödipalen Phase und vor dem Spracherwerb (vgl. Kestenberg, Stern), lässt die Kinder bewusste und unbewusste Seins- und Handlungsweisen samt der verschwiegenen Bedeutungszusammenhängen identifikatorisch in ihre weiter fortschreitende Selbstentwicklung aufnehmen. Später im Leben werden sie für dies innerlich Unvergessene, aber nicht Erinnerbare analoge Gestaltungen und Narrative in der Außenwelt (er-) finden. In den sensiblen Phasen gesteigerter Individuation (Übergang von der Präödipalität in die Ödipalität, von der Latenz in die Pubertät, von der Spätadoleszenz ins Erwachsenenalter) werden diese Nachkommen der Eltern zu Vermittlern der Externalisierungen ihrer Eltern an ihre dann eigenen nachfolgenden Generationen. Solche übernommenen, aber verschwiegenen Lebenserfahrungen durch die Kinder lassen sich meist als interpersonale, transgenerationale Abwehr von schmerzhaften seelischen Vorgängen verstehen, durch welche die Selbstachtung und Selbstkohäsion der Eltern bedrohlich angegriffen wurden. Solches fasste Selma Fraiberg im Bild der »Gespenster im Kinderzimmer«; Yolanda Gampel greift dafür zum Bild von der so gefährlichen radioaktiven Strahlung, die von Leib und Körper nicht erlebt werden kann, aber schwer schädigt. Dominiert im Unvergessenen, aber nicht Erinnerbaren dagegen die Liebe zum ganz Anderen, dann bevölkern nach Liebermann die Engel das Kinderzimmer.

Das so Abgewehrte drängt auf Wiederkehr im Lebensvollzug des nicht resilienten Kindes und verletzt einschränkend den von Geburt an mitgebrachten Entfaltungsplan seines wahren Selbst und seiner eigene Begabung. So als hätte die vorhergehende Generation der nachfolgenden nachgetragen, was sie selber nicht ertragen konnte, damit die Nachfolgenden es (für sie) bewältigen sollen.

Die Traumatisierungen in der kindlichen Entwicklung zeitigen häufig Störungen in der Symbolisierungsfähigkeit. Menschen jeglichen Alters mit Symbolisierungsschwierigkeiten kommen mit der meist unbewussten Hoffnung in die Therapie, in ihren Therapeutinnen oder Therapeuten den verstehenden Seelenraum zu finden, der das Unvergessene, aber nicht Erinnerbare dem Patienten im intimen Austausch verständlich, mentalisierbar und symbolisierbar machen kann (Fonagy & Target 1998). Wenn es gut geht, kann dann der Patient seine omnipotenten (irrationalen) Vorstellungen von sich selbst, von seiner Familie und von seiner Gesellschaft in Vergangenheit und Gegenwart allmählich aufgeben und die selbstreflexive, angemessen realitätsbezogene Haltung seiner Therapeutin bzw. seines Therapeuten verinnerlicht. Dies kommt jedoch dem Verlust gewesener eigener Großartigkeit gleich (weil die Person als Säugling ihre Mutter nicht, wie Winnicott es meinte, erschaffen durfte?), die meist nur in Begleitung durch den Therapeuten betrauert werden kann, damit sich realistisch und durch Differenzierung von Vergangenheit und Gegenwart die Zukunft für den Patienten authentischer sich öffnen kann.

Deshalb ist es für den Psychotherapeuten wichtig und entscheidend, im ganz »Anderen«, im traumatisierten Kind oder Jugendlichen bei aller Andersartigkeit von Erwachsenem und Kind/Jugendlichem innerhalb der therapeutischen Asymmetrie im Inneren gemeinsame Spuren im jeweiligen lebenslänglich Entwicklungsprozess für den Heilungsprozess des Patienten und für die Stärkung seelischer Muskeln (Novick / Novick 2016) in jedem also des therapeutischen Paares aufzusuchen.

Deshalb ist mir abschließend wichtig zu betonen, dass Heranwachsende, die Traumatisches erlebt haben, diagnostisch nicht notwendig Trauma-Patienten sein müssen, die eine modifizierte Behandlungstechnik erfordern. Ihre Erlebnisse beinhalteten im lebenslänglichen Entwicklungsprozess auch Chancen zu kreativen Transformationen, wenn die Person mit ihrem »mitgebrachten Koffer von Gutem und Bösem, von Liebe und Hass« in ihrem lebenslangen Entwicklungsdrang anerkannt, gesehen und gewürdigt worden ist bzw. wird. Aber nach Eissler (1958) ist es für den Jugendlichen besonders schwierig, Verantwortung für seine schöpferischen Potenziale zu übernehmen, »da die schöpferisch-produktiven Funktionen um diese Zeit noch nicht integriert sind«. Deshalb soll nicht vergessen werden, »dass es dem Analytiker nicht nur obliegt, das Schöpferische im jugendlichen Patienten vor Verkümmerung zu schützen, sondern es solcherart zu aktivieren, dass sein Potenzial einmal zur maximalen Entfaltung kommt« (S. 296). Das kann wohl dann zum Tragen kommen, wenn es dem Jugendlichen gelingt, den therapeutischen Prozess mit seiner Therapeutin / seinem Therapeuten als einen potenziellen Raum, einen Übergangsraum im Sinne Winnicotts aufzuspannen. Dort können sich dann vorübergehend kreative Momente des Einsseins einstellen, aus denen die beiden beteiligten Personen in ihrer Einmaligkeit gestärkt wieder auftauchen können, jeder den Anderen als den Anderen besser schätzen, würdigen bzw. lieben kann, weil er anders ist als man selbst.

Solche Anerkennung, Wertschätzung und Liebe hat Chezzi Cohen jedem seiner Patientinnen, Patienten und Schülern jeglichen Alters in ihrer Einzigartigkeit zukommen lassen, weil in *seinem* Koffer vermutlich das Gute und die Liebe weitaus das Böse und den Hass überwogen.

Und so widmete er sein Buch *Das traumatisierte Kind. Psychoanalytische Therapie im Kinderheim* (2014) dem Andenken an seine Eltern: »Marga und Erich Cohen … Sie haben mich gelehrt den Anderen zu ehren und zu achten.«

Literatur

Aichorn, A. (1925): *Verwahrloste Jugend.* Wien, Leipzig (Internationaler Psychoanalytischer Verlag).

Bernfeld, S. (1922): Über eine typische Form der männlichen Pubertät. In: S. Bernfeld: *Antiautoritäre Erziehung und Psychoanalyse* (v. Werder, L. & Wolff, R., Hrsg.). Berlin (Ullstein).

Blos, P. (1979): The Adolescent Passage, New York (Developmental Issues).

Cohen, Y. (1994): Die Angst zu lieben. In: *Zeitschrift für psychoanalytische Theorie und Praxis*, Jg. IX: 6–24

Cohen, Y. (2014): *Das traumatisierte Kind. Psychoanalytische Therapie im Kinderheim.* Frankfurt a. M. (Brandes & Apsel).

Eissler, K. R. (1958): Bemerkungen zur Technik der psychoanalytischen Behandlung Pubertierender nebst einigen Überlegungen zum Problem der Perversion. In: K. R. Eissler: *Bleibende Relevanz. Beiträge zu Theorie und Technik* (Aichorn, Th. & Zinnecker-Mallmann, K. Hrsg.) Frankfurt a. M. (Brandes & Apsel) 2006. Frankfurt a. M.

Erikson, E. H. (1959): *Identität und Lebenszyklus.* Suhrkamp, 2. Aufl. 1974: Frankfurt a. M.

Fonagy, P. & Target, M. (1998): Mentalisation und die sich ändernden Ziele der Psychoanalyse des Kindes. In: *Kinderanalyse,* 9, 2001:229–244.

Fraiberg, S. / Adelson, E. et al. (1975): Ghosts in the nursery – A psychoanalytic Aproach to the Problems of Impaired Infant-Mother-Relationships. In: *J. Americ. Acad. Child Psychiatry*, 14:387–442.

Freud, A. (1965): Wege und Irrwege in der Kinderentwicklung. *Anna Freud Schriften*, Bd. 8. München (Kindler).

Freud, S.: Drei Abhandlungen zur Sexualtheorie. *GW V*: 27 u. 27–157. Frankfurt a. M. (S. Fischer).

Freud, S. (1913): Zur Einleitung der Behandlung (weitere Ratschläge zur Technik der Psychoanalyse). *GW XIII*:454–478.

Freud, S. (1915): Zeitgemäßes über Krieg und Tod. *GW X*:323–355.

Gampel. Y. (1994): Identifizierung, Identität und generationsübergreifende Transmission. In: *Zeitschrift für psychoanalytische Theorie und Praxis*, Jg. IX.:301–319.

Jones, E. (1923): Einige Probleme des jugendlichen Alters. In: *Imago,* Bd. 9:145–168.

Kestenberg, J. S. (1989): Neue Gedanken zur Transposition. Klinische, therapeutische und entwicklungsbedingte Betrachtungen, In: *Jahrbuch der Psychoanalyse*, Vol. 24:163–189.

Laufer, M. & Laufer, M. E. (1984): *Adoleszenz und Entwicklungskrise.* Stuttgart (Klett-Cotta), 1989.

Lieberman, A. (2016): Kind-Eltern-Psychotherapie. In: Bründl, P. / Endres, M. / Hauser, S.: *Elternschaft. Klinische und entwicklungspsychologische Perspektiven. Jahrbuch der Kinder- und Jugendlichen-Psychoanalyse*, Vol. 5: 50–54. Frankfurt a. M. (Brandes & Apsel).

Novick, J. & Novick, K. K. (2016): *Die Freiheit des Selbst. Zwei Systeme der Selbstregulation in der psychodynamischen Therapie und in der Persönlichkeitsentwicklung.* Frankfurt a. M. (Brandes & Apsel) 2019.

Stern, D. N.: *Mutter und Kind.* Stuttgart (Klett-Cott).

Winnicott, D. W. (1971): *Vom Spiel zur Kreativität.* Stuttgart (Klett-Cotta), 9. Aufl. 1998.

Young-Bruehl, E. u, Bethelard, F. (1999): The hidden history of the ego instinct. *Psychoanal. Rev.86(6): 823–851.*

Chen Shperling Ben Zvi / Noah Haas / Efrat Hominer
Lior Inbar
(Tel Aviv)

Internatstherapie im Fall sexuellen Missbrauchs

Einleitung
(Noa Haas)
Zu Dr. Yecheskiel (Chezzi) Cohens einzigartigem Ansatz
zur Internatstherapie

Chezzi Cohen betonte bei jeder Gelegenheit, dass er von Internatstherapie spreche und nicht von Therapie im Internat. Er entwickelte eine Therapiemethode für eine ganz bestimmte Zielgruppe, die als Wahlbehandlung (›treatment of choice‹) für diese gedacht war, im Unterschied z. B. zur Platzierung der Kinder in Pflegefamilien. Es handelt sich dabei um Kinder, die unter starken Entwicklungsstörungen leiden, wobei ihre Differenzierungsfähigkeit (wie z. B. zwischen den drei Zeitbegriffen, zwischen Realität und Vorstellung sowie zwischen dem Selbst und dem Anderen) stark beeinträchtigt ist.

Als junger Betreuer in einem Pflegeinternat hatte Chezzi eine prägende Erfahrung, die sein Denken im Bereich der Therapie beeinflusste. Chezzi schreibt dazu:[1]

Das für mich bedeutendste erhellende Ereignis erlebte ich bei meiner Arbeit in meinem ersten Jahr als Betreuer im Internat. Dieses Ereignis – das Baumereignis – diente mir seither als zentrales Werkzeug bei der Schulung von Mitarbeitern und der Darlegung der Behandlungsprinzipien. Meine ersten Schützlinge im Bnai Brith-Internat und ich pflanzten einige Bäume auf dem Gelände des Internats. Einige gingen nach kurzer Zeit ein; einer jedoch schlug Wurzeln und wuchs und gedieh zu unser aller Freude. Nach einem Jahr kam eine neue Gruppe von Kindern ins Internat, und eines Morgens sah ich einen Jungen zu unserem besonderen Baum hinlaufen, Äste abreißen und gegen den Stamm treten

---

1 Siehe: »Psychoanalytische Prinzipien in der Internatsbehandlung von Kindern«, in: Die Therapie im Lebensumfeld, herausgegeben von Harei Jeruschalajim.

und dann weiterrennen. Ich lief hinter ihm her, fasste ihn am Arm und schrie ihn an: »Warum zerstörst Du den Baum, hast Du ihn gepflanzt? Hast Du ihn gegossen? Hast Du ihn gepflegt?« Oder: »Weißt Du, wieviel wir in diesen Baum investiert haben und jetzt zerstörst Du ihn mit einem Schlag?« Etwas später saß ich in meinem Zimmer und dachte über das Geschehene nach. Die Erleuchtung kam und war sehr einfach: Was wollte ich von diesem Jungen, weiß er überhaupt, was vor ihm war? Und ist er überhaupt zu solchem Denken in der Lage? Ist er sich überhaupt seines Handelns und seiner Fähigkeiten bewusst?

Im Weiteren heißt es:

An diesem Erlebnis mit jenem Jungen bei dem Baum erschütterte mich, dass ich in jenem Moment von einem kleinen Jungen, dessen Schicksal und Vergangenheit ich nicht kannte, erwartete, in der Lage zu sein, sich an eine Welt anzupassen, an deren Begründung und Entstehung er keinen Anteil hatte und daher kein Teil von ihr war. Damals begriff ich, dass ich den Baum vor Augen hatte und nicht den Jungen, und dass ich jedem Kind, das ins Internat kommt, ermöglichen muss, sich zu fühlen, als sei es unter den Begründern des Internats, als habe es den Baum mit mir gepflanzt, als habe es diese neue Welt, in die es hineingeraten ist, mit erschaffen, wenngleich diese Welt vor seinem Kommen bereits existierte. Ich verstand damals, dass der Junge vor mir in meinen Augen seinem Äußeren zufolge ganz erschien, er selbst jedoch diese Ganzheit nicht fühlte, weder physisch und schon gar nicht psychisch.

Daraufhin folgt:

Das Ziel ist es, dem Kind das Gefühl zu vermitteln, dass es diese Welt erschaffen hat, wenngleich die Welt bereits existiert, oder genauer gesagt, dass das Kind die Welt mithilfe der Tatsache erschaffen hat, dass die Welt bereits erschaffen ist.

Später lernte Chezzi die Theorie D. W. Winnicotts kennen, der diesen Gedanken in seinen Schriften ausführlich dargelegt hatte. Das Erleben des Säuglings, der die Mutterbrust erschafft, ist eine grundlegende Erfahrung zur Entwicklung seines Selbstseins und wird dadurch ermöglicht, dass die Mutterbrust bereits existiert. Winnicott entwickelte den Begriff des potenziellen Raums (*potential space*), und in Anlehnung daran könnte man sagen, dass das Internat den potenziellen Raum für das Kind bietet, der es ihm ermöglicht, in undifferenzierten Regionen zu verweilen, in denen eine Verwischung zwischen Realität und Vorstellungswelt besteht, wie in den allerfrühesten Entwicklungsphasen.

Dieser Zustand ist notwendig, um dem Kind zu ermöglichen, Entwicklungsphasen zu vollziehen, die es in seiner Entwicklung nicht durchlaufen konnte (wie kreatives Schaffen, Spiel und die Verwendung von Symbolen), wobei das Pflegeteam im Internat die Elternstelle einnimmt, was dem Kind eine allmähliche und normale Entwicklung ermöglicht, während derer es sich emotional und kognitiv entwickelt, seine Existenz als von anderen getrenntes Wesen erlebt und folglich lernt, dass es ein real existierendes Wesen ist, das Einfluss auf die Welt nehmen kann.

Um dieses Verweilen im potenziellen Raum zu ermöglichen, ist ein sehr starkes Halten (Holding) erforderlich, um den extremen Ängsten begegnen zu können, welche diese stark geschädigten Kinder charakterisiert. Die Prinzipien der Kontinuität und der Beständigkeit ermöglichen dieses Halten. Im Internat besteht eine klare und regelmäßige Routine. Genau genommen ist diese Routine eines der wichtigsten Therapiemittel, und sie erstreckt sich vom Stundenplan, der regelmäßigen Präsenz des Pflegeteams und den Elternbesuchen bis hin zu den kleinen Details wie dem Sitzplatz der Kinder beim Essen, in den Therapiesitzungen und der Reihenfolge der Routineverrichtungen am Morgen.

Hieraus ergibt sich, dass die Prinzipien der Internatstherapie im Grunde ein Paradox bilden. Einerseits bestehen sehr klare Grenzen und ein klarer Bezug zur Realität, mittels derer ein geborgener und unterstützender Raum geschaffen werden kann, der eine Art Blase darstellt, welche eine emotionale Rückkehr in die frühesten Phasen ermöglicht, in denen der Säugling die Erfahrung macht, seine Welt zu erschaffen. Andererseits bleibt die Zeit stehen gegenüber dem kontinuierlichen und festen Zeitplan; es besteht die Möglichkeit, sich von der äußerlichen Realität zu lösen, doch die alltäglichen Pflichten sind stark in der Realität verankert. Diese Elemente sind dazu gedacht, dem Kind ein Gefühl des Gehalten-Werdens zu vermitteln, eine kontinuierliche Regelmäßigkeit, mit Hilfe derer ein Raum geschaffen werden kann, in dem die emotionale Arbeit im Rahmen der Beziehung zu dem Erwachsenen geleistet wird. Das Ziel ist der Prozess selbst, das Kind und die Entwicklung seines Selbst (und nicht das Bett zu machen oder die Arbeit an einer Aufführung oder einer Zeremonie und auch nicht die Qualität der Durchführung der Zeremonie). Der Mittelpunkt der Internatstherapie liegt in der primären und unmittelbaren Beziehung zum Pflegeteam. Im Rahmen dieser Beziehung wird es dem Kind ermöglicht, an dem Ort zu verweilen, an dem der grundlegende Bruch in seiner Entwicklung geschah, und der Entwicklungsprozess kann von diesem Punkt an gedeihen.

Im folgenden Artikel wollen wir die Internatstherapie von sexuellem Missbrauch vorstellen.

Einführung

In diesem Artikel wollen wir ein einzigartiges Therapieprogramm vorstellen, das in unserem Institut entwickelt wurde, welches ein Heim für Kinder ist, die Vernachlässigung und Missbrauch erfahren haben. Die meisten Kinder in unserer Betreuung leiden unter Störungen in der frühen Entwicklung, welche zu schwerwiegenden emotionalen Problemen führen wie z. B. dem Fehlen gefühlsregulierender Mechanismen und Reizüberflutung (sexueller wie aggressiver Natur), welche sich nur schwer steuern und verarbeiten lassen.

In den letzten Jahren haben wir viele Kinder angetroffen, die sexuellen Missbrauch in ihren Familien oder in ihrer unmittelbaren Umgebung erfahren haben. Zu Anfang haben wir dieses Phänomen begrifflich nicht gesondert beschrieben, doch Körper und Seelen dieser Kinder und auch der sie Umgebenden wurden von sexuellen Symptomen überflutet und haben uns gezwungen, neu und anders über dieses Phänomen nachzudenken. Aufgrund der Natur des seelischen Materials, das zum Vorschein kam (sowohl dem Betreuungspersonal als auch den Kindern ist es peinlich, über Sexualität zu sprechen), und aufgrund der einzigartigen Charakterzüge des Phänomens, unter denen die von den Tätern geforderte Geheimhaltung durch die von ihnen missbrauchten Kinder besonders hervorstach, wurde das Thema vermieden oder im Alltagsleben nicht behandelt. Wenn das Kind das Thema in den psychotherapeutischen Sitzungen nicht ansprach, pflegte man es darauf anzusprechen; es wurden jedoch keine weiteren Arbeitsbereiche angeboten. Es wurde uns klar, dass dieses Thema neue Interpretationen forderte und dass wir neue, umfassendere und systematischere Interventionen entwickeln mussten.

Das Therapieprogramm, welches wir hier vorstellen wollen, verbindet erzieherische, kognitive und emotionale Elemente. Dazu sei angemerkt, dass das beschriebene therapeutische Programm nicht im Voraus geplant wurde, d. h. wir haben kein standardisiertes Protokoll benutzt, welches auf jedes Kind und jeden Jugendlichen zugeschnitten sein soll. Das Programm ist dynamisch und verändert sich mit den Jahren der Therapie und passt sich jedem Kind, seinem Entwicklungsstand und seiner seelischen Verfassung an. Daher stellen wir ein Fallbeispiel vor, an dem der Aufbau und die Umsetzung des Programms illustriert werden können.

Hintergrund

Nadaw war acht Jahre alt, als er ins Internat kam. Er wurde eingewiesen aufgrund »unangemessener sexueller Verhaltensweisen« in seinem Kinderheim. Berichten der Betreuer zufolge sei er mehrmals dabei ertappt worden, wie er in Gegenwart anderer Kinder onanierte und einen Jungen zwang, sich auszuziehen und sich auf ihn zu legen. Nadaw verleugnete diese Taten und sie wurden vielleicht im Nachhinein dissoziiert und aus seinem Gedächtnis gestrichen aufgrund der frühen Traumata, die er in seinem Leben erfahren hatte. Es gibt viele Wissenslücken in Bezug auf seine frühe Entwicklung; Berichte des Sozialdienstes sprachen jedoch von Gewalt und schwerem Missbrauch durch den Vater sowie Alkohol- und Drogenmissbrauch seitens beider Eltern. Die Mutter hatte sich wahrscheinlich prostituiert, auch zu Hause, und Nadaw war Zeuge davon geworden.

Nadaw kam als »Sexualtäter gebrandmarkt« zu uns für eine vierjährige Therapie. Das Team der Therapeuten war verwirrt, ängstlich und besorgt darum, dass er andere Kinder in der Gruppe angreifen könnte. Im ersten Jahr seiner Therapie in unserem Internat nahmen wir aufgrund von Hinweisen in seinem Verhalten (wie im Folgenden gezeigt werden wird) an, dass bei Nadaw eine große Verwirrung hinsichtlich des Körpers, der Triebe, der Sexualität und der Gewalt bestand. Dennoch zeigten sich äußerlich keine Anzeichen von außergewöhnlichem sexuellem Verhalten. Auch bei der Evaluierung während seines ersten Jahres im Internat kamen keinerlei sexuelle Inhalte auf. Als das Ausmaß von Nadaws Verleugnung hinsichtlich der Sexualität offenbar wurde, entschieden wir, dass wir uns diesem heiklen Thema langsam und ohne Druckausübung nähern mussten.

Das integrierte Behandlungsprogramm wurde, wie gesagt, über Jahre hinaus entwickelt. Spieltherapie begann sofort nach seiner Aufnahme und erfolgte zweimal pro Woche über dreieinhalb Jahre. Psychoedukative Gruppenintervention begann im zweiten Jahr und psychoedukative Einzelintervention begann im vierten Jahr und dauerte acht Monate.

Im Folgenden stellen alle an Nadaws Behandlung beteiligten Therapeuten den Teil des Behandlungsprogramms vor, für den sie verantwortlich waren, sowie ihre Eindrücke, und am Ende erfolgt eine Diskussion über die Integration der verschiedenen Teile der Behandlung.

Gruppentherapie (Lehrerin Efrat)

Als Nadaw in die Gruppe kam, stachen sein gewinnendes Lächeln und sein Bedürfnis hervor, sich mit allen gut zu stehen und das zu tun, was seiner Meinung nach von ihm erwartet wurde. Während des ersten Jahres zeigte er keinerlei ungewöhnliches sexuelles Verhalten oder Beschäftigung mit Sexualität, mit Ausnahme einer einzigen Gelegenheit während des Naturkundeunterrichts, bei der wir verschiedene Körperteile kennenlernten. Es war offensichtlich, dass die Erwähnung der Geschlechtsorgane (selbst ohne Erwähnung ihrer ausdrücklichen Bezeichnung) eine enorme Überflutung bei Nadaw auslöste, bis hin zur Unfähigkeit seinerseits, in der Unterrichtsstunde zu bleiben. Ich erlebte dies als einen isolierten Vorfall und es war trotz meiner Versuche unmöglich, mit ihm darüber zu sprechen. Es sollte erwähnt werden, dass wir langsam verstanden, dass Nadaw trotz seines scheinbaren Funktionierens, das er an den Tag legte, nicht Lesen zu lernen imstande war. Dieses Problem begleitete ihn während der ersten drei Jahre der Therapie und besserte sich erst ein wenig im vierten Jahr.

Im zweiten Jahr der Gruppentherapie begannen wir, uns direkt mit dem Thema Sexualität auseinanderzusetzen. Wir stellten fest, dass die Kinder überflutet waren, sich aber noch nicht ausdrücken konnten, am allerwenigsten verbal. Wir führten drei Serien von Gesprächskreisen durch – eine in jedem Therapiejahr –, die jede acht Treffen in kleinen und festen Gruppen beinhalteten, in regelmäßigen Abständen und zu regelmäßigen Zeiten. Ziel dieser Treffen war es, ein Gespräch zwischen uns und den Kindern herzustellen. Die erste Serie befasste sich mit dem Thema »persönliche Distanzzone«, die zweite mit der Pubertät und die dritte mit den Risiken der Internetbenutzung.

Die erste Serie fand in Nadaws zweitem Therapiejahr in unserem Internat statt. Es ging wie gesagt um die persönliche Distanzzone, und die Treffen beinhalteten unterschiedliche praktische Versuche seitens der Kinder. Ziel der Treffen war es, parallel zur erfahrungsbezogenen Definition um das Thema des persönlichen physischen Raums einen direkten Gesprächskanal zu öffnen, und zwar aus der Annahme heraus, dass diesen Kindern eine klare Vorstellung von Raum, ihren körperlichen Grenzen und des Verletzens dieser Grenzen durch andere fehlte. Darüber hinaus wollten wir den Kindern die Grundbegriffe zur Verteidigung der persönlichen Distanzzone vermitteln und eine den Kindern und dem Pflegepersonal gemeinsame Sprache entwickeln, um in der Lage zu sein, Verletzungen der persönlichen Distanzzone zu bewältigen. Während der Treffen dieser Serie berührten die Kinder Gegenstände unterschiedlicher Textur und diskutierten die unterschiedlichen Gefühle, welche die Berührung der verschiedenen Gegenstände auslöste. Später versuchten sie sich in physischer Annäherung und Distanzierung zu Kindern und Erwachsenen und definierten so zum ersten Mal für sich die Bedeutung von zu großer Nähe bzw. zu großer Distanz. Wir sprachen mit ihnen über angemessene und nicht angemessene sowie angenehme und unangenehme Berührung in dem Versuch, zu dem Verständnis zu gelangen, dass nicht jede angenehme Berührung angemessen / legitim ist und umgekehrt. Bei diesen Treffen war Nadaw sehr still und nicht bereit, sich mitzuteilen. Im Rückblick kann ich heute annehmen, dass dies mit dem Mangel an Kontrolle zusammenhing, den er verspürte. Er war nicht derjenige, der den Ort, die Zeit und das Thema der Treffen bestimmte, und vielleicht fürchtete er, etwas Unbeabsichtigtes zu sagen oder etwas, das seiner Ansicht nach nicht gesagt werden durfte.

Die zweite Serie fand in Nadaws drittem Behandlungsjahr in unserem Internat statt. Die Treffen waren geordnet und direkt im Umgang mit dem Thema, so dass die Kinder wussten, dass es um Sexualität und Pubertät geht. Ähnlich wie in der ersten Serie wollten wir auch hier eine gemeinsame und respektvolle Sprache entwickeln, und in der ersten Sitzung forderten wir die Kinder auf, zum Thema gehörende Worte vorzuschlagen mit dem Ziel, zu einer Übereinkunft zu gelangen hinsichtlich angemessener Sprache in der Gemeinschaft: Was ist respektvoll und welche Ausdrücke sind herablassend und demütigend. Nadaw war während des gesamten Treffens beschämt und verlegen, und es schien, dass die Legitimation, welche wir Worten verliehen, die er nur als Schimpfworte kannte und benutzte, unerträglich für ihn war. Möglicherweise war diese Legitimation nicht nur beschämend für ihn, sondern sogar erschreckend und furchterregend, so als hätten wir seinen Verleugnungs- und Verschleierungsmechanismus, in dessen Aufbau er so viel investiert hatte, zerschlagen.

In einer der Sitzungen erhielten die Kinder zwei Schemata eines Körpers und sollten eins in einen Mann und das andere in eine Frau verwandeln. Nadaw brauchte eine Weile, bis er begann. Er schnitt Unterwäsche aus und investierte viel Zeit in das Ausschneiden der Kleidung und das Überkleben der Geschlechtsteile. Während der Arbeit sagte er, die Figuren müssten »höflich« sein, und freute sich, dass es ihm gelungen war. Nadaws Beschäftigung mit »Verschleierung« und »Höflichkeit« fand stärkeren Ausdruck durch diesen Diskurs.

Nadaws Kichern und seine Verlegenheit veränderten sich im Laufe der Treffen, und es war deutlich, dass er sich anstrengte, sein Lachen unter Kontrolle zu halten, doch gleichzeitig schien er neugierig. Außerhalb der Treffen wurde er im Laufe der Zeit überflutet und verwendete häufig sexuelle Ausdrücke. Als wir ihn darauf aufmerksam machten, sagte er, es sei unsere Schuld, da wir das Thema aufgebracht hätten. Je weiter die Treffen fortschritten, desto seltener zeigte sich dieses Verhalten. Die Treffen begleitete ein Tagebuch, in das die Kinder ihre Eindrücke aus den Treffen schreiben, wo sie malen und Fragen stellen konnten. Zu Anfang schrieb Nadaw Schimpfwörter und zeichnete das männliche Geschlechtsteil. Allmählich begann er, auf seine Gefühle einzugehen, vor allem auf seine Verlegenheit. Er fragte, warum diese Treffen überhaupt stattfinden. Als wir über Geschlechtsverkehr redeten, sprach er über die Kontrolle, die der Mann über die Frau hat, und erwähnte mit einem (als sadistisch erlebten) Lächeln, dass der Geschlechtsakt ihr wehtut. Unserer Ansicht nach bedeutet die bloße Frage Nadaws, warum diese Treffen gerechtfertigt sind, eine Entwicklung seinerseits. Wo zuvor Verlegenheit, Verdrängung und Verleugnung herrschten, fühlte er sich nun sicherer, war imstande, Fragen zu stellen und vielleicht in sich einen Freiraum für Gedanken zu schaffen.

Psychoedukative Einzelintervention (Jugendberater Lior)

Die Intervention erfolgte einmal pro Woche über etwa acht Monate im vierten Jahr von Nadaws Behandlung. In unserem Internat ist es üblich, eine einzigartige individuelle psychoedukative Intervention durchzuführen, die sich »Treffen zur Sexualität« nennt. Die Kinder treffen sich zum persönlichen Gespräch mit einem Erwachsenen (Lehrer oder Jugendberater) und können dort frei über Sexualität und Pubertät sprechen. Wegen seiner Geschichte wurde Nadaw während seiner Therapie größere Aufmerksamkeit gewidmet, und er wurde nachts vom Pflegeteam besonders beaufsichtigt. Die Jahre vergingen und wir konnten das wilde Sexualverhalten, über das wir aus der vorherigen Einrichtung gehört hatten, nicht feststellen. Das Thema kam nur in der Psychotherapie auf (wie weiter unten beschrieben). Das Team fühlte, dass Nadaw seine Vergangenheit fast völlig verleugnete, und die Dinge kamen nur in ganz extremen Momenten völlig unkontrolliert an die Oberfläche. Er hatte die Dinge ganz tief in seinem Inneren eingeschlossen, und nach außen hin sah es so aus, als ob sie für ihn niemals geschehen waren. Daher begannen wir im vierten Jahr mit der Einzelintervention. Nadaw kooperierte durch sein Erscheinen zu den Treffen, aber es stellte sich die Frage, ob er sich öffnen und aufrichtig würde sprechen können.

Bei unserem ersten Treffen sagte ich ihm: »Wir treffen uns, weil bei Dir zu Hause schwerwiegende Dinge geschehen sind, als Du klein warst, und auch später während der Nächte im Kinderheim. Wegen dieser Dinge bist Du zu uns gekommen, aber Du hast noch nicht darüber gesprochen, und ich möchte, dass Du es schaffst, über diese Dinge zu reden, die Dir passiert sind, damit noch jemand davon weiß.« Zu Beginn jedes Treffens erinnerte ich ihn an den Grund unserer Treffen.

Während der ersten Monate spielten wir Schach, ohne dass es zum Gespräch gekommen wäre. Ich bemühte mich, Gedanken oder Worte zu sammeln, und manchmal nahm ich meinen Mut zusammen und versuchte, mit Hilfe direkter Fragen an ihn heranzukommen. Aber für gewöhnlich blockierte oder verleugnete er das von mir Gesagte oder stellte es als falsch hin. Als ich ihm sagte, dass er in der Vergangenheit erzählt habe, dass sein Vater ihn und seine Schwester regelmäßig schlug, antwortete er: »Da war überhaupt nichts dergleichen, ich habe das bloß so erzählt.« Im Laufe des Jahres stießen meine Worte dann allmählich nicht mehr auf Verleugnung und Verweigerung, sondern auf Schweigen, und daraus schloss ich, dass er bereit war, dem Gesagten auf seine eigene, stille Art zuzustimmen: Das Schweigen war eine Art Variation der Verleugnung, denn seine Zustimmung zu meinen Aussagen war inhaltsarm und losgelöst von Empfindungen und Gefühlen. Folglich wurde einerseits Nadaws Vertrauen in mich und unsere Begegnungen gestärkt, da er die Gelegenheit erhielt, meinen Worten schweigend zuzustimmen. Andererseits jedoch blieb die Verleugnung Nadaws um sein emotionales Erleben bestehen, und er blieb augenscheinlich gleichgültig gegenüber den schwerwiegenden Inhalten, mit denen wir uns befassten.

Später gaben wir das Schachspielen auf. Nadaw spielte mit kleinen Gegenständen in seinen Händen und wartete darauf, was ich zu sagen hatte. Sein Körper und sein Stimme drückten Unruhe aus. Während dieser Treffen beschäftigte Nadaw die Frage, dass seine Eltern nicht anriefen und ihn nicht besuchten. Er drückte zum ersten Mal Gefühle der Wut und der Furcht aus, die gegen das Betreuungsteam gerichtet waren, während er Ausflüchte dafür suchte, dass seine Eltern nicht kommen konnten. Zu dieser Zeit konnte er es auch ertragen, von mir zu hören, dass die Sprache häufig auf seine Eltern kam, wenn wir über Sexualität sprachen. Sobald ich dies zur Sprache gebracht hatte, entspann sich ein Dialog zwischen uns, im Laufe dessen Nadaws schweigende Zustimmung von Beschreibungen des Elternhauses abgelöst wurde. Er erzählte, wie sein Vater ihn und seine Geschwister aus Sorge darüber, dass sie nicht aßen, schlug. Ich bekam Angst und fühlte mich schuldig, dass ich ihn nötigte, schmerzende Erlebnisse aus seiner Kindheit offenzulegen. Wenn mir Nadaw jedoch eine solche traurige Begebenheit schilderte, entzog er den Ereignissen völlig seine Gefühle und Gedanken. Die Art und Weise, wie er seine Erinnerungen schilderte, glich einer Nachrichtenansage, und das verletzte Kind aus dem zerstörten Elternhaus war dort nicht spürbar.

Zu dieser Zeit wurde das Team gewahr, dass Nadaw während der Ferien, die er im Internat verbrachte, zusammen mit einem Mädchen aus seiner Gruppe in sein Zimmer ging und – so erzählte sie – sie bat, ihm ihre Unterwäsche zu zeigen. Als ich später mit Nadaw auf seinem Zimmer saß, erzählte er mir von diesen Fällen und sagte, dass das nicht nur seine Schuld sei, sondern dass sie es auch gewollt und sogar initiiert habe. Im Laufe dieses Gesprächs empfand ich das Bedürfnis, die beiden Rollen zu erfüllen, die ich in Nadaws Leben spiele: seinen Jugendbetreuer, der ihn schützt, und seinen Berater bei den Treffen zum Thema Sexualität. Ich fühlte mich verpflichtet, Nadaw klarzumachen, was erlaubt und was verboten ist, doch ich wollte die Situation auch dazu nutzen, von ihm zu erfahren, wie er sich fühlte, als das geschah und warum er es tun wollte. Als ich ihn das fragte, verschloss er sich und deklamierte, was erlaubt und was verboten ist. Diese Begebenheit zeigt meines Erachtens, dass das Thema Sexualität ihn trotz seiner massiven Verleugnung und seinem Unvermögen, emotional darüber zu sprechen, häufig beschäftigt und verwirrt. So hat Nadaw zwar hohe Mauern errichtet, aber sie haben Risse, aus denen die Sexualität herausfließt.

In unserem abschließenden Treffen gingen wir die Themen durch, die während unserer Sitzungen zur Sprache gekommen waren. Die meisten Themen erwähnte ich, aber Nadaw bat, ein Thema hinzuzufügen, und sagte: »Wir haben auch über Mama gesprochen«; ein Zeugnis dafür, dass er eine Verbindung zu diesem Thema fühlte. Nach dem letzten Treffen erwartete ich, dass ich Erleichterung verspüren würde darüber, dass ich von der Bürde befreit war, doch dieses Gefühl war mit Verwirrung gemischt. Ich fragte mich, was ich zusammen mit Nadaw begriffen hatte, konnte jedoch keine klare Antwort formulieren.

Psychotherapie (Psychologin Chen)

Die Therapie dauerte ca. dreieinhalb Jahre und fand zweimal in der Woche statt.

Erste Phase: Ohne Worte – physische und seelische Verwirrung und Chaos

Bereits bei unserem ersten Treffen markierte Nadaw die Sexualität als Hauptthema der Therapie. Diese Treffen waren von Ängsten um den Körper einerseits und andererseits von Kontrolle und Sadismus geprägt. So fesselte er z. B. eine Babypuppe an einen Pfahl im Zimmer und schoss einige Male auf sie, während er rief: »Ich bin der König!« Damit markierte Nadaw Kontrolle, Gewalt und kindliche Furcht als auf derbe Weise miteinander verflochten. Die massive Präsenz des Körpers und des Physischen zu Beginn der Behandlung wiesen auf die Zukunft hin – die Beschäftigung mit unregulierter Sexualität. Darüber hinaus spiegelte sie auch die Frühphase der Behandlung wider, welche die kindliche Wollust und Sinnlichkeit, die Sexualität und ihre gegenseitige Verwechslung zum Ausdruck brachte.

Der Beginn der Behandlung war durch physische Überflutung, Verwirrung und Chaos gekennzeichnet. Gegenstände flogen unkontrolliert im Zimmer umher; meines Empfindens nicht, um Schaden zuzufügen oder zu zerstören, sondern als Ausdruck einer tiefen inneren Verwirrung, welche sich in chaotischer Ausdrucksweise und starken Organisationsproblemen äußerte. Aus diesem Chaos heraus demonstrierte und beschrieb Nadaw das Gefühl, als würden Gegenstände in seinen Körper eindringen und wieder herausgezogen werden, meistens unkontrolliert, begleitet von einem Gefühl starker Beschämung. Parallel dazu wurden zwei Themen markiert, die Beschäftigung mit ihnen war organisierter: Zum Ersten die Ängste in Bezug auf den Körper, welche sich im Spiel mit ärztlichen Instrumenten äußerte. Nadaw war ein Chirurg, der Kranken das Leben rettete. Er bat mich, Schmerzen im Körper zu beschreiben, die er dann als Arzt diagnostizieren und heilen konnte, so als markierte er den Körper als eine verletzliche und schmerzende Arena, jedoch mit Potenzial zur Heilung. Zum Zweiten war dort das demütigende und erniedrigende Verhalten gegenüber Frauen. In einer unserer Sitzungen brachte er das Zimmer in Unordnung und wollte dann, dass ich alle Kisten wieder aufräume, während er sich hinsetzen und mir dabei zuschauen wollte. Diese Momente erweckten in mir Widerwillen und große Sorge. Ich fühlte, dass es ihm Genugtuung bereitete, mir beim Aufsammeln zuzusehen, ich fühlte mich ausgeliefert und spürte, dass er Gefallen an meiner Furcht fand, die dies in mir auslöste. Schließlich, nach langer Überlegung, fragte ich ihn, was er denn eigentlich sehen wolle. Als Reaktion nahm Nadaw Spielzeugtiere in die Hand, und in seinem Spiel fraßen die männlichen Dinosaurier mit großem Appetit ein einsames weibliches Reh. Ich spürte, dass der Schrecken, den Nadaw in sich trägt, mit der Aggression und der Wut gegenüber der Figur der schwachen und ergebenen Frau verbunden war, die gleichzeitig in ihm ein Gefühl starker Sehnsucht hervorruft.

Außerhalb der Sitzungen und untereinander im Pflegeteam herrschte das Gefühl, dass das Thema der Sexualität keinen Ausdruck in der Gruppe fand. Im Gegensatz dazu pflegte Nadaw seine Beschäftigung mit dem Körper mir gegenüber außerhalb des Therapieraums und in unangemessener Weise zum Ausdruck zu bringen (so platzte er z. B. verlegen heraus: »Ich habe einen Ständer«, und kicherte). In diesen Situationen fühlte ich Furcht und Verwirrung und spürte manchmal, dass Nadaw es genoss. Wenn ich jedoch das Pflegeteam nach solchen Vorkommnissen fragte, gab es dafür keine Nachweise. Das Pflegeteam war schockiert angesichts meiner Berichte, aber ich war mir nicht sicher, ob es tatsächlich keine solchen Äußerungen gab oder ob das Team dies massiv verleugnete. Die Sorge war groß ob seines Hintergrunds und der Verwundungen in seiner Vergangenheit, doch sie kreiste im Wesentlichen um das Potenzial Nadaws, andere Kinder zu verletzen, ohne gleichzeitige Anerkennung des Verführungspotenzials Nadaws gegenüber den Mitgliedern des Pflegeteams.

Die Verwirrung blieb bestehen und fand Ausdruck im Unvermögen, zwischen den Generationen zu unterscheiden. Im Therapiezimmer wechselte Nadaw sehr schnell zwischen dem bedürftigen Säugling und dem sexuell erregten erwachsenen Mann. Manchmal kam es mir plötzlich so vor, als sei er bereits in der Pubertät und kein Kind mehr, dessen Kindheit verlorengegangen war. In gewissen Momenten spürte ich, wie ich im Therapiezimmer Erregung, aber auch Furcht hervorrief, und insbesondere spürte ich, wie infolge der Sehnsucht, die sich nach mir entwickelte, auch die Sexualität geweckt wurde und in welcher Geschwindigkeit sie einander abwechselten – die Sehnsucht nach dem Zusammensein und die Sexualität. Ich fragte mich, ob es einen anderen Weg des Zusammenseins gab ohne den triebhaften Verführungsdrang, der überall hervorquoll und uns beide in die Reichweite potenzieller Verletzung platzierte.

Zweite Phase: ein geordneter Dschungel der Triebe

Es begann eine gewisse Ordnung, als wir das Therapiezimmer zu einem Dschungel arrangierten, indem wir beide eine feste Rolle hatten: Nadaw war ein verlassenes, jedoch starkes, wildes Tier, das sich in Gefahr befindet, und ich war der aggressive Mensch, die Frau, die in seine Wildnis eindringt. Das Therapiezimmer wurde mit einem Mal zu einem mysteriösen, interessanten, doch gefährlichen Raum, in dem die Einsamkeit dominierte. Nadaw erzählte von seiner Sehnsucht nach einem ursprünglichen Ort der Wärme und der Nähe, der zwar die Gefahr der Invasion und des Verlassenwerdens barg, doch auch das Potenzial von Freiheit und Lebendigkeit. Er spielte einen Gorilla, der im Zoo gefangen war. Dann stellte sich jedoch heraus, dass der Gorilla in Menschensprache sprechen konnte. Als ich das herausfand, konnte ich seine Qual hören und ihn zurück in die Freiheit entlassen. Meiner Ansicht nach fand Nadaw zum ersten Mal Hoffnung in der Möglichkeit, dass verbale Kommunikation den tiefen seelischen Schmerz zu lindern vermochte, dessen Ursprung in präverbalen und frühkindlichen Phasen lag. Ich sagte Nadaw folgendes: »Wenn es mir gelingt, Dich letztendlich genügend kennenzulernen, können wir vielleicht über die [mentalen] Käfige sprechen, in denen Du gefangen bist.«

In dieser Zeit wiederholten sich die beunruhigenden Sitzungen, in denen sich der Sadismus zeigte. Nadaw kletterte dann auf einen Schrank und bat mich, ihm Gegenstände zu reichen, um sie dann als »Pfeile« oder »Gewehrkugeln« auf mich oder die Möbel abzuschießen. Damit wurde ich zur Komplizin der Verletzung; das Spiel tat mir weh, aber ihm bereitete es Vergnügen, und meine Versuche, es zu unterbinden und darüber zu sprechen, waren entmutigend und frustrierend. Zu dieser Zeit war mir bereits klar, dass bei Nadaw Gewalt und Triebhaftigkeit miteinander verbunden waren. Einerseits waren die Sitzungen voller Lebendigkeit, Triebhaftigkeit und überschäumender Kreativität, andererseits jedoch auch voller Gewalt, Leere und Einsamkeit. Sie wechselten sehr schnell untereinander und ich war verwirrt: In einem Augenblick waren wir inmitten eines Bereiches der Lebendigkeit und im nächsten befanden wir uns in einer Zone des Todes. Die Kombination von Gewalt, Demütigung und Kontrolle bereitete ihm Vergnügen, und daher bedurfte es komplexer Überlegungen, um sie voneinander zu lösen, da dies die Art Verbindung war, die Nadaw herzustellen vermochte und ohne die er in ständiger Gefahr der Entfremdung und Verletzung schwebte.

Außerhalb des Therapiezimmers blieb es bei der Verleugnung seines sexuellen Verhaltens. Wie Efrat in ihrem Bericht erläuterte, war Nadaw in der Therapiegruppe, die sich mit dem Thema beschäftigte und in der direkt darüber gesprochen wurde, verlegen und hat entweder gekichert oder geschwiegen. Während innerhalb des Therapiezimmers der Überflutung klare Grenzen gesetzt werden mussten, verschleierte und verleugnete sie Nadaw außerhalb des Therapiezimmers. Daher war ich verwirrt und es schien mir, dass ich diejenige war, die das Thema aufbrachte; und vielleicht bin ich gar Schuld an dem Geschehen und missbrauche ihn sexuell.

Meine Gespräche mit Efrat und Lior, die ebenfalls verwirrt und verlegen waren, halfen uns, eine gemeinsame und integrativere Denkweise zu entwickeln. Dies ist ein bekanntes Phänomen unter Therapeuten, die solcherart sexuellen Missbrauch behandeln: Im Säuglingsalter bildet sich in der unbeschriebenen Seele des verletzten Kindes die Unfähigkeit zur Unterscheidung zwischen sanftem Verhalten und Sexualität. Der missbrauchende Erwachsene verleugnet das emotionale Erlebnis des sexuellen Missbrauchs (indem er z. B. sagt: »Er ist sowieso nur ein Kind, er wird sich an nichts erinnern.«) und verursacht damit massive seelische Verletzung und führt in der Folge zu etwas, was nach außen hin wie klinische Symptome und Charakterentstellung wirkt. Wenn ein solches Kind in die Therapie kommt, nimmt es bereits jeden Kontakt zu einem Erwachsenen als mit Verführung und Sexualität gesättigt wahr, doch der behandelnde Erwachsene empfindet so, als habe er das Kind verführt.

Es muss betont werden, dass trotz der unfassbaren Härte der Situation dies eine Gelegenheit bietet, diese verwirrten Triebe zu untersuchen. Das Therapiezimmer füllte sich mit Ekelhaftem. Nadaw spuckte, seiberte, furzte, er zerquetschte mitgebrachtes Essen zu Brei und wälzte sich darin. Die Gedanken, Worte und Gefühle, die aufkamen, ähnelten denen, welche infolge der sexuellen Verführung aufkamen: Verlegenheit, Furcht, perlendes Gelächter und die Notwendigkeit, Grenzen zu ziehen. Dies lag wahrscheinlich daran, dass Ekel, genau wie andere Ausdrücke der Körperlichkeit, eine starke physische Reaktion ist, die wieder eine potenzielle Region der Verwirrung zwischen Säuglingsalter und Sexualität markieren könnte (denn Eltern ekeln sich nicht vor den Sekreten ihrer Säuglinge). So symbolisierte die Anwesenheit des Ekels im Therapiezimmer für uns beide sexuelle Erregung, doch auch das Sehnen nach der ursprünglichen Erregung, welche die Beziehung zwischen Eltern und Kind umgibt. Ich sagte Nadaw, dass er zu seinem »verlorenen Paradies« zurückkehren wollte, in dem es nichts gibt, was andere ekelt und abstößt, und dass er dort von Anbeginn, wie Tarzan, seine physischen Fähigkeiten entdecken und mit Hilfe seines Körpers die Hürden der Natur (seiner Natur?) überwinden könne. Dann – immer wenn Nadaw ins Therapiezimmer kam – war sein ganzer Körper in Erregung: Er zog Schuhe und Strümpfe aus und begann, sich auszuziehen, bis ich gezwungen war, ihn zu stoppen. Als wir darüber sprachen, sagte er: »Ich weiß auch nicht, ich mag es, nackt wie ein Baby zu sein«, und darüber hinaus spürte ich, dass er wollte, dass ich Zeugin seines sich entwickelnden männlichen Körpers und der von diesem ausgeführten, beeindruckenden Aktivitäten (beim Fußball, beim Klettern, beim Springen usw.) sein sollte. Ich dachte, Nadaw habe starke Muskeln und große Kräfte entwickelt (teilweise auch kognitive und zwischenmenschliche Fähigkeiten), um den traumatischen Situationen standzuhalten, die er während seiner frühen Lebensphase erlebt hatte.

Dritte Phase: vor Hitze brennen und vor Kälte gefrieren

Während dieser Phase, wenn ich an die Ereignisse im Therapiezimmer dachte, fühlte ich mitunter, dass das, was ich zu sagen hatte, absurd sei; wieder schien es mir, dass ich pervers bin wegen des Geschehens im Therapiezimmer, dass vielleicht ich selbst eine Sexualtäterin bin. Nadaw kam in eine der Sitzungen mit zwei Clementinen in der Hand, setzte sich, schälte eine Clementine sehr langsam, während er mich durchdringend ansah, ließ die Stücke der Clementine genüsslich in seinen Mund und wieder hinaus gleiten, wobei ihm Speichel aus dem Mund lief und er mich unverwandt anschaute. Dies war kein Genuss am Essen, sondern das

Gefühl, dass er jeden Augenblick beobachtet, wie ich reagiere. Für einige Momente war ich sogar verwirrt darüber, dass ich überhaupt reagiere, da er schließlich »bloß eine Clementine isst«, doch verborgen in dieser Handlung war seine ganze Perversion. Darüber hinaus fühlte ich mich bloßgestellt, so als müsste ich die Dinge geheim halten, so als dürfte ich nicht erzählen, was dort im Therapiezimmer geschieht, da es beschämend, absurd oder verboten ist. Mir scheint, dass diese Geheimhaltungserfahrung Nadaws Wesen charakterisiert, das Wesen seiner Verwundung und das Wesen der Beziehungen, die er eingeht. Ein Wesen der Verführung und Verleugnung, Geheimhaltung und der Selbstisolation, welches die Fortsetzung des Missbrauchs zu Hause und im Therapiezimmer ermöglicht.

Im Grunde ermöglichte mir der Gedanke, dass im Verzehr der Clementine etwas sexuell Anzügliches lag, offener mit Nadaw zu sprechen. Vielleicht begann Nadaw auch im Zuge dessen, die Geschichte seiner Familie mit mir zu teilen, wenn auch zunächst in kleinen, unverständlichen Bruchstücken, die sich jedoch zu einem Grauen erregenden Ganzen zusammenfügten. Er erzählte, wie sein Vater betrunken nach Hause kam, die Kinder im Badezimmer einsperrte und dann mit unaufhörlicher Gewalt seine Mutter schlug. »Er schlug sie nur?«, fragte ich. Nadaw sah mich verblüfft an. Ich hatte den Verdacht, dass Nadaw Zeuge einer Vergewaltigung geworden war.

Bei unserem nächsten Treffen spielte Nadaw mit Kinderpuppen, die in den Nächten gelähmt und erstarrt verharren müssen und sich nicht bewegen dürfen, da sie die Erwachsenen im Nebenzimmer nicht stören dürfen, aus dem Entsetzensschreie dringen.

Die körperliche Bewegung im Therapiezimmer führte mitunter zu Überreizung. So konnte zum Beispiel ein ganz normales Fitness-Training zu einer aggressiven und sexualisierten Begebenheit werden. Ich fühlte, dass meine Aufforderung an Nadaw, offen über seinen Körper und über Sexualität nachzudenken, ohne dass dies zu einem konkreten Geschlechtsakt führt, von meiner Fähigkeit abhing, zu regulieren, was in mir vorging und was sich im Therapiezimmer abspielte. Ich wollte seine Triebe nicht gänzlich ausschalten, sondern ihn dazu bringen, sie in geeigneter Weise zum Ausdruck zu bringen.

Ein Beispiel: Nadaw spielte einen berühmten Sänger und wollte, dass ich dessen Mutter spiele. Etwas später wollte er dann, dass ich seine Bedienstete sein soll und dann seine Partnerin / Geliebte. Die Verwirrung hinsichtlich der Generationen erschien wieder und überflutete ihn, doch dann drückte Nadaw sein Gesicht in ein Kissen und begann, es leidenschaftlich zu küssen. Meiner Ansicht nach fand er so etwas wie eine Lösung für sein Bedürfnis, seine Fantasie in die Tat umzusetzen: Es gelang ihm, die triebhafte Lust festzuhalten und gleichzeitig darauf zu reagieren, dass der konkrete Akt zwischen uns nicht stattfinden durfte.

Im Laufe der Zeit wurde mir klar, dass Nadaw, jedesmal wenn er mich erniedrigte, zunächst Nähe suchte. Ich fragte mich, ob es zwischen uns ein Gefühl der Nähe geben könne, ohne dass dies zwangsläufig Erniedrigung nach sich ziehe, und ich stellte fest, dass dies tatsächlich möglich war. Wir lernten, gemeinsam zu lachen, uns an organisierterem Spiel zu freuen und zusammen zu basteln, und konnten uns sogar außerhalb des Therapiezimmers treffen, ohne dass dies von einem Gefühl der Verführung begleitet war. Der lebendige Konflikt in ihm zwischen Nähe, welche sozusagen automatisch von Erniedrigung begleitet sein musste, und zwischen Entfremdung wurde von einem beinahe symbolischen Diskurs des Konflikts zwischen Wärme und Kälte abgelöst. Wenn sich bei Nadaw das Bedürfnis nach Nähe einstellte, bat er darum, sich in meinen Mantel hüllen und sich wärmen zu dürfen, und später bat er darum, nach draußen zu gehen, ohne Jacke und ohne Pullover, und sich der Kälte auszusetzen. Ich sagte zu ihm, dass er eine »kalte Dusche« brauche, dass die Nähe sehr groß und vielleicht verwirrend war. Nadaw antwortete: »Ich muss mich jetzt einfrieren.«

In Nadaws letztem Behandlungsjahr begleitete ich Lior in Nadaws Individualtherapie um das Thema der Sexualität. Je mehr ich hörte, was Lior über die Sitzungen erzählte, und je mehr ich Nadaw selbst zuhörte, desto deutlicher kam mir der Gedanke, dass es eine sexualisierte Beziehung zwischen Nadaw und einem Mädchen aus der Gruppe gab, was mir ermöglichte, im Therapiezimmer mit ihm über seine Beziehung zu ihr zu sprechen. Gleichzeitig konnte auch Lior ihn auf diese Beziehung ansprechen, die sich als real und sogar in gewisser Weise als missbrauchend erwies. Ich fühlte, wie unsere gemeinsame Arbeit einen offenen Austausch mit Nadaw über Triebhaftigkeit, die Suche nach Wärme und Nähe und die Unterscheidung zwischen Realität und Vorstellung förderte.

Kurz vor Abschluss der Therapie und der Trennung von Nadaw merkte ich, dass Nadaw anders mit der weiblichen Figur spielte. Sie wurde, wie gesagt, zu Anfang der Therapie als schwache und hilflose Beute beschrieben, insbesondere in ihren Begegnungen mit der männlichen Figur eines gierigen Raubtiers. Am Ende der Therapie spielte Nadaw mit weiblichen Figuren, die menschlich und komplex waren und die von ihm als stark, helfend und sogar rettend aufgefasst wurden.

Meine wichtigste Erkenntnis aus der Behandlung Nadaws und der Anleitung des Pflegeteams versteht sich fast von selbst, doch ohne die nachdrückliche Erfahrung, die ich in der Begegnung mit ihm gemacht hatte, hätte ich sie nicht bis ins Letzte begriffen. Sexueller Missbrauch kann nicht nur auf einer bewussten, verbalen und vorbestimmten Schiene therapiert werden oder, im Gegenteil, nur auf einer unbewussten, nonverbalen und nicht vorbestimmten Schiene.

Die seelischen Teile der Sexualität, welche im Therapiezimmer hervortraten, waren für Nadaw eine Grundlage der Erforschung, welche eine signifikante Weiterarbeit erfordert. Sie hätte jedoch nicht geschaffen werden können ohne die Organisation, das Halten (Holding) und den direkten Austausch, welcher außerhalb des Therapiezimmers, im Leben, in der Gruppentherapie und in den Individualstunden, in denen das Thema angesprochen wurde, sofern er das zuließ, stattfanden. Der Konflikt Nadaws zwischen seinem Bedürfnis, das Thema zu erkunden, und seinem Wunsch, es zu verleugnen und nichts davon wissen zu wollen, begleitete und durchzog die Arbeit des gesamten Teams, sei es in Form von Gefühlen der Frustration oder der Verwirrung und der Annahme, wir könnten die wahren Verletzenden sein. So wurde es uns allen ermöglicht, mit Nadaw auf eine Art und Weise zu arbeiten, die mal verrückt, mal frustrierend und hoffnungslos erschien, jedoch im Nachhinein eine Möglichkeit für ihn schuf, sich mit dem Thema zu beschäftigen und zu beginnen, sich mitzuteilen.

Diskussion (Noah Haas)

Ich möchte versuchen, zwischen den verschiedenen Aspekten des Programms zur Behandlung außergewöhnlichen Sexualverhaltens, die hier vorgestellt wurden, zu verbinden. Meiner Ansicht nach liegt die wichtigste Schlussfolgerung aus den Beschreibungen der verschiedenen Interventionen in der gegenseitigen Abhängigkeit der unterschiedlichen Bestandteile des Programms.

Zunächst muss ich erwähnen, welche Überlegung zu der oben beschriebenen integrierten therapeutischen Intervention geführt hat. Den in der Welt der Therapie bis vor Kurzem am weitesten verbreiteten Ansatz zur Behandlung sexuellen Missbrauchs nenne ich den Ansatz der absoluten Wahrheit. Jeder theoretische Ansatz beanspruchte Exklusivität im Hinblick auf die richtige Art und Weise des Umgangs mit sexuellem Missbrauch. Die einen argumentierten, dass die Therapie nur in (auf das Thema des sexuellen Missbrauchs beschränkten) Therapiegruppen stattfinden soll, unter Trennung zwischen den Tätern und den Geschädigten. Andere wiederum waren der Ansicht, dass nur Kognitive Verhaltenstherapie (CBT), welche sich auf das Hier und Jetzt konzentriert und nicht auf die Vergangenheit des Patienten, eine Veränderung im abweichenden Sexualverhalten und den damit einhergehenden obsessiven Gedanken herbeiführen könne. In unserer Institution war der Gedanke, dass aufgrund der Tatsache, dass die sexuelle Verletzung einen Teil der Ganzheit der Probleme der Kinder repräsentiert, nur die ganzheitliche institutionelle Therapie auch diesen Aspekt mit einbezieht durch psychoanalytische Psychotherapie und die Therapie des Lebensumfelds.

Auch unter denen, welche die psychoanalytische Psychotherapie als Haupttherapiemethode betrachten, haben einige das Hauptaugenmerk auf das Trauma als Fokus der Therapie gelegt, während andere größeres Gewicht auf die spezifische Schädigung im Entwicklungsprozess des Jungen legten, mit dem sich dieser Artikel befasst.

In den letzten Jahren lässt sich sowohl in der Literatur wie auch in der Praxis eine Abwendung von dieser exklusiven Haltung beobachten; Therapeuten versuchen, gleichzeitig mehrere Methoden zu integrieren. Es scheint, dass dort, wo eine integrative Behandlung angeboten wird, die sowohl Gruppentherapie, erzieherische Intervention im Lebensbereich, CBT-Techniken und psychoanalytische Psychotherapie miteinander verbunden werden, die Behandlungsergebnisse sehr viel signifikanter sind.

Bei uns änderte sich die Sichtweise, da wir verstanden, dass einige der Kinder in ihrem Alltag einer erhöhten und fokussierten erzieherischen Zuwendung bedürfen aufgrund starker Symptome (wie z. B. aufdringliches körperliches Verhalten mit sexueller Färbung oder obsessive Gedanken), auch wenn sie die sexuellen Themen nicht direkt im Therapiezimmer ansprechen – und wenn doch, so ist die Behandlung in diesem Bereich von einer Betrachtung der seelischen Prozesse und der inneren Welt des Kindes geprägt und wirkt sich nicht unmittelbar auf das problematische Verhalten im Lebensumfeld aus.

Dennoch müssen wir darauf hinweisen, dass auch diese umfassende therapeutische Intervention keine unmittelbare Wirkung auf abweichendes Verhalten im Alltagsleben hat aufgrund der Tiefe der Verletzung der Kinder. In Extremfällen wenden wir klare physische Schutzmaßnahmen an, welche die ständige Präsenz eines erwachsenen Mitglieds des Pflegeteams zum Schutz des Kindes als auch eine physische Trennung von den Kindern, zu denen ein inadäquater sexueller Kontakt stattgefunden hat.

Nicht alle Kinder, die sich bei uns in Behandlung befinden, benötigen massive Intervention im sexuellen Bereich. Daher haben wir eine Reihe von Symptomen definiert, die uns bei der Auswahl der für das Programm geeigneten Kinder leiten. Zu diesen gehören:

– **Aufdringliches körperliches Verhalten mit sexueller Färbung**; darunter verstehen wir unter anderem unangemessene Berührungen und Umarmungen, Verhalten, welches in der Gegenübertragung ein allgemeines Gefühl auslöst, dass die Nähe und die Berührung nicht angenehm, sondern invasiv und sexualisiert sind. Hierbei ist es wichtig zu betonen, dass es dabei nicht nur um die fehlende Unterscheidung zwischen dem eigenen und dem Körper anderer geht, so wie wir dies bei Kindern mit einer primären Entwicklungsschädigung kennen, sondern dass die Qualität der Berührung sexueller Natur ist. In der Regel beinhaltet dieses Verhalten auch sexualisierte und inadäquate Körperbewegungen (wie z.B. provokative Bewegungen des Beckens und der Leistengegend).

– **Tatsächliche Übergriffe**, bei denen Kinder sich an anderen Kindern vergreifen. Dazu zählt z.B., dass das Kind sich zu einem anderen ins Bett legt und dessen Geschlechtsteil berührt (mit oder ohne Kleidung), das Einführen von Gegenständen in das Geschlechtsteil oder den After eines Jungen oder eines Mädchens oder Versuche des Eindringens oder des oralen Verkehrs. Es sind hier nicht solche Kinder gemeint, die unter Ängsten leiden und aus dem Bedürfnis nach primärem physischem Kontakt heraus darum bitten, bei einem anderen Kind zu schlafen.

– **Obsessives und undifferenziertes Sprechen über den sexuellen Missbrauch mit unbeteiligten Erwachsenen;** Kinder, die über den an ihnen verübten Missbrauch zu passenden und unpassenden Gelegenheiten sprechen und ohne dabei zu unterscheiden, wem sie davon erzählen. Es kann der Eindruck entstehen, dass das Kind überflutet ist und immer noch in dem Trauma verweilt, das es erlebt hat.
– **Kinder, die bei dem betreuenden Erwachsenen Gefühle des Unbehagens hervorrufen**: etwas Verführerisches und Abstoßendes, an der Grenze des Ekelerregenden. Dies kommt sowohl in der Körpersprache als auch in den verbalen Äußerungen zum Ausdruck.

– **Undifferenziertes Sprechen über Sexualität mit anderen Kindern**, Chaos in allem, was mit dem Thema zusammenhängt. Damit sind Kinder gemeint, deren Differenzierungsvermögen völlig gestört ist: Keine intergenerationelle Unterscheidung (sie sind z.B. dem Geschlechtsverkehr der Eltern ausgesetzt, sehen gemeinsam mit den Eltern Pornofilme), sie wissen nicht, mit wem sie über was reden können oder sie reden mit anderen Kindern obsessiv über ihre sexuellen Gedanken.

–**Obsessive Gedanken über Sex und Sexualität**: ständige gedankliche Beschäftigung mit dem Thema der Sexualität und Unvermögen, diese Gedanken zu kontrollieren.

– **Scheinbare Symptomfreiheit**: Kinder, aus deren klinischem Material bekannt ist, dass sie sich an anderen Kinder vergangen haben oder missbraucht wurden (in der Familie oder in einem anderen früheren Umfeld) oder die während ihres Aufenthalts bei uns einen vergangenen sexuellen Missbrauch enthüllen, der sich jedoch im Alltag nicht zu erkennen gibt. Diese Kinder sprechen nicht darüber; in ihren Beziehungen zu den anderen Kindern und zu Erwachsenen zeigen sich keine unangemessenen sexuellen Verhaltensweisen, und in den Unterrichtsstunden und den verschiedenen Aktivitäten (Kunst, Sport usw.) gibt es keinerlei Ausdruck oder Erwähnung des Themas.

Die Beschreibung der Therapiearbeit, die wir mit Nadaw geleistet haben, zeigt auf gelungene Weise die Bedeutung der integrierten Therapie, von der oben die Rede war. Wie gesagt kam Nadaw ins Internat mit dem »Label« eines Sexualtäters. Einerseits kam dies im Alltag nicht zum Ausdruck, und er kann daher der Gruppe der Kinder zugeordnet werden, die scheinbar keine Symptome haben. Andererseits gab es ein unscharfes Bild eines sexuellen Missbrauchs seitens des Vaters; jedoch war nicht klar, wer das Opfer war. Nadaw verwendete enorme Energie auf die Verschleierung und Verleugnung des Themas. Er war jedoch von Beginn der psychotherapeutischen Arbeit von mit Aggressivität durchsetztem Sexualverhalten überflutet. Im Gegensatz zu den realen Situationen in der Schule und in der Gruppe, in denen die primitiven und starren Verteidigungsmechanismen (Verleugnung, Verdrängung) effektiv waren, nützten sie nichts in einer verschwommenen Situation. Aufgrund des in der Therapie vorhandenen *potential space* erwachten unmittelbar die Projektionen hinsichtlich des verinnerlichten Frauenbildes und das Angstniveau stieg von der undefinierten und offenen Situation zur Freisetzung von Inhalten aus der inneren Welt. Nadaw stellte sofort die bekannte und ursprüngliche Beziehung wieder her, in der primordiale Wünsche und eine Atmosphäre der Verführung einander die Hand gaben, einen Zustand, den Chen als einen »mentalen (seelischen) Käfig« bezeichnete.

Meiner Ansicht nach ermöglichte die Psychotherapie Nadaw, eine neue Frauenfigur zu internalisieren (nach Loewald) neben der verinnerlichten, archaischen Frauenfigur, welche »schwach und demütig ist, aber dennoch eine große Sehnsucht erweckt«. Durch die Begegnung mit Chen erlebte Nadaw eine Frauenfigur, in deren Gegenwart er primäre Wünsche äußern konnte, ohne dass dabei eine Atmosphäre sexueller Verführung entstanden wäre. Eine starke Persönlichkeit, welche die Grenzen und die Differenzierung zwischen den Geschlechtern bewahrt. Später – mit Hilfe der Ordnung und der Grenzen – erhielten die altersgemäßen Wünsche und die sexuelle Neugier Legitimation, ohne dass sie Beschämung hervorgerufen hätten.

Wie Chen feststellte, ist es schwer vorstellbar, wie dieser Prozess ohne Nadaws Einbindung in die Klasse und die Gruppe und die beschriebene Gruppen- und Einzelarbeit hätte stattfinden können. In der Gruppe erhielten die Gedanken und die Neugier Legitimation, welche Nadaw auf verwirrte und beschämende Art erfahren hatte. Allmählich konnte Nadaw weniger Scham und Verlegenheit empfinden und von dem Gruppengespräch profitieren. Es scheint, dass er nach und nach auf die primitiven Verteidigungsmechanismen zu verzichten und seiner Sexualität im Allgemeinen und seinen persönlichen Erlebnissen im Besonderen stärker verbunden zu sein begann. Dies wurde auch durch die psychotherapeutische Arbeit zur Organisation seiner inneren Welt ermöglicht, welches das Angstniveau hinsichtlich der Sexualität verringerte und es ihm ermöglichte, zwischen Wünschen und dem der Realität Angemessenen zu unterscheiden. Darüber hinaus ermöglichte die Verinnerlichung eines neuen Frauenbildes, welches nicht verführerisch war, sondern die Grenzen wahrte, Nadaw, seine Einstellung zum Charakter von Partnerschaften zu ändern, wie dies im Gruppengespräch zum Ausdruck kam.

Darüber hinaus hat auch Liors psycho-erzieherische Arbeit mit Nadaw zu Nadaws Fähigkeit beigetragen, sich mit den Erlebnissen im Elternhaus auseinanderzusetzen, wenn es ihm auch im realistischen Rahmen, der absichtlich in diesen Sitzungen geschaffen wird, immer noch schwer fiel, seine Gefühle diesbezüglich zu äußern. Lior konnte aufgrund des erzieherischen und realistischen Fokus in einer Situation eingreifen, in der sich unangemessenes Sexualverhalten zeigte, so dass Nadaw die Dinge annehmen und sich zunutze machen konnte. Diese signifikante Intervention – von einem elterlichen und unterstützenden Standpunkt aus und nicht aus einer bestrafenden oder vergeltenden Haltung – war sehr wirkungsvoll, wenngleich Nadaw mit Lior nicht seine Gefühle in zu erwartender Weise aufarbeiten konnte.

Zusammenfassend lässt sich sagen, dass die verschiedenen Interventionsarten voneinander abhängig sind. Einerseits funktionierten die Verleugnungs- und Verschleierungsmechanismen im Alltag effektiv, während sie in der Psychotherapie wirkungslos waren und das Thema der Sexualität in der Fülle seiner chaotischen Form und seiner Projektionen präsent war. Die Gelegenheit, »Ordnung zu machen« und ein neues verinnerlichtes Beziehungsmodell vorzuschlagen, stützte sich völlig auf das Gehalten-Werden Nadaws und der Therapeutin durch die Beziehung zu der Lehrerin und dem Kinder- und Jugendberater im Lebensumfeld und in den dazu geschaffenen Gruppen- und Einzelrahmen. Andererseits entstanden, wie von Lior beschrieben, aufgrund der intensiven Arbeit an Nadaws innerer Welt in der Psychotherapie trotz der »hohen Mauern [die Nadaw errichtet hat] Risse, durch welche die Sexualität ›herausfließt‹«.

Die verschiedenen Interventionen ergänzten einander und ermöglichten einen relativen Regulierungsausgleich zwischen den überflutenden und / oder den verleugneten und verschleierten Inhalten in den verschiedenen Bereichen, so dass jeder Bereich auf seine Weise Nadaws Distress und dessen Ausdrucksform berührte.

Zum Schluss sollte erwähnt werden, wie sehr sich diese Therapiearbeit auf die Fähigkeit des Teams stützte, in Fühlung mit den Empfindungen zu sein, die Nadaw in ihnen hervorrief, und auf ihre Bereitschaft, auf die Abweichungen einzugehen, die jeder Therapiebereich mit sich brachte in dem Verständnis, dass die Annahme der unterschiedlichen Wesensäußerungen Nadaws, wie sie in der Interaktion mit ihm und in der Gegenübertragung der Therapeuten zum Ausdruck kam, die Grundlage zu einer inneren Integration in seiner Seele bilden kann.

Übersetzung aus dem Ivrit von Bettina Malka-Igelbusch, Tel Aviv

Ana Belchior Melícias
(Lissabon)

Vaterland, Mutterland, Geschwisterland[1]

Konstruktion einer emotionalen Geographie[2]

Die Autorin geht vom Lebensweg durch drei Kontinente aus, um das Narrativ einer emotionalen Geographie (Vaterland, Mutterland, Geschwisterland) aufzubauen. Sie greift die Konzepte des Unheimlichen (Freud) und des ästhetischen Konfliktes (Meltzer) auf, um über die äußere Erfahrung des gewaltigen Traumas des Verlustes vom Geburtsland und über die unvermeidlichen Brüche durch die unfreiwilligen Migrationen nachzudenken zu können parallel zur inneren Konstruktion des Zugehörigkeitsgefühls und der Identität. Heimat, Exil und Sprache/Kultur sind die drei intra- und intersubjektiven Achsen, um die herum die Verwandlung der Schicksalstragödie in einen potenziellen Raum für Kreativität angesichts der katastrophalen Verluste sich entfaltet.

Schlüsselwörter: Vaterland, Exil, Migration, das Unheimliche, ästhetischer Konflikt

Angeregt durch das Thema der Tagung – *Kulturelle Vielfalt: Geschichten und Erzählungen* – werde ich von einem Lebensweg ausgehen, der zufällig der meine ist, um einige Fragen über die äußere Erfahrung der traumatischen Gewalt, das eigene Geburtsland zu verlieren, und die unvermeidlichen Brüchen durch die unfreiwilligen Migrationen aufzuwerfen, parallel zur inneren Konstruktion des Zugehörigkeitsgefühls und der Identität als potenziellem Raum für Kreativität angesichts der katastrophalen Verluste.

---

1   *Notiz der Übersetzerin:* Im Original »frátria«, in diesem Kontext eine Wortneuschöpfung, direkt übersetzt »Bruderland« bzw. und angesichts des weiblichen Geschlechts der Autorin Geschwisterland; das Wort bedeutet auch Phratrie, Familienverband im antiken Griechenland, und wird in diesem Sinne auf Seite 15 des Textes verwendet (vgl. auch Lateinisch *pater* (Vater), *mater* (Mutter), *frater* (Bruder)).

2   *Notiz der Autorin:* Vortrag auf dem I. Kongress für Psychoanalyse der portugiesischen Sprache mit dem Thema »Gewalt, Erinnerung, Identität« (Lissabon, Mai 2016).

Um den gewählten Weg anzutreten, reiche ich Marguerite Yourcenar in ihrer berühmten fiktionalen Autobiographie des Imperators Adriano die Hand, deren Geschichte in vielerlei Hinsicht der analytischen Aufgabe der Konstruktion von Narrativen ähnelt. Und sie sind alle Fiktion, mythisch, traumähnlich.

Wie alle anderen, verfüge ich lediglich über drei Mittel, um das menschliche Dasein zu beurteilen: das Selbststudium, die schwierigste und gefährlichste, aber zugleich auch die fruchtbarste Methode; die Beobachtung der Menschen, die sich häufig so arrangieren, dass sie uns ihre Geheimnisse verheimlichen oder uns glauben lassen, dass sie welche hätten; die Bücher mit den eigentümlichen Fehlern der Perspektive, die zwischen ihren Zeilen entstehen [ ]. Aber diese Erkenntnisprozesse sind schwierig und erfordern das Eintauchen in unser Selbst und zugleich das vollkommene Herausgehen aus uns selbst [ ]. Ich bemühe mich, meine Schritte zurückzuverfolgen, um zu versuchen, einen ursprünglichen Plan zu finden und von dort aus einer beliebigen Ader zu folgen, sei sie aus Gold oder Blei, oder sogar dem Lauf eines unterirdischen Flusses; doch dieser Plan ist vollkommen fiktiv und nichts weiter als der trügerische Schein einer Erinnerung. [ ] zwischen mir und den Handlungen, aus denen ich bestehe), liegt eine rätselhafte Kluft. Der Beweis dafür ist, dass ich ständig das Bedürfnis habe, diese Taten abzuwägen, zu erklären und mir selber Rechenschaft dafür abzulegen [ ]. Jedoch widerstrebt es dem menschlichen Geist, sich selbst als ein Werk des Zufalls, als nichts als das Zufallsprodukt des Unvorhergesehenen wahrzunehmen, das keine Gottheit und nicht mal er selbst steuert. Ein Teil eines jeden Lebens, auch der nicht besonders beachtenswerten, wird der Suche nach den Gründen seiner Existenz, nach dem Ausgangspunkt, nach dem Ursprung gewidmet (1974, S. 34).

Ich bin Portugiesin, Afrikanerin und Brasilianerin zugleich: ein paradoxer Nationalitätsstatus, angesichts dessen ich innerlich bis heute manchmal zusammenzucke. Den offiziellen Dokumenten nach bin ich Portugiesin. Portugiesischer Herkunft: Tochter portugiesischer Eltern, aus dem »Kolonialreich«, die kurz nach ihrer Hochzeit nach »Übersee« auswanderten. Ich bin gebürtige Portugiesin, da Angola als portugiesische Kolonie noch zum »kolonialen Imperium« gehörte. Portugiesin, Einwanderin in Brasilien, mit gleichzeitig erworbenen brasilianischen Bürgerrechten.

Der Bruch mit meinem Geburtsland und die beiden unfreiwilligen Migrationen, die darauf folgten, fließen in zwei Konzepte ein – in das des *ästhetischen Konflikts* (Meltzer und Williams, 1994) und in *das Unheimliche* (Freud, 1919/1976a) –, die durch Maria José Gonçalves (2011) auf wunderbare Weise miteinander verknüpft wurden. Die äußeren Erfahrungen potenzierten den ästhetischen Konflikt als modellhafte Erfahrung der Entwicklung und der Entdeckung des Ichs und des Anderen, die fest in dem mystischen Aufeinandertreffen zwischen dem Schönen (den Sinnen zugänglich) und dem Enigmatischen (im Inneren unzugänglich) verankert ist, ebenso wie sie die beunruhigende Fremdartigkeit und das vertraute Fremde, das uns allen innewohnt, verstärkten. Darum ist es überlegenswert, welche Auswirkungen die wiederholte Unterbrechung beim Aufbau der Psyche haben kann: beim Erkennen der Grenzen des Ichs (Innen vs. Außen; Ich vs. Nicht-Ich) und bei der damit zusammenhängenden Identitätsfrage; in der Gegensätzlichkeit von vertraut / fremd, die uns innerlich bewegt und die von außen verstärkt wird; von Angst und zugleich von Lust auf die Entdeckung von Neuem; und schließlich von der Möglichkeit, aus der Trauer und dem Denkbaren ein verbindendes und sich transformierendes Narrativ zu weben, das den Brüchen einen Zusammenhalt verleiht und ein Gefühl der Zugehörigkeit entstehen lässt.

Es war so: Ich wurde in Luanda geboren und verbrachte dort meine Kindheit und Präadoleszenz. Die Jugend und das Erwachsenenalter als Periode, in der wichtige Entscheidungen über Identität, das Liebes- und Berufsleben getroffen werden, wurden in São Paulo erlebt. Gegenwärtig wohne ich in Lissabon, wo die Herkunftsfamilie sowohl väterlicher- als auch mütterlicherseits schon immer ansässig war. Drei Kontinente (Afrika, Südamerika, Europa), drei Länder (Angola, Brasilien, Portugal), drei unterschiedliche Lebensphasen (Kindheit, Jugend und Erwachsenenalter) und mehr als zehn Häuser. All die Erlebnisse, die Erinnerungen, die Unterbrechungen und Fortsetzungen auf diesem Weg vermengten sich in einem fortlaufenden Durcharbeiten (Freud, 1914/1976b) und machten es notwendig, sie zu untersuchen, zu verarbeiten und eine emotionale Geografie aufzubauen, um einen Zugang zu meiner Geografie von Geburt an, mit festgesetztem Anfang und mit meinem Ursprung und den verlorenen Landschaften, die mich geformt haben, zu finden.

Luanda – Angola

Die Stadt ist mehr als ein Ort. Sie ist der Schauplatz eines Lebens auf der Suche nach seinem Abbild. So erlebe ich meinen Geburtsort, wenn ich ihn besuche. Ich sehe nicht seine Straßen und die Häuser. Ich begegne einer anderen Zeit und lausche ihrer Mundart. Ein Dialekt namens Erinnerung, eine Nation namens Kindheit.

(Mia Couto)

Ich kam in Luanda auf die Welt und das Datum dieses rätselhaften Zufalls markiert präzise den Beginn einer persönlichen Chronologie, die auf eine (un-)präzise Vergangenheit verweist: Wann genau begegneten sich meine Vorfahren? Wann lernten sich meine Eltern kennen? Wenn ich den Gedanken im Raum-Zeit-Kontinuum einordne, könnte ich sagen, dass sich hier drei Ebenen ineinander verflechten: das unbewusste Erbe der transgenerationalen Prägung durch die portugiesische Offenheit fürs Schöne, die Entdeckerfreude an den Geheimnissen ferner Meereshäfen, unter deren Landschaften sie untertauchen konnten; die sinnlich erfahrene Umweltmutter war tropisch, farbenfroh, heiß, feucht, rhythmisch, maritim und die kindliche Wahrnehmung ließ den Raum und die Zeit unendlich weit und sich ausdehnend erscheinen; und zuletzt wurden die körperlich[3] gespeicherten Erinnerungen allmählich durch immer komplexere symbolische Repräsentationen versprachlicht[4] und verflochten sich zu seinem sinnstiftenden Narrativ.

Diese Kindheitserinnerungen bringen mich sowohl nach Angola, wo ich wohnte, als auch nach Portugal, wo ich oft die Ferien verbrachte. So suche ich bis heute in meinem Inneren die lebendige Erinnerung an die Häuser in Luanda mit ihrer typischen Architektur auf; zugleich kann ich mich intensiv an die Häuser meiner Großeltern, insbesondere mütterlicherseits, den emotionalen Mittelpunkt in der erweiterten Familie, erinnern. Mit besonderer Zuneigung denke ich an den innigen Freundeskreis meiner Eltern in Angola zurück, der ein solides und solidarisches Netz der Fürsorge bildete, ähnlich wie die zahlreichen Angehörigen in Portugal, die uns stets warmherzig empfingen. Ich erinnere mich an die Gerüche, Temperatur und die typischen Landschaften eines tropischen Landes, aber gleichzeitig auch an die Schlupfwinkel, Farben und Geschmäcke eines Mittelmeer- und atlantischen Landes; diese erlebte ich während der Reisen durch Portugal und Angola, die von den Eltern organisiert wurden, um ihren Kindern beide Länder einzuprägen, die sie als ihre eigenen empfanden: das erste durch ihre Vorfahren, das zweite durch ihre Nachkommen.

Ich kam im Jahrzehnt der afrikanischen Unabhängigkeitsrevolutionen auf die Welt; namentlich die angolanische wurde während einer militärischen Bewegung begonnen, die bekanntlich auch Terrorismus oder Kolonialkrieg genannt wurde. Diese erreichte in der portugiesischen Diaspora ihren Höhepunkt mit der Dekolonisation und ging anschließend in den langwierigen Angolanischen Bürgerkrieg über.

---

3   *Notiz der Übersetzerin:* Wortspiel: im Original »corporal-mente«, corporal = körperlich; mente = Geist, zusammengeschrieben = körperlich.

4   *Notiz der Übersetzerin:* Wortspiel: Im Original »alfa-betizadas«, zusammengeschrieben = alfabetisieren; Anspielung auf Bions Alpha- und Beta-Elemente.

Von früh auf wurden zwei widersprüchliche und ambivalente innerliche Tendenzen deutlich, die im familiären Umkreis geläufig waren. Die erste ging Hand in Hand mit den kindlich idealisierten Befriedigungen der Neugierde (Eden, Babel, Ödipus) und den sich daraus ergebenden Ambivalenzen und Schuldgefühlen derjenigen, die wegziehen und sich von der verbleibenden Gruppe trennen (L. Grinberg & R. Grinberg, 1996), und beinhaltet die Identifizierung und innige Verbundenheit mit diesem afrikanischen Land, das ganz natürlich die Portugiesen aufnahm und ihnen die hoffnungsvolle Illusion des gelobten Landes und einer großartigen Zukunft schenkte.

Die zweite, gegensätzliche Strömung, die uns umgab, bestand aus dem schweren Gefühl, dass dieses Land nicht uns gehörte, sondern unveräußerlich seinen ursprünglichen Besitzern. Dieses war ein Gefühl der Vorläufigkeit, das Coetzee in *Summertime*, dem letzten Roman aus seiner autobiographischen Trilogie, prägnant beschrieb:

Unsere Anwesenheit dort war legal, jedoch nicht legitim. Wir hatten zwar das abstrakte Recht, dort zu sein, und dieses war angeboren, basierte jedoch auf einem Betrug, auf einem Verbrechen, nämlich der kolonialen Eroberung [ ]. Wir sahen uns als Gäste, als vorübergehende Bewohner, die bis dahin kein Zuhause, kein Heimatland hatten. (2010, S. 209–210)

Nun, wie lebten wir im Alltag diese subtile, jedoch offensichtliche »kolonialistische Mitschuld«? Wie konnten wir in diesem Gebiet Wurzeln schlagen, das einen Beigeschmack von Vergänglichem und Kurzlebigem hatte, ohne die erfahrene Lebensspur unserer Vorfahren? Könnten wir dieses Land unser Vaterland nennen? Der Begriff Heimat umfasst unzählige Bedeutungen im Wörterbuch, und das Ausmaß seiner subjektiven Bedeutung wird an der Vielzahl soziologischer, philosophischer und geopolitischer Abhandlungen zum Thema deutlich. Etymologisch stammt er aus dem lateinischen Begriff »patriota« (Land des Vaters), und ist eng mit dem Konzept von »Land«[5] verbunden, italienisch »paese«, ursprünglich lateinisch »pagus« (»Dorf«), das die »Geburts- oder Wahlheimat« bezeichnet.

Angola war die Wahlheimat der Eltern, für deren Kinder sie zum Geburtsland wurde. Jedoch ist die subjektive Wahrnehmung von Heimat eine innere. Und vergeblich versucht man, in sich Gegensätze in Einklang zu bringen, wie Mamã Muxima mit Nossa Senhora de Fátima;[6] Mussulo mit Santa Cruz,[7]

---

5   *Notiz der Übersetzerin:* auf Portugiesisch »país«.
6   *Notiz der Übersetzerin:* Erscheinungsstätten der heiligen Maria in Angola und Portugal.
7   *Notiz der Übersetzerin:* bekannte Strandstätten.

Quissama mit Mouraria;[8] Kwanza mit Tejo,[9] Lourdes Van-Dúnem mit Amália Rodrigues,[10] muamba mit Stockfisch,[11] die Oryxantilope mit dem Stier, blühende Akazien mit uralten Korkeichen. Wie kann man die verzaubernden afrikanischen Sonnenuntergänge vergessen, bei denen sich auf der urtümlichen, ozeanischen Bühne tagtäglich das feurige Spektakel der Urszene wiederholte? Wie kann man die Erinnerung an das Dröhnen der täglichen Gewitter hinter sich lassen, die so bedrohlich aufzogen, nur um schnell wieder nachzulassen und von der roten, feuchten Erde den Dampf wie Weihrauch aufsteigen ließen, während sich ein reines Wohlbehangen breitmachte? Wie kann man all diese Szenen aus dem Gedächtnis verlieren: das Open-Air-Panorama-Kino Miramar, dessen Amphitheater-Struktur mit der Bucht und Halbinsel von Luanda im Hintergrund zu einer mythischen Landschaft verschmolz; den Tunduvala-Riss, diesen beeindruckender Abgrund, der sich in dem Hochland von Huíla auftut und den Blick auf die Namib-Wüste eröffnet? Und die faszinierende Begegnung mit der gutturalen Sprechart des Mukubal-Stamms, mit der seltenen *Welwitschia-Mirabilis-Pflanze*, mit der entfesselten Kraft der einheimischen Fauna? Und die Faszination der endlosen Nachmittage im Atelier des »Maler Angolas«, Albano Neves e Sousa, der seine 10-jährige Nachbarin empfing, sie seine Skizzenhefte durchblättern ließ und sie mit seinen Bildern von diesem wunderschönen und mystischen Land entzückte, während sie ihn dabei zusehen ließ, wie er Landschaften, Dörfer und die verschiedenen Ethnien in kräftigen Farben so gut abbildete? Und die Atlantiküberfahrten zur Hauptstadt des »Kolonialreichs« an Bord der Passagierschiffe Vera Cruz, Rita Maria und Príncipe Perfeito, die im Fluss Tejo, damals noch ohne seine Brücken, andockten und dort von den Angehörigen auf Fotos und Videos festgehalten wurden, wenn diese vollzählig herbeikamen, um ihre Verwandten, die sich nach Übersee verirrt hatten, gerührt zu empfangen und dann wieder zu verabschieden? Bis heute kann ich den warmen Geschmack und die Sinnlichkeit in der Musikalität der Wörter in der Eingeborenensprache Kimbundu, die wir versuchten zu erlernen, spüren: *Kinaxixi, Gajajeira, Mutamba, Carumjamba, maxibombo, salalé, jindungo, cubata, ginguba, matacanha* oder *bitacaia, imbondeiro* oder *baobá. – Aiuê, uazekele?* (Hast du gut geschlafen?) *– Ué, (nga) sekele kiambote, sakidila.* (Danke, ich habe gut geschlafen.)

---

8   *Notiz der Übersetzerin:* Hauptstadtviertel.
9   *Notiz der Übersetzerin:* große Flüsse.
10 *Notiz der Übersetzerin:* berühmte Sängerinnen.
11 *Notiz der Übersetzerin:* traditionelle Speisen.

Wie Fernando Pessoa, frage ich mich auch: »Aber war ich damals glücklich? Nun weiß ich es nicht: Das war ich dereinst.« [12] (1986, S. 75) »Wir sind nur dann glücklich, wahrhaftig glücklich, wenn es für immer ist; jedoch leben nur Kinder in jener Zeit, in der alles für immer ist. Ich war für immer glücklich in meiner Kindheit.« (Agualusa,[13] 2004, S. 116)

Ausreise aus Angola

Willst du Kap Bojador bezwingen,
mußt du den Schmerz erst niederringen.
(Fernando Pessoa)[14]

Historisch ereigneten sich die Nelkenrevolution in Portugal und der Unabhängigkeitskampf in Angola, in dem sich die Befreiungsbewegungen, Movimento Popular de Libertação de Angola (MPLA; deutsch: Volksbewegung zur Befreiung Angolas) (Agostinho Neto), União Nacional para a Independência Total de Angola (UNITA, Nationale Union für die völlige Unabhängigkeit Angolas) (Jonas Savimbi) und Frente Nacional de Libertação de Angola (FNLA,: Nationale Front zur Befreiung Angolas) (Holden Roberto) untereinander bekämpften. Und subjektiv begannen die tragischen Turbulenzen der Diaspora, der abrupten Entwurzelung, der vollkommenen Ungewissheit. Würde es uns gelingen, dem Adamastor[15] dieser Katastrophe entgegenzutreten und das Kap der Stürme[16] in das Kap der Guten Hoffnung zu verwandeln? Früher waren wir *Portugiesen aus der zweiten*[17], nun *Rückwanderer*... Solchen Status bekamen

---

12 *Notiz der Übersetzerin* Aus dem Gedicht »pobre velha musica«.
13 *Notiz der Übersetzerin* Aus dem Buch »Das Lachen des Geckos«.
14 *Notiz der Übersetzerin:* aus seinem Gedicht »portugiesisches Meer«.
15 *Notiz der Übersetzerin:* Mythologischer Charakter, der von der portugiesischen Dichter Luís de Camões in seinem episches Gedicht *Os Lusíadas* 1572 als Personifikation des Kap der Guten Hoffnung geschaffen wurde und die Gefahren des Meeres und die gewaltigen Kräfte der Natur symbolisiert, die im Zeitalter der Entdeckungen die Meeresleute herausgefordert haben und letztendlich von den Portugiesen überwunden wurden.
16 *Notiz der Übersetzerin:* ursprünglicher Name des Kaps.
17 *Notiz der Übersetzerin:* Abkürzung für »Weiße aus der zweiten«: Während der Kolonialzeit wurden die weißen Bürger, die nicht aus Portugal immigriert waren (diese wurden Europa-Weiße, »brancos europeus« genannt), sondern in den Kolonien als Kinder portugiesischer Immigranten auf die Welt kamen, demographisch und amtlich als »brancos de segunda«, Weiße (oder Portugiesen) aus der zweiten (Klasse) registriert.

diejenigen zugeteilt, die plötzlich ausgebürgert[18] wurden und denen die Mitnahme von Eigentum untersagt wurde.

Mit einem Zaubertrick verschwanden all die äußeren Bezugspunkte (Geburtsort, Zuhause, Freunde) und vor allem die nicht quantifizierbaren affektiven Verbindungen (Rhythmen, Klima, Landschaften, Sinnlichkeit, Kultur). Und so fragte ich mich: Warum Portu giesin aus der zweiten? Hatten etwa meine in der »Überseekolonie« gesammelten Auslandserfahrungen durch ihre angolanische Prägung die vermeintliche Reinheit und Legitimität der Portugiesen aus der ersten bastardiert? Zudem fragte ich mich: »Wie kommt es, dass wir Rückwanderer genannt werden, wenn ich in Portugal weder geboren wurde, noch gelebt habe?« In diesem chaotischen Jahr (1974/1975) wurde in Portugal gelebt, um den Kindern die ununterbrochene Schulausbildung und den Eltern die Planung irgendeines Neubeginns anderswo zu ermöglichen.

Damals half die eifrige und teilweise heimliche Lektüre von *Anne Franks Tagebuch*, von Leon Uris und Primo Levi, sich mit so vielen anderen zu identifizieren, die auch die Brutalitäten des Kriegs erlebt hatten, um den eigenen Schmerz zu lindern. 40 Jahre später ermöglicht die allmähliche Vernarbung der Wunden die Umwandlung des Leids der Auswanderung in Literatur, wie unter anderen Dulce Maria Cardoso (2012) es großartig darstellt. Die zahlreichen äußeren Trennungen, die Amputationen gleichen, schwebten zwischen der Gegenwart und der Vergangenheit, die nicht mehr da war, der Gegenwart und der Zukunft, die noch nicht da war, und fanden Widerklang im inneren Aufruhr und in unausweichlichen Trauerprozessen der Adoleszenz. Die Revolutionen, diese tiefgreifenden, katastrophalen Veränderungen, reflektieren und spiegeln die soliden projektiven Identifikationen wider: die Kommunikation in der Hoffnung auf *rêverie* und Denkfähigkeit. *Rückblickend* werden die Konturen der psychischen Bewegungen und die Arrangements, die jeder für sich findet, um diese Zeit gewaltsamen Zerfalls zu organisieren, klarer: die Lawine im Inneren aufhalten, um vorübergehend das Leid der erlebten Desorganisation aufzuschieben, um die äußere Unordnung nicht weiter zu verschlimmern; aufkommenden und noch nicht gefestigten politischen Ideologien und Bewegungen auf der Suche nach Unterstützung, Zugehörigkeit, nach einem Rettungsanker und dem Versprechen magischer Lösungen, impulsiv beitreten; in der Regression ins Kindliche Zuflucht suchen und sich so der wachsenden Instabilität entziehen, die die Krise auferlegte, und sich wie ein Chamäleon den sich immer ändernden Situationen anpassen; quälende, traumatische Erfahrungen aus der Vergangenheit in katastrophischen Zusammenbrüchen wiedererleben (Winnicott, 1963/1994); den Körper als Überlauf für psychische Überlastung

---

18 *Notiz der Übersetzerin:* Wortspiel: im Original „des-patriar", des- = aus-/ent-; patria = Vaterland.

beanspruchen und so den zellulären Stoffwechsel in ein katastrophales (Un-) Gleichgewicht bringen; die beschwerliche Trauerarbeit beginnen und allmählich den inneren Raum schaffen für die sich aufzwingenden neuen Ängste, aber auch für die Erneuerung der Hoffnung und die Schöpfung neuer Träume. Das wiederkehrende *Leitmotiv* war das Gefühl der Nichtzugehörigkeit, der Hilflosigkeit; die herkuleische Arbeit (Melícias, 2006), die der Psyche auferlegt wurde, war »die Konstruktion der größten aller Brücken: derjenigen, die die Verzweiflung mit der Hoffnung verbindet« (Couto, 2005, S. 101).

São Paulo – Brasilien

Im Laufe der Zeit und insbesondere in den letzten Jahren verlor ich zunehmend die Fähigkeit, eine von den unsrigen zu sein. Ich weiß nicht mehr, wie das ist. Und so begann mich dieses neuartige Gefühl, »die Einsamkeit durch die Nichtzugehörigkeit«, zu durchdringen, wie der Efeu die Mauer.
(Clarice Lispector)

Nach Abwägung der Vor- und Nachteile möglicher Destinationen für die Migration, war die portugiesische Sprache ausschlaggebend für die Entscheidung, als Familie nach Brasilien auszuwandern. Es gibt eine breite Palette an Fachbegriffen (Zentrum für Migrationsforschung der Congregatio Scalabriniana, ohne Datum (Centro Scalabriniano de Estudos Migratórios [CSEM])), die den Staatsangehörigkeitsstatus von Migranten beschreiben, dazu gehören unter anderem: Exilant, Deportierter, Vertriebener, Expatriate, Asylsuchender, Auswanderer, Einwanderer, Flüchtling, Staatenloser usw. Manche dieser Begriffe bilden zusätzlich die Komplexität der Bevölkerungsbewegungen ab, die legal, illegal, politisch begründet, erzwungen, heimlich, endgültig, vorläufig, freiwillig, inter- und intrakontinental sein können und in der globalisierten Welt von heute die Notwendigkeit einer weiteren Erläuterung deutlich macht.

Wie Edward Said sagt, machen immer mehr Menschen die Erfahrung, »fehl am Platz«[19] bezüglich ihrer Herkunft, ihres Heimatlandes, ihres Zuhause, ihres Geburtsorts zu sein. Weiterhin schreibt er: »Zwar gibt es in der Literatur und in der Geschichte heroische, romantische, glorreiche und sogar triumphale Episoden aus

---

19 *Notiz der Übersetzerin:* Wortspiel, der Ausdruck im Originaltext »fora do lugar« bedeutet auch, wortwörtlich, »deplaziert«.

dem Leben des Exilanten, aber sie sind nichts anderes als Versuche, das zerreißende Leid der Trennung zu überwinden« (2003, S. 46-47). Ich möchte dazu noch Imre Kertész zitieren: »Man kann nie ein neues Leben beginnen, man kann nur das alte weiterführen« (2003, S. 181).

Unfreiwillige Einwanderer, Exilanten, Ausländer Dies war nun der neue Status der Familie. Die Eltern erleben den intensiven Schmerz der Trauer über ihr Lebensprojekt, dessen bereits organisierte und etablierte Struktur im Keim erstickt wurde, was sie zwang, ein zweites Mal von vorne anzufangen, und diesmal bei der Bewältigung dieser Aufgabe ihre heranwachsenden Kinder mitzunehmen. Bei letzteren brachen mit dem plötzlichen Verlust der Kindheit die inneren Fundamente zusammen und zugleich stürzten die äußeren Mauern ein, da sie aus ihrem Geburtsland und aus allem, was ihnen vertraut war, herausgerissen worden waren. Zu der besonders erschütternden Situation dieser Verluste kam die schwierige Anpassung an die unbekannte und riesige Stadt São Paulo hinzu, die Tag für Tag mühsam und voller Bangen bewältigt wurde. Eine Megalopolis, deren Einwohnerzahl damals der Gesamtbevölkerung Portugals entsprach und die mit der »Betonpoesie all ihrer Ecken«, wie Caetano (1978) sie nennt, die narzisstische Bequemlichkeit des Gewohnten durchbrach und einen zwang, ihre Rätsel zu entschlüsseln, die »die Kehrseite der Kehrseite der Kehrseite der Kehrseite«[20] war.

*Als ich dir von Angesicht zu Angesicht gegenüberstand und mein Gesicht nicht
sehen konnte,
Ich nannte das, was ich sah, geschmacklos, geschmacklos, geschmacklos
Denn ein Narzisst findet alles hässlich, was nicht seinem Spiegelbild entspricht
[...]
Und du warst ein schwieriger Anfang
Was ich nicht kenne, halte ich von mir fern
Und wer aus einem anderen glücklichen Traum einer Stadt kommt
Lernt schnell, dich Realität zu nennen
Denn du bist die Kehrseite der Kehrseite der Kehrseite der Kehrseite*

Und Brasilien als multikulturelle sozio-historische Realität wurde nach und nach entschlüsselt und integriert. Wie Calligaris sagt: »In Brasilien gibt es, abgesehen von den seltenen Ureinwohnern, keine Kolonisierten. Aber alle scheinen einen Hang zu haben, sich als kolonisiert zu begreifen und darzustellen« (1991, S. 146). Brasilien ist indigen, portugiesisch, afrikanisch, italienisch, deutsch, jüdisch, japanisch usw. Die Alchemie dieser Vermischung und der

---

20 *Notiz der Übersetzerin:* Zitat aus dem gleichen Lied von Caetano Veloso, »Sampa«.

Vielfalt betrifft alle und bewegt sie dazu, auf eine natürliche Art großzügig zu sein, wenn es darum geht, das Unterschiedliche, das Andersartige, das Fremde aufzunehmen. Alle »Brasilianer konnten von Brasilien sprechen, als wären sie Ausländer [...] und alle wurden gleichzeitig zu Kolonisatoren und Siedlern« (Calligaris, 1991, S. 15–16).

Aufgrund der Pubertät fühlte ich mich sowohl in meinem eigenen Körper als auch in meiner Herkunftsfamilie fremd. Durch die Einwanderung fühlte ich mich fremd in der Stadt, in der Kultur, im Essen, im Klima, in den sozialen Beziehungen und ihren subtilen Regeln, in den Unterschieden in der Sprache selbst, die immer wieder zu einem »Witz über die Portugiesen« führten, der das Selbstwertgefühl einer noch im Aufbau befindlichen Identität erschütterte und den Wunsch nach vollständiger Integration untergrub.

In den ersten Jahren befürchtete ich, dass diese Verpflanzung nicht gelingen würde, dass die Wurzeln nicht den Weg in den neuen Boden finden würden, in den sie verpflanzt worden waren. Allmählich befreite ich mich von den Anforderungen der Adoleszenz und den Brüchen der Immigration, erlangte äußerlich und offiziell die Gleichheit der brasilianischen Bürgerrechte, knüpfte innerlich feste Freundschaftsbande, erkannte Orte als die meinen wieder, konnte den Erfahrungen Sinn und Form verleihen und eignete mir subjektiv meine eigene Geschichte an. Ich gehörte immer mehr dazu. Brasilien könnte mein Land sein. »Zuerst ist es befremdlich; danach kommt die unendliche Lust darauf.« (21)

Nach und nach konstituierte sich unterschwellig ein Identifikations- und Adoptionsprozess durch sukzessives Trauern: Angola würde nicht mehr mein Land sein, da wir nicht in das Geburtsland zurückkehren konnten, und Portugal sollte meinen Eltern überlassen bleiben, in einem Prozess der Differenzierung, der ebenso kostspielig wie notwendig war: postadoleszente Identitätstrauer. »Und lass die Portugiesen in der Wildbahn sterben [...]. Die Sprache ist meine Heimat. Und ich habe kein Vaterland: Ich habe ein Mutterland. Und ich will ein Geschwisterland.« (Veloso, 1984)

Die brasilianische Kultur wurde osmotisch und unmerklich in syntonen Identifikationen mit der angolanischen Kultur auf deren Basis aufgesaugt, und es war gerade in Brasilien, wo die Entscheidungen getroffen wurden, die die Erwachsenenidentität formen: die Freundschaften, die Universität, die Beziehungen, die Reisen, die Heirat, die erste Ausbildung in Psychoanalyse, die erste Analyse, die Mutterschaft und der Beginn des Berufslebens.

Das Eintauchen in die analytische Beziehung brachte die Farbigkeit zur Reife und ermöglichte es, entfernte und obskure Orte zu beleuchten und Abschnitte des turbulenten Weges wiederzuerkennen, die manchmal verschwommen und diffus waren, und neue Perspektiven auf intra- und intersubjektiver Ebene zu schaffen.

Mit Hilfe dieses erstaunlichen Forschungsinstruments und der Entdeckung dieses neuen Kontinents – der analytischen *Rêverie*, von der ich lange geträumt und auf die ich gewartet hatte – fing ich an, das Narrativ der Erlebnisse und der Geschichten zu verwandeln, indem ich in Begleitung in die Komplexität der traumatischen Verlusterfahrungen, in den namenlosen Schrecken, den diese einprägten, in die beängstigende Ungewissheit der Entwurzelung, in die beunruhigende Fremdheit des ästhetischen Konflikts, der ständig wiedererlebt wurde, und in die tragische Trauer, die mit einem zwangsläufigen Verzicht einherging (narzisstisch und ödipal), eintauchte.

Es wurde eine neue Ordnung geschaffen: die Ordnung der integrierten Subjektivität und der Erwachsenenidentität. Und Brasilien wurde zu einem heimeligen, wiedergutmachenden, umgestaltenden Mutterland. Es gibt viele Unterschiede zu Angola, aber auch viele Gemeinsamkeiten: das Leben unter freiem Himmel, die Freiheit, die Sinnlichkeit, die Ungezwungenheit und die affektive Nähe, die Wärme und die leichte, bunte Kleidung. Die unzerstörbaren Brücken, die sich bildeten, verbanden die beiden Ufer der Seele, indem sie kissange mit cuíca, funge mit feijoada, rebita mit samba, aiuê mit oi, múcua mit jaca, soba mit pajé, kimbundu mit tupi-guaraní verbanden... Und ich fühlte mich in den tropischen Landschaften nicht unwohl, die mir so vertraut waren wie die Farmen und Ranches und die Kraft der Natur, die sich in der Fauna, Flora und in den großen Horizonten eines kontinentalen Landes widerspiegelten.

Lissabon – Portugal

> *Wir sollen vor allem zweierlei lernen: Wir sollen begreifen,*
> *was für eine außergewöhnliche Welt das ist, und wir sollen lernen,*
> *in unserem Inneren so viel Raum zu schaffen, dass die ganze Welt hineinpassen*
> *kann.*
> (Agostinho da Silva)

Als ich bereits erwachsen war, wurde ein neuer Bruch und erneute Migration unumgänglich, die mich dazu zwangen, mein brasilianisches Mutterland zu verlassen und nach Portugal zu ziehen, um hier zum ersten Mal zu leben. Und so begann ich wieder von vorne, mich diesmal in der Heimat meiner Vorfahren zu verwurzeln, die mir aber unvertraut war, begleitet von der unvermeidlichen fremden Vertrautheit und der beunruhigenden Fremdheit des Gefühls des Exils. So sagt Oliver Remaud (2016) über Adalbert von Chamissos Novelle *Peter Schlemihls wundersame Geschichte:*

Der Exilant lebt, seiner Heimat beraubt, in einer Unterwelt im Besitz einer historischen Existenz, die er ablehnen muss, wenn er in seiner neuen Welt eine Heimat finden will. Die Obdachlosigkeit des Exils bedeutet, dass der Exilant eine persönliche Geschichte hat, die er nicht bekunden kann, so als hätte er seinen Schatten verloren, ohne jemals damit rechnen zu können, ihn wiederzufinden.

In Portugal fühlte ich mich paradoxerweise im Exil; tatsächlich hatte ich dort nie wirklich gelebt, obwohl ich die *portugiesische Staatsbürgerschaft* aus dem kolonialen Angola mitgebracht hatte. Ich war eine Exilantin, ohne eine Spur dessen, was mich ausmacht, mit der Andersartigkeit einer Ausländerin aus Angola und Brasilien, weil ich die portugiesische Sprache mit Akzent aus Portugal sprach und somit Seele und Nationalität nicht in Einklang bringen konnte. Die Tatsache, dass *die Seele* in der Grammatik der Affekte und in der intra- und intersubjektiven Syntax *brasilianisch ist*, führt zu unbeabsichtigten und permanenten *Sprachverwirrungen* (Ferenczi, 1932/1992) und deren Implikationen auf mentaler und Beziehungsebene. Nicht mehr als jugendliche »Rückwandererin« in jenem Jahr zwischen Angola und Brasilien, erkenne ich jetzt als Erwachsene, dass die *angolanische Herkunft* in Portugal auf einen »schwarzen« Kontinent verweist: schwarz, weil ich die kulturellen und geografischen Unterscheidungen als ignoriert und verwaschen wahrnehme, wenn die Begriffe *Afrika* oder *afrikanisch* undifferenziert zur Bezeichnung von Angolanern, Mosambikanern, Kapverdiern, Guineern oder Sao-Tomeern verwendet werden; schwarz, weil er einen bestimmten Rassismus, eine bestimmte Form von Minderwertigkeit heraufbeschwört, vergleichbar mit Young-Bruehls *Kindischheit* (2012); und schließlich schwarz, wie es auch der dunkle Kontinent der weiblichen Sexualität für Freud war, ein Echo der beunruhigenden und rätselhaften tellurischen schöpferischen Kraft des afrikanischen Kontinents als Wiege der Menschheit.

Das Anderssein – das Brasilianisch- und Angolanisch-Sein – ist der traumatische Unterschied, der paradoxe Bewegungen und Gefühle, innerlich und äußerlich, hervorruft, die eine erneute Umordnung der Trauerprozesse erzwingen, die Narrative verwandeln, Orte neu erschaffen, Erinnerungen aufbauen und Bedeutungen freilegen.

Ohne den Trauerprozess – die Identifizierungs- und Erinnerungsarbeit – bleibt das Traumatische bestehen, wie uns Leopold Nosek (2016) kürzlich sagte. Die beunruhigende Fremdheit und die seltsame Vertrautheit des ästhetischen Konflikts angesichts dieses neuen und alten Territoriums tauchen wieder auf und verstärken sich, pari passu, mit dem Gefühl, nicht dazuzugehören, im Exil zu sein, keinen Schatten zu haben, und durchströmen erneut die Wahl eines Wohnviertels, eines Hauses, einer Schule für die Kinder, den Aufbau neuer Freundschaften und eines beruflichen Netzwerks. Und plötzlich, wie eine Einsicht, passiert es an einem Tag, der mit chirurgischer Präzision benannt werden kann, dass Orte auftauchen, die uns bereits zugehören, es kommt zu einer zweite Analyse mit einem portugiesischen Analytiker und die Ausbildung in Psychoanalyse an der SPP (Sociedade Portuguesa de Psicanálise, Portugiesische Psychoanalytische Gesellschaft), es gibt die Kollegen und all den Austausch, der sich innerhalb von und zwischen den Gesellschaften eröffnet. Ein assoziatives menschliches Inter-net wird wiederhergestellt, ein Geschwisterland wird nach außen und innen geschaffen.

Das geografische und linguistische atlantische Dreieck, das mir innewohnt, kreiert einen inneren und zunehmend harmonischen Dialog zwischen der Rastlosigkeit von Pessoa, der Sinnlichkeit von Drummond und der transparenten Authentizität von Ondjaki. Das portugiesische Radio wird zum täglichen Begleiter, der mich an die veralteten Batterieradios in Angola und deren enormen Stellenwert durch das Fehlen von Fernsehen dort erinnert. Pastel de nata, Quindim und Cocada[21]... Trauben, Baumstammkirschen und Surinamkirschen... führen eine geschmackvolle Koexistenz. Fado und Chorinho, Samba und Merengue[22] rivalisieren nicht gegeneinander. *Kissange*, Cuíca und Gitarre harmonieren zusammen in einer Sinfonie. Weberknechte, Drosseln und Schwalben fliegen in einem Schwarm. Die Straße von Leba und die Rodovia dos Imigrantes[23] schließen nahtlos aneinander an. Das alte Lissabon und Minas Gerais spiegeln sich stolz gegenseitig wider. Luanda, Salvador da Bahia und Tavira ähneln sich wie Zwillinge mit ihren Walmdächern und einladenden Plätzen. Der Kwanza-Fluss verwandelt sich in einen Nebenfluss des Amazonas und »mündet wellenartig in den Tejo« (Chico Buarque, 1973). Und Fado kann mit Chico immerhin tropisch ausfallen.

---

21 *Notiz der Übersetzerin:* traditionelle Nachspeisen.
22 *Notiz der Übersetzerin:* traditionelle Musikstile.
23 *Notiz der Übersetzerin:* zu Deutsch Autobahn der Einwanderer, offizielle Straßennummerierung SP-160.

Schlussgedanken

Schweb' hin, Gedanke Du, auf gold'nem Flügel
Enteile zu dem fernen, teuren Strand,
Wo leis und lind, umduftend Tal und Hügel
Die freie Luft begrüßt mein Vaterland.
(Giuseppe Verdi)

Abschließend möchte ich kurz drei Begriffe wieder aufgreifen: den der *Heimat* (integrierte Emotionslandschaft), den des *Exils* (die Fähigkeit zu trauern) und den der *Sprache* (die Grammatik der Affekte).
Wie Miguel Torga feststellt,

ist eine Heimat der tellurische und moralische, kulturelle, politische und affektive Raum, in dem sich jeder Einheimische menschlich und staatsbürgerlich verwirklicht. Nur dort fühlt er sich mit jedem Atemzug vollkommen an, seine Instinkte besänftigen sich, seine Intelligenz entflammt, seine Vergangenheit hat einen Sinn und seine Gegenwart hat eine Zukunft (Heimat, 2016).

Heimat scheint also die Konstruktion einer emotionalen Landschaft zu sein, eines inneren containenden Objekts, einer symbolischen Abstammungslinie, einer affektiven Landschaft, die die gute Gesellschaft von inneren Objekten erlaubt, gleichzeitig mit der Fähigkeit, allein zu sein, im Winnicott'schen Sinne (Winnicott, 1958/1990).

Für Said (2003) ist das Exil ein schrecklicher Bruch, dessen elementare Traurigkeit nie überwunden werden kann, was die zahlreichen nostalgischen Exillieder zu bezeugen scheinen, Neuinterpretationen[24] des berühmten und nationalistischen Originals von Gonçalves Dias (1846[1843], S. 2): »Mein Land hat Palmen, / Wo die Drossel singt; / Die Vögel, die hier zwitschern, / Zwitschern nicht wie dort.«

---

24 *Notiz der Autorin:* Neuinterpretationen wie die von Casimiro de Abreu, Murilo Mendes, Oswald de Andrade, Carlos Drummond de Andrade, José Paulo Paes, Mario Quintana, Tom Jobim, Chico Buarque, Jô Soares und Ferreira Gullar (abgerufen am 4. Februar 2017, von http://www.infoescola. com/books/cancao-do-exilio/).

Wir alle wissen, dass der Weg der psychischen Entwicklung allen Menschen Migrationen und Exile auferlegt, was sich kulturell beispielsweise in den Mythen von Ödipus und Eden oder in den Reisen des Odysseus widerspiegelt, und dass das Denken gerade aus der Fähigkeit erwächst, mit der Ungewissheit umzugehen und Schmerz zu ertragen, d. h. zu trauern, innere Objekte wiedergutzumachen und Narrative neu zu verfassen. Genau diese Erzählung über emotionale Erfahrung, die dynamisch verwoben wird, ermöglicht es, erlebte Brüche neu einzuordnen und durch ein Gefühl der Zugehörigkeit und der Identität ihnen einen Zusammenhalt zu verleihen. Dies ist der Möglichkeitsraum angesichts der katastrophalen Verluste und gegen das Exil unserer inneren Welt und unserer Erinnerungen, den wir täglich im analytischen Feld, in der Übertragung und Gegenübertragung mit unseren Analysanden erleben.

Der rote Faden, die (un-)konstante Variable dieser Reise, war die Blume von Latium, *die portugiesische Sprache*.[25] Pessoas berühmter Satz »Meine Heimat ist meine Sprache«, der Ursprung unzähliger Neuschöpfungen und Adaptionen von portugiesischen und internationalen Schriftstellern, scheint mehr die Rastlosigkeit der emotionalen Konstruktion eines affektiven Reiches, eines Kontinents der Zugehörigkeit und des kreativen Potenzials widerzuspiegeln als eine patriotische oder nationalistische Konnotation, die man ihm zuschreiben könnte.

Die Sprache ist von Unbewusstem voll (Lacan), und das Portugiesische in Angola, das Portugiesische in Brasilien oder das Portugiesische in Portugal vermitteln trotz der Einheitlichkeit, die sie anstreben, sehr unterschiedliche emotionale Melodien. Wie José Saramago sagt: »Die portugiesische Sprache hat ihre Heimat in einigen unterschiedlichen Ländern« (zit. n. Saraiva, 2010, S. 21). Oder Eduardo Lourenço: »Die Sprache gehört niemandem, aber wir sind niemand ohne eine Sprache, die wir uns zu eigen machen« (zit. n. Saraiva, 2010, S. 21).

Eine Sprache zu erfassen bedeutet nicht, sie zu übersetzen, sondern ihre subtilen emotionalen Verästelungen von innen her zu kennen, durch die wir dann im Sinne von Bion denken können. Ich sehe mich eher in der ungesättigten Formulierung von Vergílio Ferreira: »Von meiner Sprache aus sieht man das Meer.« (1999, S. 83)

---

25 *Notiz der Übersetzerin:* Die Blume von Latium ist ein Ausdruck, der zur Bezeichnung der portugiesischen Sprache verwendet wird. In dem Sonett *Língua Portuguesa*, »die portugiesische Sprache«, schreibt der brasilianische Dichter Olavo Bilac (1865–1918) in der ersten Strophe »Die letzte Blume von Latium, unkultiviert und schön« und bezieht sich damit auf die portugiesische Sprache als letzte Sprache, die sich vom Vulgärlatein ableitet, das in Latium, einer italienischen Region, gesprochen wurde.

»Wir errichten uns selbst auf Gräbern, wir sind ein Friedhof der introjizierten Identifikationen, wir sind das Produkt verlorener Lieben (die Brust, die Mutter, der Vater, die Kindheit, Länder, Beziehungen usw.), und wir reaktualisieren die Vergangenheit ständig durch neue kulturelle Narrative« (Nosek, 2016).

Ich möchte hinzufügen, dass diese Identifikationen, Imagos, inneren Objekte, verlorenen Lieben, Erinnerungen, Gefühle usw. schließlich eine gemeinsame lebendige Existenz finden und in einen psychischen Dialog miteinander treten, wie eine Phratrie direkt im häuslichen Umfeld der Familie. Dieser Möglichkeitsraum, der generiert, träumt, erzählt und neu erschaffen wird, verwandelt die Tragödie der Katastrophe in gutartige katastrophale Veränderungen (Bion, 1966, 1970/1991), er verwandelt das Schicksal in eine schöpferische Möglichkeit, die sich wie durch eine Metamorphose in Kenntnisse verwandelt.

Diese Kenntnisse – über Geschichte, über die gesammelten Erfahrungen, die eigene Analyse, die Psychoanalyse als Theorie, die Supervisionen und die klinische Arbeit –, werden immer die Perspektive des Ungewöhnlichen, des Unerwarteten, des ununterbrochenen dynamischen Sprungs ins Dunkle, den die Bewegung ins Neue angesichts des Unbekannten unausweichlich macht, des Unverständlichen (negative Kapazität), der Gedanken auf der Suche nach einem Denker und der wesentlichen, konstanten und dynamischen Ausdrucksform neues emotionalen Sinns, deren narrativer Faden nur durch eine Beziehung, durch ein Gegenüber, gewebt werden kann, was zum Ursprung der Kultur führt, beibehalten. Unter der Last der seltsamen Vertrautheit des ästhetischen Konflikts habe ich durch die Grammatik der Fantasie und der Affekte eine emotionale Geografie erschlossen: in der Kindheit in Angola durch das Erlernen der Muttersprache und die Introjektion der portugiesischen Kultur; in der Jugend und im Erwachsenenalter in Brasilien durch den Aufbau einer Liebes- und Berufsidentität; und schließlich im reifen Erwachsenenalter durch das Gefühl der Zugehörigkeit – Vaterland, Mutterland und Geschwisterland –, das innerlich, in einer erweiterten und symbolischen Genealogie und Zugehörigkeit und einer ständigen Schaffung von Träumen und Narrativen erworben wird. Das Wort Landschaft hat den gleichen Wortstamm wie das Wort Land / Vaterland. Angola, Brasilien und Portugal wohnen mir wie emotionale Landschaften inne.

»Wir werden gleichsam provisorisch irgendwo geboren, nach und nach bauen wir in uns den Ort unserer Herkunft auf, um dort später und mit jedem Tag entschiedener geboren zu werden« (Rilke, 1923, zit. n. Sztulman, 2004, S. 88).

(Übersetzung aus dem Portugiesischen von Filipa Kaymakanova, München)

Literatur

Agualusa, J. E. (2004): *O vendedor de passados*. Lisboa (Dom Quixote).

Bion, W. R. (1966): Catastrophic change. *Bulletin of the British Psychoanalytical Society*, 5, 13–26.

Bion, W. R. (1991): *Atenção e interpretação: o acesso científico à intuição em psicanálise e grupos* (P. D. Corrêa, Trad.). Rio de Janeiro: *Imago*. (Trabalho original publicado em 1970).

Buarque, C. & Guerra, R. (1973): Fado tropical [Gravada por Chico Buarque]. In *Chico canta* (*Calabar*) [LP]. Phonogram; Philips.

Calligaris, C. (1991). *Hello Brasil! Notas de um psicanalista europeu viajando ao Brasil*. São Paulo (Escuta).

Cardoso, D. M. (2012): *O retorno*. Lisboa (Tinta-da-China).

Centro Scalabriniano de Estudos Migratórios (s.d.): *Conceitos básicos de migração segundo a Organização Internacional para as Migrações* (OIM). Recuperado em 4.

fev. 2017, de http://www.csem.org.br/pdfs/conceitos_ basicos_de_migracao_ segundo_a_oim.pdf.

Coetzee, J. M. (2010): *Summertime*. London (Vintage).

Couto, M. (2005): *Pensatempos: textos de opinião*

Dias, G. (1846): *Primeiros cantos*. Rio de Janeiro: Eduardo e Henrique Laemmert. Recuperado em 4 fev. 2017, de http://www.brasiliana.usp.br/bitstream/handle/1918/ 00634200/006342_COMPLETO.pdf.

Ferenczi, S. (1992): Confusão de línguas entre os adultos e a criança: a língua da ternura e da paixão. In S. Ferenczi, *Obras completas* (A. Cabral, Trad., Vol. 4, pp. 97-106). São Paulo: Martins Fontes. (Trabalho original publicado em 1932)

Ferreira, V. (1999). A voz do mar. In V. Ferreira, *Espaço do invisível 5* (pp. 83–84). Lisboa (Bertrand).

Freud, S. (1976a): O estranho. In S. Freud, *Edição standard brasileira das obras psicológicas completas de Sigmund Freud* (J. Salomão, Trad., Vol. 17, pp. 273–318). Rio de Janeiro (Imago). (Trabalho original publicado em 1919).

Freud, S. (1976b): Recordar, repetir e elaborar: novas recomendações sobre a técnica da psicanálise II. In S. Freud, *Edição standard brasileira das obras psicológicas completas de Sigmund Freud* (J. Salomão, Trad., Vol. 12, pp. 191-203). Rio de Janeiro: Imago. (Trabalho original publicado em 1914).

Gonçalves, M. J. (2011): Da incerteza à estranheza ou o estranho no divã. *Revista Portuguesa de Psicanálise, 31(2), 79-86.*

Grinberg, L. & Grinberg, R. (1996): *Migração e exílio: estudo psicanalítico* (M. Bragança, Trad.). Lisboa (Climepsi).

Kertész, I. (2003): *Sem destino* (E. Rodrigues, Trad.). Lisboa (Presença).

Melícias, A. B. (2006): Sísifo e Héracles: duas vertentes do trabalho da pulsão. In P. Luzes, M. F. da Costa & J. S. Diniz (Orgs.), *Sigmund Freud: 150 anos depois* (pp. 53–83). Lisboa (Fenda).

Meltzer, D. & Williams, M. H. (1994): *A apreensão do belo: o papel do conflito estético na violência e na arte* (P. C. Sandler, Trad.). Rio de Janeiro (Imago). (Trabalho original publicado em 1988).

Nosek, L. (2016): *O processo psicanalítico como espaço de liberdade* (*conversa com Maria José Gonçalves*). Trabalho apresentado no XXVII Colóquio da Sociedade Portuguesa de Psicanálise, Lisboa.

Pátria. (2016): In *Wikipédia*. Recuperado em 4 fev. 2017, de https://pt.wikipedia.org/wiki/Pátria.

Pessoa, F. (1986): *Fernando Pessoa: obra poética*. Rio de Janeiro (Nova Aguilar).

Remaud, O. (2016, 6 de março): *The exile's shadow*. Recuperado em 4 fev. 2017, de http://69.89.27.220/~hannaha2/ amor-mundi-3616/.

Sztulman, H. (2004): Arcaico. In D. Houzel, M. Emmanuelli & F. Moggio (Coords.), *Dicionário de psicopatologia da criança e do adolescente* (M. do R. P. Boléo, Trad., pp. 88–91). Lisboa (Climepsi).

Said, E. W. (2003): *Reflexões sobre o exílio e outros ensaios* (P. M. Soares, Trad.). São Paulo (Companhia das Letras).

Saraiva, A. (2010): Minha pátria é a língua portuguesa. *Acta Semiotica et Lingvistica*, *15*(1), 15-22. Recuperado em 4 fev. 2017, de http://periodicos.ufpb.br/index.php/actas/ article/viewFile/14643/8294.

Veloso, C. (1978): Sampa [Gravada por Caetano Veloso]. In *Muito: dentro da estrela azulada* [LP]. Philips.

Veloso, C. (1984): Língua [Gravada por Caetano Veloso]. In *Velô* [LP]. Philips.

Winnicott, D. W. (1990): A capacidade de estar só. In D. W. Winnicott, *O ambiente e os processos de maturação: estudos sobre a teoria do desenvolvimento emocional* (3a ed., I. C. S. Ortiz, Trad., pp. 31–37). Porto Alegre (Artes Médicas). (Trabalho original publicado em 1958)

Winnicott, D. W. (1994): O medo do colapso. In D. W. Winnicott, *Explorações psicanalíticas* (J. O. de A. Abreu, Trad., pp. 70–76). Porto Alegre: Artes Médicas. (Trabalho original publicado em 1963)

Young-Bruehl, E. (2012): *Childism: confronting prejudice against children*. New Haven (Yale University Press).

Yourcenar, M. (1974): *Memórias de Adriano, seguido do caderno de notas das Memórias de Adriano e da nota* (19a ed., M. Calderaro, Trad.). Rio de Janeiro (Nova Fronteira).

Agathe Israel

(Berlin)

In respektvoller Verbindung

Frühe Objektbeziehungen und seelisches Wachstum
extrem Frühgeborener –
Einblicke in das finnische Konzept der Intensivpflege[1]

1. Einleitung

Im Mittelpunkt dieses Textes steht Karla, ein extrem frühgeborenes Mädchen, das ich in seiner 6. Lebenswoche täglich für eine Stunde beobachten durfte. Mit 780 Gramm Körpergewicht war sie in der 24. SSW. zur Welt gekommen, als ein sogenanntes extrem Frühgeborenes. Auch die Beobachtungen von drei weiteren extrem frühgeborenen Kindern werde ich hinzuziehen, die wir, eine Kollegin und ich, auf der Neonatologischen Intensivstation der Universitätsklinik Turku nach der Methode von Esther Bick zu beobachteten.[2] Wir hatten diesen Ort nicht zufällig gewählt.[3]

Finnland und Schweden zählen nach der UNICEV-Statistik 2010 zu den Ländern, die mit 2,9% weltweit die niedrigste Frühgeborenensterblichkeit haben (Deutschland 3,8%). In verschiedenen Publikationen wird dies der Konzentration auf wenige Perinatalzentren (in Finnland sind es 5, in Deutschland ca. 100) und einem dichten Schwangerenbetreuungsnetz zugeschrieben. Uns interessierte nun, ob außer diesen organisatorischen Merk-

---

1 Unsere Berliner Arbeitsgruppe »Säuglingsbeobachtung bei Frühgeborenen« besteht aus vier aktiven Mitgliedern. Neben den beiden Beobachterinnen Rose Ahlheim und Agathe Israel wurden die finnischen Beobachtungsprotokolle mit *Rita Stockmann* und *Cecilia Salamanca* ausgiebig diskutieren, und ihre Diskussionsbeiträge und -protokolle sind miteingeflossen in diesen Beitrag.

2 Ich bin Rose Ahlheim, die ebenfalls beobachtete und unserer Forschungsgruppe ›Frühes Erleben‹ am IAKJP Esther Bick Berlin dankbar für die sorgfältige Diskussion des Materials.

3 Teilnehmende Beobachtung nach Esther Bick: Im ersten Schritt: 1 Stunde Beobachtung des Kindes auf der IST. Zweiter Schritt: unmittelbar danach Protokoll der Beobachtung. Dritter Schritt: Diskussion in der Forschungsgruppe. Vierter Schritt: Protokollierung der Diskussion.

malen noch weitere Besonderheiten zu der niedrigeren Sterblichkeit beitragen.

In Finnland gibt es eine lange Tradition der spezialisierten Frühgeborenenversorgung. Vielleicht erwuchs daraus die Erkenntnis, die Beziehungsfähigkeit der Kinder möglichst früh und umfassend zu unterstützen, weil sie Überleben und Folgeschäden der Frühgeburtlichkeit günstig beeinflusst.

Der Neonatologe Arvo Ylpoö, selbst als Frühchen geboren, war 1950 der Schöpfer des Nevola-Beratungssystems für Schwangere und leitete von 1920 bis 1963 als Chefarzt das Kinderkrankenhaus Lasten in Helsinki. Noch als 98-Jähriger – er wurde 104 Jahre alt – meinte er: »Das Schwierigste bei Frühgeborenen ist, vorauszusagen, was aus ihnen wird; ganz sicher kann man das eigentlich nur, wenn sie in meinem Alter sind.« Hinter diesem etwas lakonisch klingenden Satz verbirgt sich aber trotz aller Erfolge sein tiefer Respekt vor den Schwierigkeiten des Lebensanfangs eines zu früh geborenen Kindes.

2. Die Frühgeburt

Weltweit wird jährlich mehr als jedes zehnte Baby zu früh geboren laut Frühgeborenen-Report der WHO (vgl. WHO, 2012). Die Zahl ist dabei in nahezu allen Ländern steigend, auch in den sogenannten Industriestaaten. Es sind ca. 15 Millionen Babys. Davon sterben 1,1 Millionen nach der Geburt.

Die Frühgeburt unterbrach die körperliche Verbindung mit der Mutter. Das Leben begann mit einem Riss. Alles am Kind ist mehr oder weniger unvollendet. Obwohl laufend medizinische Maßnahmen und Eingriffe eingesetzt werden, um sein Überleben zu sichern, muss es trotz aller Fürsorge letztlich allein sein Leben bewältigen. Alle Neugeborenen seien verletzlich, aber Frühgeborene seien es auf ganz besondere Weise, schreibt der Generalsekretär der Vereinten Nationen Ban Ki-moon im Vorwort zum o. g. Bericht.

Wie kann man in einer solchen Notfallsituation auf die psychische Entwicklung achten oder präventiv handeln wollen? Unter dieser Fragestellung möchte ich von Beobachtungserfahrungen berichten, die wir auf der neonatologischen Intensivpflegestation der Universität Turku machen durften.

Bevor wir uns mit den Beobachtungen befassen, sollten wir uns die Ausgangssituation noch einmal vor Augen führen:

Frühgeborene Kinder sind keine Seltenheit

Die fortschreitende Entwicklung der Perinatalmedizin hat zu einer wachsenden Zahl von frühgeborenen Kindern geführt und auch ermöglicht, dass immer mehr zu früh geborene Kinder, selbst wenn sie noch extrem unreif sind, überleben. Man könnte den weltweiten Anstieg auch interpretieren als sinkende Fähigkeit der Mütter, ihr Kind ausreichend lange zu halten und aus dieser Perspektive nach den Ursachen suchen.

Man spricht von einer Frühgeburt, wenn ein Kind weniger als 260 Tage im Uterus lebt, also vor der Vollendung der 37. Schwangerschaftswoche zur Welt kommt. Normalerweise dauert die Schwangerschaft 40 Wochen bzw. 280 Tage.

Frühgeborene wiegen in der Regel weniger als 2.500 Gramm. Ihre Organe und Körperfunktionen, wie z. B. die Atmungsorgane und das Immunsystem, sind unreif und extrem anfällig. Das Überleben von Frühgeborenen wird besonders gefährdet, wenn ein Atemnotsyndrom (IRDS, infant respiratory distress syndrom), Surfactantmangel-Syndrom oder eine Nierenunterfunktion bestehen oder Hirnblutungen auftreten. Lebensbedrohlich ist auch die nekrotisierende Enterokolitis oder ein persistierender Ductus arteriosus. Zu Sehstörungen führen frühe Netzhautschäden (vgl. Deutsche Leitlinie »Frühgeborene an der Grenze der Lebensfähigkeit«, 2018).

Deshalb werden Frühgeborene mit größter Sorgfalt und höchstem medizinischen Aufwand überwiegend in Perinatalzentren von hoch qualifizierten Mitarbeitern versorgt. Die Zeitgrenze, ab wann eine Lebenserhaltung medizinisch möglich ist, verschob sich immer weiter nach vorne. Zum Weltfrühchentag 2020 veröffentlichte die Oehringer Zeitung *die Stimme* im Internet die Nachricht, von der Geburt und dem Überleben der kleinen Mia-Sophie, die mit nur 310 Gramm in der 24. Schwangerschaftswoche zur Welt kam und sich sieben Monate in intensivmedizinischer Betreuung befand.

Nach meiner Recherche kam 2006 in den USA das frühestgeborene überlebende Baby in der 22. Schwangerschaftswoche mit einem Gewicht von 280 Gramm und 24 cm Körpergröße zur Welt. Kinder, die weniger als 1.500 Gramm bei der Geburt wiegen, tragen ein besonderes Risiko. Jährlich werden in Deutschland etwa 63.000 Kinder vor der 37. Schwangerschaftswoche geboren (also ca. 9,2% der Lebendgeburten), darunter sind auch 8.000 Frühestgeborene, die vor der 30. Schwangerschaftswoche auf die Welt kommen, dazu zählt auch die Untergruppe der extrem Frühgeborenen.

3. Pränatales Leben

Während die körperliche Nachreifung dank der Hochleistungsmedizin selbst bei extrem unreifen Kindern weitgehend gesichert werden kann, ist es kaum möglich, die einmaligen Erfahrungen nachgeburtlich fortzusetzen, die der Fötus im Körperinneren seiner Mutter sammelt und die allmählich sein psychisches Erleben formen, neuronale Vernetzungen schaffen. Der entscheidende Unterschied besteht darin, dass sein Dasein vorgeburtlich eingebettet ist in Kontinuitäten, wie den mütterlichen Herzschlag, ihre unablässige Atmung, die passive Versorgung mit Nahrung, gleichbleibende Temperatur, Geruch und Geschmack des Fruchtwassers (Pheromone) etc. In den »Grundsound« dieser Ungetrenntheit oder Verbundenheit fließen auch Diskontinuitäten ein, die von der Mutter ausgehen, wie die der An-und Abwesenheit ihrer Stimme, ihrer Bewegungen und Ruhephasen oder ihres wechselnden körperlichen und psychischen Befindens, das über unterschiedliche humorale Botenstoffe unmittelbar auf das Kind wirkt. Jeglicher Einfluss aktiviert auf der zellulären Ebene bestimmte DNA-Sequenzen, die sie funktionell und strukturell an die neuen Bedingungen anpassen und zu ihrer Ausdifferenzierung beitragen. So »dienen die genetischen Programme der Zellen lediglich noch als ein Repertoire von Handlungsoptionen« (Hüther, 2005), um eine innere Organisation aufzubauen. Gleichzeitig ist jeglicher Einfluss von Erleben begleitet, das subkortical bereits neuronale Netzwerke schafft, die protomentale Vorstellungen über die Mutter und sich selbst ermöglichen, an denen sich das Kind nachgeburtlich orientieren kann. Wie interaktiv und zugleich selbständig Föten agieren, konnten Beobachtungen mittels Ultraschall belegen, ebenso deren charakteristische Verhaltensmuster, die nachgeburtlich weiterbestehen (Piontelli, 1992).

Wenn ein termingerecht auf die Welt gekommenes neugeborenes Kind seine Mutter zum ersten Mal außerhalb des Uterus hört, existiert bereits eine Vorläufer-Mutter-Vorstellung, ein Protoobjekt der Mutter, entstanden durch reichliche vorgeburtliche Hörerfahrungen über 20 Wochen, denn zwischen der 16. und 20. SSW. ist das Ohr soweit entwickelt, dass der Fötus hören kann. Er nimmt Geräusche von Hauptschlagader, Herz, Atmung und Darmarbeit der Mutter wahr. Ein Pochen, Rauschen, Zischen und Gurgeln umgibt das Baby in der Gebärmutter wie ein Grundsound. Die Geräusche haben eine Lautstärke von 60 bis 80 Dezibel. Das entspricht dem Lärm und der Tonhöhe eines Föhns oder eines Staubsaugers.[4] Auch die mütterliche Stimme nimmt das Ungeborene wahr. Sie sticht

---

4   Eltern von Babys mit postnatalen Verbindungsproblemen, die ihre Babys schwer beruhigen oder in den Schlaf bringen können, berichten in der Säugling-Eltern-Psychothera-

hervor durch ihre hohe Tonlage, weil über die Knochenleitung im Körper ihre Obertöne weitergeleitet werden können. Sie unterscheidet sich damit von allen anderen Stimmen, die von außen über die Schallleitung vermittelt werden und deshalb tiefer klingen.

Während wir davon ausgehen sollten, dass der Fötus sich selbst und den Körper der Mutter als Einheit empfindet, sich keiner Grenze bewusst ist, weil alles dauernd vorhanden ist, passiv von ihm aufgenommen wird und ihm entgegenfließt, kommt und geht die mütterliche Stimme. Die einzigartige hohe Tonlage der Mutterstimme belebt den Fötus (Tomatis, 1994). Ihre emotionalen Sprachmelodien werden in mittleren Hirnstrukturen (Amygdala) bewertet, zur Großhirnrinde weitergeleitet und damit bereits vorgeburtlich »erkannt«, und die Stimme der Mutter wird erlernt (Roth, 2007). Da aber im intrauterinen Universum der tiefen Klänge (Tomatis, 1994, S. 165) diese belebende Stimme unkontrollierbar kommt und geht, werden bereits in der Ungetrenntheit erste Erfahrungen von Anwesend-sein und Abwesenheit gesammelt, aus denen protomentale Vorstellungen entstehen, die sich allmählich als Erinnerungsspur einprägen. Daraus könnte sich auch der »Keim einer Differenzierung zwischen einem horchenden Ich und einem sprechenden Nicht-Ich und folglich die Erfahrung von Begegnung und Beziehung und ein inneres Objekt mit Klang-Qualität, auf der die Präkonzeption der Brust ruht« (Maiello, 1996), entwickeln. Oder es nutzt seinen Daumen, um die Leere zu füllen, indem es seine Mundhöhle füllt (vgl. ebd.). Diese zielgerichtete Selbsthilfe ist in der Fruchtwasserhülle leichter möglich als nachgeburtlich, wenn die Bewegungen der Schwerkraft unterliegen. Zahlreiche Befunde, die mit Hilfe bildgebender Techniken gewonnen wurden, verdichten die Auffassung, dass angeborenes / vorgeburtliches Wissen über die Existenz eines Anderen besteht.

Ich stelle mir vor, dass Sprachmelodie und Rhythmus vom Fötus unterschiedlich erlebt und erinnert werden, abhängig davon, welche Überträgerstoffe in diesem Moment das Kind auf humoralem Wege über die Nabelschnur erreichen: Mütterliches Adrenalin lässt sein Herz rasen und aktiviert vermutlich Bedrohungserleben, Flucht oder Erstarrung. Ihr Dopamin bringen ihm Ruhe oder Zufriedenheit. Mit anderen Worten, ganz basal körpergebunden bilden sich nicht nur Vorstellungen von An- und Abwesenheit der Mutter, sondern die Anwesenheit erhält bereits affektive Nuancen wie bedrohlich-beängstigend oder freundlich-beruhigend. Dies sind wirklich wichtige Vorbereitungen auf die Beziehung nach der Geburt.

---

pie, dass der Föhn oder der Staubsauger das einzige Mittel sei und »Wunder wirkt«, das weinende Kind zur Ruhe zu bringen. Nicht selten verliefen die Geburt und das Leben außerhalb der Mutter mit Hindernissen. Oft imponiert das Baby in der Therapiestunde, als wolle es noch nicht auf der Welt sein. So kann man vermuten, dass die Wundermittel an gute sinnliche vorgeburtliche Erfahrungen anknüpfen.

4. Der postnatale Zustand des Frühgeborenen – psychisches Überleben und Wachstum

Das Leben beginnt mit einem Riss. Die Frühgeburt unterbricht die körperliche Verbindung. Das Kind verliert vorzeitig den mütterlichen »Grundsound« und ihre »Stimme«, zwingt es in eine Welt der Getrenntheit und der Diskontinuitäten, die es trotz aller Fürsorge letztlich allein bewältigen muss. Die Reifungszeit, die Erfahrung in der Mutter aufgehoben zu sein, ist verkürzt. Besonders betrifft das protomentale Vorstellungen von ihr als Anderer, die entlang gemeinsamen Erlebens entstehen, und die Großhirnrinde, die in den letzten drei Schwangerschaftsmonaten ausreift. Aus Kontinuitäten werden plötzlich Diskontinuitäten. Alles muss vom Kind aktiv erworben werden, obwohl die notwendigen Funktionen und Organe noch nicht reif genug sind. Ein zu früh geborenes Kind oszilliert ständig zwischen psycho-physischen Zuständen der *Integration* und *extremen Desintegration*, d. h. zwischen Zuständen relativer Ausgeglichenheit, ruhiger Reizaufnahme und Verarbeitung, und Zuständen des Ungleichgewichts, die es überfluten mit Reizen aus dem Körperinneren, wie z. B. Hunger, Verdauungsschmerz, Atemnot, schmerzender Haut, Verlassenheitsängsten oder Außenreizen, wie Lärm, Wärme, Kälte, die sein eigener kleiner Container noch nicht zu halten vermag. Um überleben zu können, benötigt es in Zuständen der Desintegration deshalb einen Anderen wie einen *Leih-Container*, in den es diesen unerträglichen, undenkbaren Zustand hineingeben kann, der das Chaos »übersetzt« und für Besserung sorgt (vgl. Israel, 2008). Auch wenn es ruhig-dämmernd im Inkubator liegt, der Monitor ausgeglichene Vitalfunktionen anzeigt, müssen wir davon ausgehen, dass ein zu früh geborenes Kind eine menschliche Verbindung braucht, die sein unendliches Raum-Zeit-Erleben durch Berührungspunkte im wahrsten Sinne des Wortes einzugrenzen hilft, ihm Orientierung gibt und sein Dasein mit Sinn und Sprache versieht.

Aber seine Mitteilungen sind deutlich zarter und feiner, z. B. kann es noch nicht schreien oder sich kräftig wehren. Seine katastrophischen Ängste zeigen sich z. B. in der marmorierten Haut oder beschleunigtem Herzschlag, Atemstillständen oder Darmkrämpfen. Wenn es schon stark genug ist, zappelt es wild, scheint auseinanderzufallen. Ebenso sind sein Lächeln, seine Blicke und Gesten flüchtig, oft nur angedeutet. Man muss genauer hinschauen.

Dennoch *introjizieren* Frühgeborene intensiv die Antworten ihrer (Mutter)-Umwelt, d. h. sie nehmen das Zusammensein mit einem Anderen über *verschiedene* Sinneskanäle, wie sehen, riechen, fühlen, verbunden mit bestimmten Gefühlsqualitäten wahr und speichern diese Erfahrungen in ihrem Gedächtnis.

Dieses Begleitgefühl sorgt, wie wir mittlerweile wissen, für die *neuronalen Verschaltungen* und deren Komplexität, welche die Einzelerfahrungen zu inneren Mustern, Introjekten, Objekten oder Bildern zusammenführen.

Es ist – so lassen mich meine bisherigen Beobachtungen in Deutschland und Finnland vermuten – für ein Frühchen (über-) lebensnotwendig, dass sich Erwachsene als containendes Gegenüber ganz auf sein Erleben einlassen, mag es noch so schreckliche Gefühle hervorrufen, für die wir Erwachsenen im normalen Leben vielfältige Abwehrstrategien eingesetzt haben. Die zu früh geborenen Kinder befinden sich am Rand des Lebens in einem psychosomatischen Grenzland, jenseits unserer vertrauten Begrifflichkeiten. Das Psychische ist ebenso im Somatischen enthalten wie das Somatische im Psychischen. Sobald wir anerkennen, dass jenseits der physiologischen Dimension jeder Atemzug, jede Regung auch ein psychisches Erleben in sich tragen, fehlen die Worte. Wir können die katastrophischen Zustände nur erahnen, in die sie das Versagen ihres Körpers führt, die Todesängste, die aus dem unerbittlichen Riss, aus der Einsamkeit und aus dem Kampf ums Überleben entstehen,

Je intensiver man versucht, sich in ihre Welt zu begeben, desto notwendiger wird es, alles zu verlassen, was uns an bewusster Erfahrung zur Verfügung steht. Nichts gilt mehr. Wir sind mit einem Ausmaß an Nicht-Wissen konfrontiert, das wir sonst tunlichst zu vermeiden suchen.

Wer sich dem Erleben der Kinder annähern möchte, ist darauf angewiesen zu beobachten, ohne sofort am Kind zu hantieren. Die Mühe, alles, was dabei gefühlt wird, in Gedanken und Worte zu bringen, also zu verstehen, könnte uns etwas an die unendliche Mühe dieser Kinder, die sie Sekunde für Sekunde aufwenden, heranführen. Damit schafft sich die Beobachterin einen inneren Raum, in dem das psychische Erleben dieser Kinder Platz findet, und damit wandelt sich zugleich ihre Wahrnehmung.

Ich vermute, dass bereits ein Minimum an Einfühlung und Verbindung / Kontakt vom Kind genutzt wird. Ein Atemstillstand lässt sich technisch überwinden, nicht aber die darin möglicherweise enthaltene Hoffnungslosigkeit eines Kindes, das den Grundsound seiner Mutter verloren hat und vergeblich auf ihre belebende Stimme wartet, stattdessen umgeben ist von technischen Geräuschen, wechselnden Stimmen oder Stille bzw. einem intrusiven Handling. Die Introjektion einer lebenspendenden Hoffnung könnte geschehen, wenn das eigentlich Unsagbare von einem Anderen gefühlt, gedacht und in Sprache gefasst werden kann oder in inneren Bilder und Phantasien Gestalt annimmt und schließlich zu einfühlsamen Handlungen führt. Einfühlsam, weil sie dem Frühgeborenen einen Spielraum einräumen, selbst mitzubestimmen oder mitzuwirken. Solchen Spielraum haben wir mehrfach miterlebt, z. B. wenn Mutter, Vater, Schwester innehalten, abwarten, mit dem Kind in Blickzwiesprache gehen beim An- und Ausziehen und beim Füttern, langsam umbetten, den Schnuller nicht mit Gewalt in den Mund drücken und ihr Tun sprechend begleiten.

Selbst die *Spiegelneurone* (Rizzolatti, 2002, in: Bauer, 2005), die jedes Kind mit auf die Welt bringt, bedürfen erst der beobachteten Szene und den Interaktionen mit mitfühlenden Bezugspersonen, um überhaupt als »Simulatoren für das, was andere tun«, als Basis emotionaler Intelligenz und Selbstwahrnehmung aktiv zu werden (Bauer, 2005, S. 26ff.).

Solche verinnerlichten Erfahrungen lassen allmählich ein inneres Objekt entstehen. In Zeiten, in denen das äußere Objekt abwesend ist, können Frühgeborene diese Erfahrungen reproduzieren und *übend* vertiefen, indem sie eigenständige *protosymbolische* Handlungen des Zusammenkommens ausführen. Wir sahen z. B., wie der Fuß gezielt am Handtuch entlangstreicht, im Berühren des Gesichts mit der Hand, wie Daumen und Zeigefinger aneinander gedrückt werden oder Suchbewegungen mit dem Kopf oder mit dem Arm zum Anderen hin. Solche selbstständigen Handlungen können zeitweilig zur Integration von Anwesenheit und Getrenntheit oder von Ich und Nicht-Ich beitragen. Wir konnten beobachten, dass es sich bei diesen Handlungen nicht um eine einfache Wiederholung einer mütterlichen (väterlichen) Bewegung handelt, sondern um bereits abgewandelte, man könnte sagen: innerlich bearbeitete Gesten, die ein Zusammenkommen von Zweien ausdrücken. Offen bleibt, ob diese Handlungen von Halluzinationen begleitet sind oder einer beginnenden aktiven Identifikation zuzuordnen sind, die eine Verbindung zum Anderen in dessen Abwesenheit und ein Ich-Wachstum ermöglichen. So werden laufend Erfahrungen gesammelt, die in das eigene Erleben einfließen.

5. Folgen der Frühgeburt

Die Fähigkeit des Babys, in einer weitestgehend unbelebten Umwelt weiterzuleben, wird vermutlich entscheidend dadurch beeinflusst, inwieweit sich die Prä-Konzeption über einen Anderen (vgl. Bion, 1962) durch *lebendige Begegnungserfahrungen* in eine Konzeption (Gewissheit) wandeln kann, dass es den wohlwollenden Anderen gibt. Mit anderen Worten, ob sein emotionales und neurobiologisches Grundbedürfnis nach früher Spiegelung erfüllt wird. Spiegelung umfasst mehr als eine Eins-zu-eins-Antwort, sondern wird durch die intuitive Mutter erweitert, weil sie markiert und erkennt (Bauer, 2006, S. 57ff.). Zwar kann der Riss der Verbindung, der damit verbundene Schock, nie wieder gänzlich repariert werden und wird die Person lebenslang prägen, aber seine Wirkung kann gemildert werden, wenn nach der Frühgeburt der intrauterine Dialog mit der Mutter intensiv fortgesetzt werden kann.

In einer Studie an 95 Frühgeborenen (Vinall et al., 2013), die sich unabhängig von ihrem Geburtsgewicht im Inkubator langsamer entwickelten, als sie es in der gleichen Zeit im Mutterleib getan hätten, zeigte sich, dass auch deren Großhirnrinde deutlich geringer ausgeprägt war. Diese Region, die Sinneseindrücke, Entscheidungen, bewusste Bewegungen, Erinnerungen bearbeitet, das Ich-Bewusstsein organisiert, erhielt offenbar trotz bester Intensivmedizin zu wenig Impulse, neuronale Verknüpfungen zu bilden. Die Wissenschaftler deuten an, dass sich daraus Konsequenzen für die Frühversorgung ergeben.

Immer mehr Studien, die sich mit Spätfolgen der Frühgeburt befassen, weisen darauf hin, dass das Risiko deutlich erhöht ist, nicht nur an neurologischen Auffälligkeiten und organmedizinisch begründeten Defiziten zu erkranken, sondern auch an psychischen Störungen oder Entwicklungsstörungen wie Verhaltensauffälligkeiten, ADHS, Teilleistungsstörungen, Lernstörungen oder Essstörungen (vgl. Lindner und Gortner, 2012).

Auf eine aktuelle statistische Untersuchung an 1,3 Millionen Schweden, die zwischen 1976 und 1983 geboren wurden (Nosarti et al., 2012) weist der Psychiater H. Frieling (2012) hin: Danach erhöhte die Frühgeburtlichkeit in der 32.–36. Schwangerschaftswoche das Risiko für eine spätere stationär behandlungsbedürftige unipolare Depression um 50%. Ein noch früherer Geburtszeitpunkt führte fast zu einer Verdreifachung des Depressionsrisikos, unabhängig von zahlreichen anderen Einflussfaktoren. Auch für andere erfassten psychischen Störungen führt die Frühgeburtlichkeit zu einem erhöhten Erkrankungsrisiko. Diese Ergebnisse stützen nicht nur die in den letzten Jahren diskutierten Hirnentwicklungsmodelle psychischer Störungen, sondern stellen auch die Erblichkeitsschätzer der psychiatrischen Genetik in Frage.

6. Ein Pflegesystem, das seelisches Wachstum fördert

Wir waren nach Finnland gereist in der Hoffnung, dort ein Konzept der Frühgeborenen-Versorgung kennenlernen zu können, das nicht zuletzt zu einer deutlich niedrigeren Sterblichkeit als in Deutschland führt. Wir waren davon ausgegangen, dass die technische und medizinische Qualität der Versorgung in beiden Ländern sich nicht wesentlich unterscheidet. Unsere Erwartung wurde nicht enttäuscht. In Turku trafen wir auf ein Pflegesystem, das wesentliche

Elemente des »Primary Nursing« enthält. Dieses System wird in Deutschland unseres Wissens nicht praktiziert, am nächsten käme ihm noch die sog. »Bezugspflege«.

Architektur, Arbeitsabläufe und Umgang vermittelten uns, dass die Bestärkung der frühen Eltern-Kind-Beziehung zu den Eckpfeilern der Intensivbetreuung in Turku gehörte, und wir konnten dazu reichhaltige Beobachtungen machen.

Leben und Pflegealltag auf der Station – ein Modell, wie in einer Krise /
Katastrophe allmählich Erfahrungen gesammelt und angewendet werden können

Schon als wir die Station betraten, fiel uns eine Besonderheit auf: Obwohl viele Menschen die Station belebten – Kinder, Eltern, Schwestern, Ärztinnen – ging es sehr ruhig zu, kein grelles Telefonklingeln, kein lautes Gelächter oder Geschrei. Auch die Monitore meldeten sich relativ leise. In der Mitte eines großen offenen Raumes, abgeschirmt nur durch eine hüfthohe Theke, befand sich das Versorgungszentrum, von allen Seiten voll zugänglich und mit vielen Arbeitsplätzen. Dort liegen die Akten, dort werden Notizen gemacht und kurze Gespräche geführt. Eltern können Schwestern ohne Hindernis ansprechen. Hinter großen Glasscheiben gibt es ein Schreibzimmer, wo zwei Mitarbeiterinnen die Diktate der Ärzte schreiben. Zu beiden Seiten, an den Längsfronten des Gebäudes, liegen die Patientenzimmer. Für jedes Zimmer ist eine Schwester als Bezugspflegerin zuständig, und ihr Arbeitsort ist das Zimmer mit zwei oder drei Babys und deren Eltern. Deshalb befindet sich dort auch ihr Schreibtisch mit PC.

Die Schwester ist immer da. Das war für uns neu, und im Verlaufe unserer fünf Beobachtungstage wurde uns deutlich, wie viel Ruhe diese Regelung in den Pflegealltag bringt, wie viel »Klingeln« sie den Eltern und wie viel Laufen sie den Schwestern erspart. In jedem Pflegezimmer gibt es einen Arbeitsplatz mit Computer, der mit dem Versorgungszentrum draußen verbunden ist.

Inzwischen hat die Station einen Neubau bezogen, der den Eltern ermöglicht, auch die Nächte bei ihrem Kind zu verbringen, das war zur Zeit unseres Besuches noch nicht möglich. Lediglich zum Entlassungstermin des Babys gab es für die jeweilige Familie die Möglichkeit, die neue Selbständigkeit in eigenen Räumen, aber im Rahmen der Station zu erproben. Dieser Schritt aus dem schützenden Rahmen der Klinik ist indessen vermutlich weit weniger ängstigend als hierzulande, weil den Eltern auch innerhalb der stationären Intensivpflege eine zentrale Position eingeräumt ist.

Die Organisation des Stationslebens erschien uns als Modell für die Eltern wie in einer Krise / Katastrophe, für die man noch keine Vorerfahrungen besitzt, allmählich Erfahrungen gesammelt werden können.

Die Haltung oder Gehaltensein in der Denkfähigkeit

Das Team der Station bietet eine unterstützende Matrix, gebildet aus der Überzeugung: Was die Mutter (der Vater) mitbringt, wird respektiert. Ihre Bereitschaft, sich auf das Kind einzustellen, wird respektiert. Damit kann die Mutter spüren: Ich habe die Verantwortung. Ich bin ein Subjekt mit Selbstwirksamkeit. Weil das Pflegepersonal kein infantiles Unterwerfen fordert, gibt es auch keine infantile Forderung nach Entlastung. Es ist selbstverständlich, dass Mutter oder Vater das Kind pflegen.

Die Schwester, die ja meistens im Zimmer anwesend ist, bleibt bei der pflegerischen Versorgung der Babys durch die Eltern grundsätzlich im Hintergrund, Rat gebend und assistierend. Das Herausnehmen aus dem Wärmebettchen, das An- und Ausziehen, Wickeln, Halten ihres winzigen Babys, auch bei den notwendigen medizinischen Maßnahmen, ist den Eltern vorbehalten, solange sie anwesend sind.

Den Gespräche über den Zustand des Kindes und sein Wohlergehen, über die Anzeigen auf dem Monitor, die indizierten Maßnahmen bei der Ernährung oder medizinischen Versorgung konnten wir natürlich nicht inhaltlich folgen, doch gewannen wir aus der Sprechmelodie, der Tonlage, der Mimik der Beteiligten den Eindruck, dass sie miteinander Beratung hielten, ihre Kommunikation partnerschaftlichen Charakter hatte, der eine Infantilisierung der Eltern durch den angeblichen Kompetenzvorsprung der Professionellen ausschloss.

Die gleiche Atmosphäre herrschte bei den allmorgendlichen Visiten, die keinem festen Zeitplan folgten, sondern so lange ausgedehnt wurden, wie es die jeweilige Lage erforderte. Als erstes wurden die Eltern nach ihrem Eindruck vom Befinden ihres Kindes befragt, und ihr Beitrag wurde offensichtlich ernst genommen. Von außen war dem Gespräch der Erwachsenen während der Visite keine Hierarchie anzumerken, in dem Sinne, dass der eine das Sagen gehabt hätte und der andere dem gefolgt wäre. Es wirkte wie ein gemeinsames Überlegen. Wir Beobachterinnen befanden uns in gewisser Weise in der Position des Babys, das dem semantischen Inhalt eines Gespräches nicht folgen kann; umso mehr aber wurde uns deutlich, wie aussagekräftig die nicht-lexikalische Sprache sein kann: Körpersprache, Intonation, Melodie und Rhythmik. Um während eines ärztlichen Gesprächs Diskretion zu wahren, zogen sich die anderen anwesenden Eltern solange hinter ihre Kopfhörer zurück.

Die teilnehmend-beobachtende Haltung der Schwestern und Ärzte – wir würden sagen: aus der dritten Position –, ihre Erkundigung bei den Eltern und Nachdenken darüber, das Sinn-geben fördern die elterliche Fähigkeit, selbst Spielräume im Umgang mit dem Kind aufzubauen, nicht zu erzwingen, sondern abzuwarten, wie es sich entwickelt und es zu unterstützen. Das ist ein Gehaltensein in der Denkfähigkeit.

Wir Beobachterinnen wissen nicht, wieviel die Schwestern aussprachen von dem, was sie beobachteten am Kind und wieviel davon sie seinem psychischen Innenraum, seinem Erleben des Kindes zuschrieben. Aber eines war unübersehbar: Die Kinder wurden respektiert.

Natürlich waren auch in dieser grundsätzlich akzeptierenden und angstmildernden Umgebung medizinische Eingriffe nötig, die nicht nur für das Baby ängstigend und quälend waren – angefangen von der Blutentnahme über intravenöse Medikation, das regelmäßige Absaugen von Schleim aus Nasenrachen und Bronchien, Augentropfen und Augenuntersuchung bis zu operativen Eingriffen. Bei allem aber, was im Rahmen des Pflegezimmers durchführbar war, hielten die Eltern selbst ihr Baby, sprachen mit ihm, versuchten, es zu beruhigen und nach dem Eingriff wieder zur Ruhe zu bringen. Damit war ihnen viel zugemutet, sie mussten die eigene Angst aushalten und die Ruhe bewahren, dabei war vermutlich der einerseits Sicherheit gebende, andererseits nicht infantilisierende Rahmen dieser Station besonders hilfreich. Wenn die Eltern nicht anwesend sein konnten, übernahmen die Schwestern ihre haltende Funktion sehr zugewandt und ohne erkennbaren Zeitdruck, räumten aber den Eltern sogleich wieder ihren Platz, sobald sie auftauchten.

Zusammenfassend kann man sagen, dass dieses Pflegekonzept die Beziehung zwischen Eltern und Kind in den Mittelpunkt stellt: *Beziehungspflege* statt primär medizinisch orientierter Versorgung.

Anders sah es bei Operationen aus. Bei einem der von uns beobachteten Kinder war eine Augenoperation unumgänglich. Im OP war die Mutter nicht mit anwesend, sie hat aber gleich darauf wieder ihren Posten am Bettchen des Kindes eingenommen. Auch haben wir selbst nicht im Intensivzimmer beobachtet, in dem die Kinder die allererste Zeit nach der Frühgeburt in einem Inkubator verbringen, vielfach intubiert und künstlich beatmet, oder sie nach größeren operativen Eingriffen überwacht werden. Wir lernten Kinder und ihre Eltern etwas später kennen in dem Setting, in dem sie viele Wochen, ja Monate verbringen mussten, ehe eine Entlassung des Kindes in die häusliche Umgebung möglich war.

7. Die Beobachtungen

Eine Woche lang beobachteten wir jeweils eine Stunde lang jeweils zwei Kinder. Das waren:

- Lenni, geb. in der 23. SSW. mit 700 g, 15 Wochen alt, korrigiert: jetzt 38. SSW., noch mit großen Atemproblemen;
- Karla, geb. in der 24. SSW. mit 1.200 g, 4 Wochen alt, korrigiert: jetzt 28. SSW.;
- Atte, geb. in der 27. SSW. mit 780g, 13 Wochen alt, korrigiert: jetzt 40. SSW., kurz vor der Entlassung;
- Albert, geb. in der 25. SSW. mit 780 g, 6 Wochen alt, korrigiert: jetzt 31. SSW.

Bei der Beobachtung sehr früh geborener Kinder ist es schwer, Bions Grundsatz »no memory, no desire« (Bion) zu folgen. Zu nah sind sie dem Tod, zu sehr kämpfen sie mit jedem Atemzug, zu sehr sehen wir sie ausgeliefert an vielfältige medizinische Maßnahmen, die das Überleben ermöglichen und unvermeidbar, aber zugleich intrusiv und überwältigend sind. Gelegentlich haben wir den Rahmen der teilnehmenden Beobachtung verlassen und sind dem unabweisbaren Bedürfnis gefolgt, uns den Kindern als lebendige, antwortende Wesen zu zeigen, wenn sie für eine Weile mit den versorgenden Maschinen allein geblieben waren oder es ergab sich kurzes Gespräch mit den Eltern.

Suche nach dem Anderen

Wir sind überzeugt, dass menschliche Kinder mit dem unbewussten Präkonzept einer Beziehung (Bion), der »Erwartung des Anderen« (Braten, 2011) zur Welt kommen. Wie intensiv die Suche auch der frühgeborenen Babys nach lebendigem Kontakt sein kann, auch wenn sie sich nur in kleinsten Gesten zu äußern vermag und sie noch Stimme haben, um den Anderen herbeizurufen, sollen einige Szenen aus der Beobachtung zeigen.

Karla

Karlas Mutter unterhält sich neben dem Bettchen mit der Schwester. *Karla hat, während die Mutter der Schwester zuhört, beide Arme in die Höhe gestreckt und die Hände zu Fäusten geballt. Es sieht regelrecht bedrohlich aus, als sage sie der Welt den Kampf an. Die Mutter wendet sich nun wieder Karla zu, und die lässt die Arme sinken. ... Die Mutter spricht mit Karla und sie scheint zu antworten. Sie blickt nun wach zur Mutter, über ihr Gesicht huschen Bewegungen, die die Mutter mimisch widerspiegelt. Sie blicken einander an.*

Karla und die Mutter können den Dialog genießen, den Karla, wie es scheint, mit ihrer Geste eingefordert hat.

Ein andermal liegt Karla fest in ein Windeltuch gepackt, da streicht die Mutter *über die Fingerchen, die aus der Windel ragen, und spricht mit hoher Stimme zu ihr. Karlas Gesicht belebt sich, sie blinzelt, zieht den Mund breit – fast könnte es ein wohliges Lächeln sein – und bewegt die Arme und Beine so heftig, dass die Verpackung Beulen bekommt und wir Frauen leise lachen müssen. Es ist nicht zu verkennen, dass die mütterliche Zuwendung Karla belebt.*

Aus Lennis erster Beobachtung

Seine Mutter kann heute nicht bei ihm sein, dafür ist die Schwester da. *Das Kindchen liegt auf dem Bauch und plötzlich hebt es energisch sein Köpfchen, dreht es nach rechts und links, streift dabei auch die Unterlage, legt es kurz ab und wiederholt die Bewegungen. Obwohl die Schwester nun gegangen ist, bleibt Lenni dabei, immer wieder hebt er den Kopf, wendet ihn zur einen dann zur anderen Seite, fast stemmt er sich nach oben. Immer mehr kommt in mir der Eindruck auf, dass er etwas sucht. Seine Augen sind dabei meist geöffnet. ... Ich bin von seiner Anstrengung total beeindruckt. Allmählich bemerke ich, wie mich, ausgelöst durch seine Bewegungen, Unruhe erfasst, als würde er sich vergeblich anstrengen, nicht erreichen und finden, was er sucht.* Sucht er nach seiner Mutter? ER scheint nicht aufzugeben.

In Mutters Anwesenheit ist Lennis Suche deutlicher gerichtet und er findet ein Gegenüber.

Er liegt in ihrem Arm und *sucht mit dem Händen Mutters T-Shirt zu fassen, wendet den Kopf hin und her oder hebt ihn auch einmal... Die Mutter streichelt ihn und spricht leise.* Später liegt er in seinem Bettchen. *Plötzlich wird Lenni wach, er streckt sich, atmet tief durch, öffnet die Augen und den Mund, aus dem er die Zunge schnellen lässt. Er ist vollständig da und schaut seine Mutter an, streckt ihr die Arme wackelig entgegen. Jetzt saugt er mit dem Mund. Alles läuft auf Zusammenkommen hinaus.* Lenni verbindet die anwesende Mutter sogar mit seinem Mund und dem Saugen, obwohl ihm die Stillerfahrung fehlt.

Aus Lennis fünfter Beobachtung: Heute füttert ihn die Schwester im Sessel sitzend mit der Flasche. *Seine Augen wandern zu mir, dann wieder zu der Schwester. Er wirkt aufmerksam und gerichtet... Der Kontakt zu ihr besteht über die Flasche und über den Blickkontakt, den sie mit ihm hält. Dann nimmt sie ihn an ihren Brustkorb und lehnt sich leicht zurück in den Sessel. Lenni*

*bleibt aufmerksam und schaut zum Gesicht der Schwester auf, hebt dazu leicht
seinen Kopf an. Vermutlich sucht er wieder den Augenkontakt mit ihr.*

Der erste Kontakt mit Albert

Alberts Mutter lag ziemlich ernst blickend im Sessel, sein Gesichtchen schaute aus dem Ausschnitt ihres Känguru-Hemdes heraus. Von blauroter Farbe,
verzerrt durch die Pflaster, die Beatmungsschlauch und Ernährungssonde an
der winzigen Nase festhalten, hatte es für mich in diesem Moment nichts Gewinnendes. Ich mochte den Anflug von Abscheu, den ich zunächst empfand,
nicht ins Protokoll schreiben, weil ich mich dessen schämte, ich hielt lediglich
fest, was ich nun sah. *Die Augen sind fest zugekniffen. Mutters Hände spielen
gelegentlich mit dem kleinen Körper unter ihrem Hemd. Wenn sie ihn nicht
umfasst hat, streckt der Kleine die dünnen Ärmchen aus und fährt damit herum. Er findet einen Finger und umfasst ihn. Die Mutter führt sein Händchen
an das dicke Mullpaket, das den Schlauchanschluss abstützt; nun hält Albert
die Mullkante in der Hand – bis er wieder in der Luft herumfährt. Seine Bewegungen sind langsam, kein Zappeln oder Zucken oder Fortschleudern – ich
denke, er sucht etwas zum Fühlen… Sein Gesicht ist durch die vielen Pflaster
unbeweglich. Die Mutter streicht über seinen Rücken, er fährt weiter mit dem
Arm herum, bis er erneut einen mütterlichen Finger ertastet und festhält. Nun
spielt die Mutter mit ihm, bewegt seinen Arm, streckt ihn und führt ihn nach
unten. Albert hält weiter fest, da lächelt sie. Mir scheint es, als löse sie ihren
Finger aus seinem Griff, darauf legt Albert die Hand an die bepflasterte Wange, dann an die Nase. Seine Augen bleiben geschlossen, die Atemzüge sind als
kleine Seufzer zu hören.*
    Hier ist es Albert, der den Kontakt sucht. Seine Ausdauer bringt die Mutter
zum Lächeln, sie kann sich aber in diesem Moment nicht ganz auf ihn einlassen, er bleibt mit der Kontaktsuche allein. Später kommt der Vater und bettet
Albert mit Hilfe der Schwester, welche die Kabel sortiert, in sein Wärmebettchen. *Albert winkelt nun den rechten Arm an, führt ihn nach hinten und stützt
die Hand hinter dem rechten Ohr auf die Unterlage. Zugleich wölbt er seinen
Bauch mit einer energischen Bewegung seitlich in Richtung auf den Vater vor.
Der kleine Körper verschiebt sich ein wenig, schräg zum Vater hin. Der nimmt
die Veränderung anscheinend wahr, was mich sehr erleichtert. Er streichelt
Albert mit einem Finger an der Wange, streicht ihm über den Bauch, hält ein
Füßchen fest.* Der Vater greift Alberts Hinwendung auf.
    Am folgenden Tag: *Albert liegt wieder auf der Brust der Mutter, Haut an
Haut. Er hebt das Köpfchen an und richtet es so weit auf, dass er sein Gesicht*

zur Mutter wendet. Sie lacht, freut sich anscheinend richtig über diese Aktivität, sagt etwas leise zu ihm und blickt an sich herunter, um ihn ins Blickfeld zu be- kommen, dreht dann aber Alberts Köpfchen in die alte Lage zurück – das muss sein wegen des Beatmungsschlauchs. Dann wendet sie sich lachend dem Vater zu... Nun ist Albert wieder aus dem Zentrum ihrer Aufmerksamkeit gerückt. Die beiden Erwachsenen unterhalten sich, dabei hält die Mutter die rechte Hand unter Alberts Füßchen und die Linke spielt mit seinen Armen oder Händen, wie es gerade kommt. Albert ist es, der mit seinen Gesten eine Reaktion von ihr hervorruft, wenn er ein Ärmchen aus dem Blusenausschnitt streckt. Dagegen reagiert er nicht sichtbar auf sie, wenn sie von sich aus nach seinem Händchen greift... Heute kommt Albert mir anders vor. Vielleicht sind die Pflaster vorsich- tiger geklebt und verziehen sein Gesicht nicht so sehr? Ich sehe ein niedliches sehr kleines Baby, das ruhig auf der Mutter liegt und die Augen geschlossen hält. Wie kann ich heute ein ganz »anderes«, ein niedliches Baby sehen? Alberts aktive Suche nach Kontakt war es, die meinen Blick verändert hat: Pflaster, Schläuche und Kabel sind in den Hintergrund geraten, ich kann den kleinen Menschen wahrnehmen. Seine Gesten sind so winzig, dass man genau hin- schauen muss, um sie wahrzunehmen.

Zwei Tage später: *Die Eltern stehen beiderseits des Bettchens, schauen auf den Monitor und auf das Kind. Der Vater macht Anstalten, den Strampler aufzuknöpfen. Als seine Hände sich Albert nähern, wird dieser lebhafter, will beide Arme in Richtung des Vaters ausstrecken, bewegt die Finger. Das linke Ärmchen ist unter dem Beatmungsschlauch eingeklemmt. Auch die Beinchen geraten in Bewegung. Der Vater greift kurz nach der rechten kleinen Hand, hält sie fest, bemerkt dann das Hindernis über dem linken Arm und befreit das Ärmchen. Ich wundere mich dann, dass er nicht die Bewegung der kleinen Gliedmaßen beantwortet, die mir eindeutig auf ihn gerichtet erscheint. Statt- dessen knöpft er bedächtig den Strampler auf. Aber die Mutter drückt kurz sanft gegen die linke Fußsohle, als Albert ihr nun sein Bein entgegenstreckt.*

Auch in dieser Szene geht die Kontaktaufnahme eindeutig von Albert aus.

Am fünften und letzten Tag unserer Beobachtungen liegt Albert – zum ers- ten Male allein – auf dem Wärmebettchen, er ist fest in ein Moltontuch einge- wickelt und hält, wie immer, den Kopf zu Seite geneigt, wie der Beatmungs- schlauch es erzwingt. Körperbewegungen sind ihm also nicht möglich, aber *als ich mich zu ihm stelle, bin ich fast überwältigt: Er guckt mit großen Augen, sieht mir fest ins Gesicht und lässt seinen Blick lange da ruhen. Ich kann ihn nicht so stumm und reglos anschauen, ich nicke, klappe den Mund auf und zu, wie man es eben so macht, ganz unwillkürlich. Ich summe leise und flüstere seinen Namen. Und Albert scheint weiter aufmerksam zu gucken, er hält den Blickkontakt. Dann tritt eine Schwester an die andere Seite des Bettchens, und er versucht, den Kopf zu ihr hinzudrehen. Es geht nicht wegen des Schlauches an seiner Nase, auf halbem Wege muss er aufgeben und lässt den Kopf wieder zur Seite sinken. Suchte er den Kontakt zu der anderen Gestalt? Oder wollte er sehen, was auf ihn zukommt?*

Die Beobachterin kommentiert dieses Treffen: Dieses winzige Kind, das von zwei Monitoren überwacht wird und mit Schläuchen und Kabeln an verschiedene technische Apparate angeschlossen ist, bringt mich dazu, die beobachtende Position zu verlassen. Über die körperliche Sicherheit und Versorgung hinaus braucht Albert lebendige Begegnung, und die Eltern sind nicht da – ich habe das dringende Bedürfnis, mich für Alberts Blick von den Maschinen zu unterscheiden, die ihn mit Atemluft, Nahrung und Medikamenten versorgen, mich als lebendiges Wesen zu zeigen, so wie ich auch ihn als lebendig wahrnehme. Dann kann Albert an die Erfahrungen von Wärme und Gehaltensein anknüpfen, die er schon hat machen können und die vielleicht verloren gehen, wenn er allein mit dem rhythmischen Geräusch der Atemhilfe und dem gelegentlichen »plingpling« des Monitors ist – diese Botschaft habe ich aus seinem intensiven Blick gelesen.

Verbunden über die Distanz

Auch über eine größere Distanz hinweg, so schien es uns, können die jungen Babys schon Botschaften der Anderen hören:

»Es kommt mir ... so vor, als reagiere Lenni auf das Weinen des Kindes aus dem dritten Bettchen, dessen Mutter bereits gegangen ist. Er hebt den Kopf aufseufzend und wendet ihn hin und her.«

»Einmal hebt Atte die Brauen... Er scheint die liebevolle, lebhaft modulierende Stimme einer Pflegerin gehört zu haben, die am Nebenbettchen mit einem anderen Baby spricht. Attes Brauen bleiben gehoben, die Augen öffnen sich weiter... der Mund ist zu einem Lächeln verzogen, das langsam zurückgleitet in den vorherigen Zustand. Atte kehrt zurück in das entspannte, zeitlos erscheinende Daliegen.«

Getrenntheit ertragen lernen

Diese Kinder sind zu früh auf der Welt, die Kontinuität der versorgenden lebendigen Umgebung im Mutterleib ist ein für alle Mal unterbrochen, und jeder Versuch, einen Ersatz dafür zu schaffen, muss unvollständig bleiben. Der Wechsel von Beisammensein und Getrenntsein gehört nun unvermeidlich zu ihrem Leben – so unfertig sie auch sind – und der sichere Ort der Ungetrenntheit ist allenfalls im Schlaf oder in der Halluzination wiederzufinden. In der ersten Zeit ihres Lebens kennen sie auch nicht den Zustand seligen Verschmolzenseins nach der Sättigung an der Brust, denn die nährende Milch fließt zwar kontinuierlich durch die Sonde, aber ohne das Erleben von Zuwendung, Gehaltensein und inniger Beziehung, das die Nährsituation eines reif geborenen Babys im »hinreichend guten« Falle begleitet. Was befähigt die zu früh geborenen Kinder, allein zu sein, das Getrenntsein zu ertragen?

Immer wieder sahen wir, wie ein Händchen am Ohr, auf dem Gesicht liegen blieb, nachdem es dort (zufällig) hingeraten war. Betrachten wir Albert in der schon oben wiedergegebenen Szene: »*Die Mutter hat ein wenig mit ihm gespielt, und mir scheint es nun, als löse sie ihren Finger aus seinem Griff, daraufhin legt Albert die Hand an die bepflasterte Wange, dann an die Nase. Seine Augen bleiben geschlossen, die Atemzüge sind als kleine Seufzer zu hören.*« Kann er sich selbst die Berührung verschaffen, welche die Mutter unterbrochen hat – vielleicht weil sie Alberts dringenden Appell nicht aushalten konnte? Ein andermal haben die Eltern kurz das Zimmer verlassen, und »*Albert fasst sich ins Gesicht, macht kraulende Bewegungen in seinen Haaren*«. Als er an einem anderen Tag fest »gepuckt« ist und die Hände fest im Wickeltuch stecken, tastet sein Blick die Umgebung ab und bleibt an mir hängen, als ich in sein Blickfeld trete, als habe er auf das Erscheinen eines Anderen gewartet. Das Alleinsein hat ihn nicht resignieren lassen.

Lenni, der seit 15 Wochen schon auf der Welt ist und fast das normale Geburtsalter erreicht hat, scheint schon erfahren zu sein in der Kunst, sich selbst Beruhigung zu schaffen: »*Lenni legt, als er wieder allein ist, seine rechte Hand auf den Nuckel, aber so, dass sie gleichzeitig auch die Nasenspitze berührt. Seine Zunge spielt mit dem durchsichtigen Nuckel. So entsteht ein seltsamer Aufbau: Zuoberst die Hand, die mit ihrem Gewicht den Nuckel in den Mund drückt, während der Zeigefinger fest auf der Nasenspitze liegt, dann der Nuckel im Mund, unter dessen Unterseite sich die Zunge schiebt. Ein leises Lächeln breitet sich jetzt aus. Er platziert die Hand immer wieder so, dass die Gesichtsberührung zustande kommt. Er ist zwar etwas ruhiger geworden, aber scheint nicht zufrieden. Er spuckt den Nuckel aus, aber die Schwester schiebt ihn wieder hinein...* Als sie dann endgültig gegangen ist, *schiebt er den Nuckel aus dem Mund und dafür spielerisch die Zunge zwischen die Lippen. Sie wandert vor und zurück. Nun wird er ruhiger, die Augen fallen ihm zu.*« (Auf die Bedeutung, die der Schnuller für die frühgeborenen Kinder und die Erwachsenen haben kann, werden wir später zurückkommen.)

Atte, der auch schon fast das normale Geburtsalter erreicht und offenbar reiche Beziehungserfahrung hat, hat uns gezeigt, dass seine Gesten der Selbstberuhigung offenbar bereits gespeicherte Beziehungssituationen in Erinnerung rufen, dass sie die begleitenden Emotionen im Kind aktivieren können. Aus der ersten Beobachtung, als er allein im Bettchen lag, weil die Mutter krank war: *Er hält die Augen geschlossen, das Gesichtchen wirkt entspannt, leicht rosig durchblutet ... Mir scheint, dass Atte die rechte Hand im Ärmel flach ausspreizt und mit der Handfläche leicht über die Unterlage streicht. Er bewegt das Köpfchen ganz leicht hin und her, als würde er mit der Wange die Unterlage spüren wollen ... Lange liegt er ganz ruhig. Dann wieder die leichte Bewegung mit dem flachen Händchen im Jackenärmel, mit der Wange auf der Unterlage. Ein kleiner, wohlig klingender Laut ist zu hören.*

Drei Tage später liegt er in Bauchlage an Mutters Brust. *Er schmiegt die Wange an die Windel auf ihrer Brust, und ich glaube, die ankuschelnde kleine Kopfbewegung wiederzuerkennen, die mir bei unserer ersten Begegnung aufgefallen war ... Manchmal hebt er die Brauen und verzieht das Gesicht zu einem lächelnden Ausdruck.* Auch die streichende Bewegung des Händchens findet sich in einer Beziehungsszene wieder: In Abwesenheit der Mutter hat die Bezugsschwester Atte mit der Flasche gefüttert, nun lehnt sie sich im Sessel zurück und hält ihn im Arm, er liegt entspannt auf ihr und *streicht mit der Handfläche zart über ihre Bluse. »Er hört mein Herz klopfen«, sagt sie.*

Wenn Atte also allein in seinem Bettchen eben diese Gesten der Berührung ausführt und mit einem wohlig klingenden kleinen Laut begleitet, könnte er in sich den emotionalen Zustand wieder aufrufen, der die lebendige Begegnung mit der Mutter / Schwester begleitet hat: Das »Präkonzept« von menschlicher Beziehung hat durch Erfahrung ausgefüllt und zu einem »Konzept« werden können, das wiederum als Präkonzept für eine neue Beziehungserfahrung bereitliegt, von dort erneut eine Modifizierung erfahren wird zu einem neuen Konzept – und so fort. Oder anders ausgedrückt: Atte verfügt bereits über Repräsentationen lustvoller Interaktionsszenen, die er weiterhin ergänzen, differenzieren und verknüpfen wird.

Was Karla tut, wenn sie allein im Wärmebettchen liegt, lässt daran denken, dass sie sich gegen das Alleinsein, dass ihr bedrohlich erscheint, wehrt: *»Karla liegt in ihrem Bettchen, reichlich verkabelt. Zuerst sehe ich ein rotes, schuppiges Händchen, das sich mit gespreizten Fingern, die Handfläche nach außen, nach oben reckt. ... Karla bewegt unruhig die Arme, streckt sie immer wieder nach außen, als taste sie ihre Umgebung ab wie eine Wand. Dann passiert etwas Seltsames. Karla verdeckt ihre Augen mit beiden Händen, die Handflächchen hat sie dabei nach außen gekehrt. Sie berührt nicht den Mund, sondern die Augen. Dann wieder rudert sie mit den Armen. Manchmal erwischt ihre Hand auch den Schlauch der Atemhilfe und umschließt ihn kurz, aber meist ist sie damit beschäftigt, immer wieder ihre Augen zu bedecken... Auf mich* *wirkt Karlas Geste so, als wolle sie ihre Augen schützen oder etwas Bedrohliches abwehren... Wieder beschreiben ihre gestreckten Arme eine abwehrende Kreisbewegung, um schließlich wieder vor den Augen zu landen. ... Die Mutter kommt. Freundlich beugt sie sich zu Karla hinunter und spricht ganz leise mit hoher Stimme. Karla blinzelt, und je länger die Mutter spricht, desto ruhiger wird das Baby, und – was besonders eindrucksvoll ist – Karla lässt davon ab, die Augen zu bedecken ... sie hält die Hände mehr nach innen gedreht und die Arme lässt sie sinken.*

In dieser Szene sehen wir keine Geste, die das Anklingen einer freudvollen Begegnung transportieren könnte, eher wehrt sich Karla in Abwesenheit der Mutter gegen etwas von außen kommendes. Andererseits erweckt sie den Eindruck, als habe sie noch keinen »Innenraum«, ihr weit geöffnetes Mündchen wirkt wie ein *dunkles Loch... Das Loch kommt mir wie ein Nichts vor, als sei es egal, ob der Mund offen oder geschlossen, leer oder gefüllt ist... Ich habe den Eindruck, dass Karlas Erleben entlang ihrer Oberfläche stattfindet. Eine seltsame, irritierende Anmutung, als habe sie noch kein Innenleben.* Karla braucht die Anwesenheit der Mutter, um sich sicher zu fühlen.

Die Entstehung eines Innenraums und Zusammenhalts

Kann ein Körpergefühl (Selbst) entstehen, wenn in die Öffnungen der Oberfläche eingedrungen wird? Das Mundtheater der Kinder ermöglichte ihnen, aktiv eine Grenzzone zwischen Innen und Außen zu fühlen und mit Hilfe des Schnullers einzurichten, nach dem Motto: An mir dran: Ja – in mich rein: Nein. Repräsentationen von erlebten Interaktionsszenen, wie wir sie z. B. aus Attes kleinen Gesten erschließen können, setzen ja einen wie rudimentär auch immer ausgebildeten Innenraum voraus, der sich von der Außenwelt unterscheidet. Gerade die Abgrenzung des »Innen« vom »Außen« aber ist für Frühgeborene besonders schwer. Unabhängig voneinander haben wir ähnliche Vorgänge protokolliert:

Der Behälter, aus dem Muttermilch über die Sonde in Karlas Magen fließt, ist frisch gefüllt worden, die Mutter hat den Raum verlassen. *Karla krümmt sich zusammen, drückt, streckt sich und streckt ihre Arme nach oben, die Finger straff abgespreizt. Es wirkt, als wehre sie sich gegen eine äußere Bedrohung. Sie will offenbar ein Leibgefühl loswerden und lokalisiert es außerhalb ihres Körpers, als käme es von dort auf sie zu.* Die Erfahrung des Gefülltwerdens geschieht nicht in einer emotionalen Beziehung, sondern ein Apparat übernimmt diese Aufgabe. Denkbar ist, dass Karla das gerade in Abwesenheit der Mutter als ängstigend empfindet.

Atte liegt ruhig in seinem Bettchen, da öffnet er plötzlich *die Augen, wendet sie nach rechts und links, nun zieht er die Brauen hoch, als sei er auf etwas aufmerksam geworden. Es muss etwas in seinem Körperinneren sein, denn nun läuft das Gesicht dunkelrot an, verzieht sich mit gerunzelten Brauen und verkniffenem Mund... Das wiederholt sich nach einer Weile. Ich denke, dass Atte eine Veränderung wahrnimmt und zunächst außen danach suchen mag, wenn er die Augen öffnet, bevor dann ein Druck oder Verdauungsschmerz im Bauch ihn ganz gefangen nimmt...*

Atte streckt die Ärmchen nach vorn, die Hände in Abwehrhaltung mit gespreizten Fingern. Die Augenbrauen heben sich, ziehen sich dann gerunzelt zusammen – heute bleiben die Augen geschlossen – er ächzt und stöhnt... Auch heute sieht es für mich so aus, als wolle Atte sich gegen einen Zugriff von außen wehren, bevor ihn das Unbehagen oder der Schmerz von innen überrollt.

Eine Unsicherheit – Was kommt von außen, was von innen? – zeigt wohl auch Atte. Die Sondenernährung verhindert ja wichtige frühe Erfahrungen. Das Erleben des Ineinanderpassens von Brustwarze und Mund, des aktiven Suchens und Ergreifens der Brustwarze, des Saugens und Schluckens (das aktiven Hereinnehmens also der nährenden Milch, die von außen nach innen fließt) ist den Frühchen nicht möglich. Die gleichmäßig fließende Milch füllt den Körper ohne Zutun des Kindes von innen, die Sonde ist im Mund nicht fühlbar. Aber ein Vergleich mit der Nabelschnur wäre auch wieder nicht passend, ist doch das Gefühl des Gefülltwerdens spürbar, wie Karla erkennen lässt oder auch Atte in der folgenden kleinen Szene:

Als ein neues Röhrchen an der Ernährungssonde befestigt und mit frischer Milch gefüllt wird, *lässt er einen kleinen Laut hören –»ö ö« –, der sich für mich anhört wie überrascht.* Und an einem anderen Tag: *Die Schwester kippt in die fast leer gelaufene Röhre einen Rest Milch und drückt mit dem Stempel nach; das spürt Atte, überrascht öffnet er den Mund und zieht kurz die Stirn kraus.*

Hinzu kommt für die Frühchen das unvermeidliche Eindringen in fast alle Körperöffnungen: In die Augen werden Tropfen geträufelt, in die Nase fährt regelmäßig der Absaugschlauch für den Nasenrachen, die Ernährungssonde wird hier eingeführt, und die sauerstoffangereicherte Luft, die sanft in die Nase streicht, mag auch als invasiv empfunden werden. In den Mund wird der lange Absaugschlauch gezwungen, der dann durch den Kehlkopf bis in die Bronchien reicht und panische Reaktionen verursacht, in den After das Fieberthermometer, mit dem die Entleerung provoziert wird. Und auch das Ausputzen der Ohren gehört zu Pflege. Die Körpergrenzen werden immer wieder und regelmäßig überschritten. Wie kann eine Vorstellung von Innen-Ich und Außen-Nicht-Ich zustande kommen?

Wenn Lenni seinen Schnuller als einen Fremdkörper ausspuckt und lieber mit der eigenen Zunge zwischen den Lippen spielt, mag er die Selbstwahrnehmung stärken und die Region, in der Außen und Innen sich begegnen, sensorisch erforschen. Der Umgang der Kinder mit dem Nuckel, der ihnen immer wieder angeboten wird, um das Saugen an der Flasche, später wohl auch an der Brust vorzubereiten, schien uns sehr aufschlussreich zu sein. Auch hier haben wir unabhängig voneinander ähnliche Beobachtungen gemacht.

Zunächst Karla: Die Mutter *tropft ein wenig Milch auf den kleinen Nuckel und schiebt ihn Karla in den Mund. Die wehrt ihn mit ihrer freien Hand gezielt ab und stößt ihn aus. Die Mutter versucht es noch einmal mit sanfter Gewalt, aber wieder kommt Karlas Abwehr. Beim dritten Mal hat Karla im ersten Moment aufgegeben, dann aber schiebt sie den Nuckel so weit aus dem Mund, dass er nur noch ihre Lippen berührt. Mir kommt ihre Lösung stimmig vor.*

Und an einem späteren Tag: *Die Mutter betupft ihn mit Milch und dann schiebt ihn die Schwester in Karlas Mundloch. Karla schiebt ihre angespannte Hand dorthin, schiebt ihn weg und stößt ihn gleichzeitig mit der Zunge aus. Die Schwester versucht es erneut, behält ihren Finger am Nuckel. Karla wehrt sich wieder. Der Nuckel berührt jetzt nur die Lippen, da wird Karla ruhiger. Aber die Mutter startet einen neuen Versuch, gibt Milch an den Nuckel und schiebt ihn sanft in Karlas Mund. Wieder wehrt Karla mit den Händen erstaunlich gezielt ab und stößt auch gegen den sanften Druck der Mutter den Nuckel aus. ... Schließlich liegt der wieder an Karlas Lippen. Karla legt ein Händchen in seine Nähe und er wackelt nun an ihr, die Lippen leicht berührend.*

Und Albert: *Die Mutter lässt den Schnuller an seinem Mund spielen, bis die Lippen sich öffnen, dann steckt sie ihn hinein und gleich beginnt Albert zu saugen. Aus einer Pipette gibt sie tröpfchenweise Milch in Alberts Mundwinkel, er schnullert weiter, soll offenbar die Verbindung Saugen / Milch kennenlernen. Aber als dann das Milchröhrchen leer ist und nur der Schnuller übrig bleibt, lässt er den aus dem Mund fallen. Die Mutter bietet ihn wieder an, Albert schiebt ihn mit der Zunge raus. Es kommt zu einer kleinen Auseinandersetzung: Die Mutter will immer wieder, dass Albert den Schnuller nimmt, er versucht den Kopf wegzudrehen (das geht nicht wegen des Nasenschlauchs), er kneift mit gerunzelter Stirn den Mund zu, befördert den Schnuller, wenn die Mutter es dennoch geschafft hat, gleich wieder aus dem Mund.* Schließlich gibt sie auf, *Albert hat gewonnen.*

An einem anderen Tag eine ähnliche Szene mit der Schwester: *Sie reizt seine Mundpartie, bis er den Mund öffnet, schiebt den Schnuller hinein. Er macht einige wenige kräftige Saugbewegungen (als könne er gar nicht anders bei dem Reiz) und schiebt dann mit seiner Zunge den Schnuller aus dem Mund. Das wirkt recht energisch. Die Schwester schiebt ihn wieder hinein und hält ihn fest, so dass Albert ihn nicht wieder ausstoßen kann, was er sichtlich versucht. Sie träufelt dann einige Tropfen Milch in seinen Mundwinkel, das beantwortet er mit mehr lutschenden als saugenden Bewegungen. Die Milch scheint ihm zu behagen. Aber sobald die Schwester locker lässt, schiebt er mit der Zunge den Schnuller wieder aus dem Mund...* Das wiederholt sich, bis die Schwester nach einem letzten Hineinschieben geht.

Albert bleibt dabei: Schnuller raus, Mund zu. Mit der Unterlippe drückt er die Oberlippe ein wenig nach oben. Das wirkt so, als sei er entschlossen, den Mund nicht wieder zu öffnen. Er berührt aber den Schnuller mit der Oberlippe. Der Schnuller ist da, nicht drinnen. Und nach etlichen Minuten: *Immer noch berührt er mit der vorgeschobenen Oberlippe den Schnuller.*

Diese Babys haben noch nicht Gelegenheit gehabt, in der Nährsituation die Erfahrung »eins im anderen« als eine Urform von Verbindung und Beziehung zu internalisieren. Der Schnuller kann für sie nicht die lustvolle Erinnerung »Brustwarze im Mund« (oder auch »nährender Flaschensauger im Mund«) repräsentieren, die ja mit emotionaler Beziehung untrennbar verbunden wäre. Eher wird er Erinnerungsspuren an das Eindringen von Fremdkörpern, an das Durchdringen ihrer noch ungefestigten Körpergrenzen aktivieren. Albert unterschied anscheinend zwischen Schnuller »mit« und Schnuller »ohne« den Geschmack der mütterlichen Milch, als bloßer toter Gegenstand war der Nuckel unwillkommen. Aber Lenni, Karla und Albert haben je für sich einen Weg gefunden, die empfindsame Mundpartie mit einem angenehmen Berührungsreiz zu spüren und gleichzeitig eine Außengrenze zu etablieren. Eine kleine Erfahrung von Selbstwirksamkeit, die so unspektakulär wirkt und doch von so viel früher Kreativität zeugt.

Atte, der schon reifer und weiter entwickelt, auch seit wenigen Tagen ganz ohne Atemhilfe war, dem auch seine Stimme schon zur Verfügung stand, um innere Zustände zu »äußern«, ließ sich dagegen gern auf den Schnuller als Überbrückung des Alleinseins ein. Deutlicher als die anderen Kinder vermittelte er auch den Eindruck, dass er bereits eine belebte Innenwelt, einen psychischen Binnenraum entwickelt hatte, wenn er für sich allein im Bettchen lag und leise lächelte.

Es gab auch eine Szene inniger Verbundenheit zwischen Albert und seiner Mutter, in der Albert den Schnuller gern annahm und lebhaft daran saugte – in diesem Moment von intensiver Bezogenheit konnte er ihn offensichtlich als von der Mutter kommend und »gut« erleben: Albert liegt auf dem Brustkorb der Mutter. *Das Händchen liegt noch auf seinem Gesicht, nun sehe ich ihn energische Saugbewegungen mit dem Mund machen. Auch die Mutter hat es gesehen, sie sagt etwas Leises zu ihm und nimmt einen Schnuller zur Hand. Es dauert eine Weile, bis Mund und Schnuller zueinander finden, aber dann nuckelt Albert deutlich und mit ganz leisem Schmatzen. Die Mutter spricht weiter zu ihm und lächelt. Albert macht ganz leise Geräusche wie »he he he«, die Mutter antwortet in einer ähnlich klingenden Artikulation, ein kleiner Dialog.*

Albert unterscheidet also zwischen Situationen, in denen er ein Eindringen abwehrt, und solchen, in denen er seine Mundhöhle liebevoll füllen lässt, selbst wenn es nicht nach Milch schmeckt.

Transmodale Nutzung von Verbindungswegen

In der Entwicklungspsychologie gilt die gesamte Mundregion als die erste Zone intensiver libidinöser Empfindungen, das Zentrum frühesten Erlebens. Genauer beschreibt es die Objektbeziehungstheorie, die das Ineinanderpassen von Mund und Brustwarze als die erste Urform von Verbindung betrachtet, eine Körpererfahrung, auf der letztlich alle späteren Vorstellungen von Zusammensein basieren. Das psychophysische Erleben vom »einen im anderen«, zusammenzukommen und sich wieder zu trennen, zu verlieren, um doch erneut zueinander zu finden, ist von grundlegender Bedeutung und kann als der erste Organisator des psychischen Wachstums gelten. Dieser Entwicklungsweg ist den frühgeborenen Kindern in ihrer ersten Zeit versperrt. Wie kann sich ihre Psyche konstituieren ohne eine solche Erfahrung?

Atte hat einen eigenen Weg gefunden, die Erfahrung von »einem im anderen« (konvex-konkav) in einem Zusammenhang von enger Bezogenheit zu machen:

Als sie das Fläschchen in die Nähe seines Mundes hält, sucht Atte anscheinend mit beiden Händchen, bis er es mit dem linken ertastet. Fest schließt er die Finger um den Nuckel, so dass die Schwester ein wenig mit ihm spielen muss, bevor er loslässt und sich die Flasche in den Mund schieben lässt. »Er liebt es, zu essen«, kommentiert sie, als Atte nun mit kräftigen Schlucken zu trinken beginnt.

Am nächsten Tag eine ähnliche Szene: *Er sei hungrig, sagt die Mutter zu mir, und zu ihm sicher auch, aber auf Finnisch. Die Schwester hat ein Milchfläschchen bereitgestellt, das nimmt die Mutter nun in die Hand. Atte blickt fest auf das Fläschchen, wie es ihm entgegenkommt, und fasst dann mit beiden Händchen um den Sauger. Die Mutter lacht und spielt ein wenig mit, dann schiebt sie den Sauger in seinen Mund und sofort beginnt Atte zu trinken, ins Gesicht der Mutter blickend.*

Atte hat mit seinen Händchen einen Behälter geformt, er greift nach dem Sauger, so wie ein reifes Baby mit dem Mund nach der Brustwarze sucht. So verschafft er sich die Erfahrung des Aufnehmens und Festhaltens.

Aber auch der Blick kann festhalten, wie wir schon an dem langen, intensiven Blick sahen, mit dem Albert mich festgehalten hat. Hier als Beispiel die Szene, welche die eben berichtete Fütterszene eingeleitet hatte: Atte liegt im Arm der Mutter. *Er blickt ihr lange ins Gesicht, schließt kurz die Augen, schaut wieder. Und wieder. Es kommt mir vor, als wolle er am liebsten unentwegt gucken, müsse aber kleine Ruhepausen einlegen. Die Mutter nickt, öffnet ihren Mund und klappt ihn wieder hörbar zu, lächelt und sagt entzückt etwas Liebevolles, als Atte nun ein breites Lächeln zeigt. Er beginnt nun den Mund zu bewegen. Schiebt die Zunge vor und zurück, macht dann einen runden offenen Mund, spitzt die Lippen, macht Saugbewegungen, die Zunge erscheint wieder, dann streckt er sie lang heraus und die Mutter lacht.*

Über viele Kanäle machen die Babys Verbindungserfahrungen. Sie nehmen die Stimme mit dem Ohr in sich auf, den Geruch der Mutter mit der Nase. Sie sind umhüllt von der Wärme der Mutter und ihrem elektromagnetischen Kraftfeld, wenn sie unbekleidet auf ihrem Brustkorb liegen. Das Beieinandersein in der Känguru-Haltung ist nicht nur ein flächiger Kontakt Haut an Haut, sondern eine dreidimensionale Erfahrung von Umfangenwerden, und im Gegenzug sahen wir die Kinder etwa einen Finger der Mutter umfassen. Das »Känguruing« mag gelegentlich einen Rückbezug herstellen zum ungeborenen Zustand im Bauch der Mutter, in anderen Momenten aber zeigt sich auch hier ein bereits geborenes, den Anderen suchendes Wesen, wenn das Kleine sein Ärmchen ausstreckt und Berührung sucht oder den Blick suchend zur Mutter hebt. In den aktiven Momenten des Aufnehmens nutzen die Babys ihre »transmodalen« Fähigkeiten: Schon ganz junge Säuglinge können im Experiment optische mit akustischen Ereignissen in Verbindung bringen oder optische und haptische Wahrnehmungen in Beziehung setzen (z. B. einen glatten, runden Schnuller wiedererkennen, den sie zuvor nur mit dem Mund erkundet haben, wenn man ihnen diesen zusammen mit einem anders gearteten, noppigen vor die Augen hält). Sie können von einem Wahrnehmungskanal in einen anderen wechseln, oder vielleicht beschreibt Daniel Stern es treffender, wenn er vermutet, die generelle Wahrnehmungsweise der Säuglinge sei »so umfassend oder ‚global‘, dass sie amodale Eigenschaften … erkennen und … sie dann in andere Modalitäten ‚übersetzen‘ können« (Stern, 2007, S. 80).

Wo das intensive Beziehungserleben über die Mundregion als psychischer Organisator ausfällt, kann das frühgeborene Baby dennoch über Auge, Nase, Ohr und taktiles Empfinden, im geteilten Bewegungsrhythmus usw. die Erfahrung von Verbundensein mit der Mutter / dem Anderen machen, die es für sein psychisches Wachstum braucht. Es braucht einen »Spielraum«, um mit seinen Mitteln möglichst reichhaltige Beziehungserfahrung machen und seine Wahrnehmungen organisieren zu können. Diesen Spielraum muss die Umgebung ihm zur Verfügung stellen. Auch Frühgeborene verfügen so über hohe integrative Fähigkeiten, aber sie müssen sorgfältig unterstützt werden.

*Das Frühgeborene trägt dazu bei, die Verbindung
mit dem mütterlichen Objekt zu schützen*

Wie Frühgeborene aktiv den Anderen suchen, mit dem Blick oder kleinen Gesten einen Dialog beginnen, wurde in einigen Beobachtungssequenzen bereits dargestellt. Ich konnte aber auch miterleben, wie Karla selbst aktiv dazu beiträgt, die Verbindung mit der Mutter zu schützen vor einer Nicht-Mutter-Umwelt und damit vermutlich auch sein inneres Mutter-Objekt.

Karla, die in der 22. Schwangerschaftswoche geboren wurde – bisher lag sie täglich im Känguruing auf der Brust der Mutter – darf heute, nach vier Wochen, zum ersten Mal auf ihrem Arm gehalten werden. Das sagt mir die Mutter mit feierlichem Ausdruck, als wir uns zufällig am Stationseingang treffen. Sie strahlt. Ihre Freude steckt mich an und bringt uns einander näher. Bisher hatten wir außer zur Begrüßung und beim Abschied kein Wort miteinander gewechselt, uns nur hin und wieder über Blicke oder eine Geste verständigt. Aber heute schien sie so überwältigt von ihrem Glücksgefühl, dass sie mich ansprechen musste.

Im Nachhinein fühlt es sich an, als wollte sie mir mitteilen: Heute wird mein Kind geboren, ich werde es wie eine »richtige« Mutter im Arm halten, das Schlimmste ist überstanden!

Während die Mutter mit feinen und sicheren Handgriffen die Lippen vom vertrockneten Schleim befreit, abtupft, auszieht, die Temperatur im Po misst, Karla windelt und wieder anzieht, spricht sie wie immer in hohem Sing-Sang mit ihr. *Mir fällt auf, wie die Mutter jegliche Regung von Karla mimisch widerspiegelt und in ihrem Sprechgesang mit einem Gefühl versieht, aus dem sich Bedauern, Freudiges und Kritik heraushören lassen. Die Schwester steht mit am Bettchen, beobachtet und macht hin und wieder eine leise Bemerkung... Die Stimme der Mutter wirkt wie eine leichte Hülle aus Sprachmelodie, die alles verbindet. Sie ist da, und dadurch bekommt alles einen Sinn, auch wenn es unangenehm wird.* Denn nun wird Karla durch Mund und Nase abgesaugt. Das tut die Schwester, die Mutter hält das Köpfchen und spricht weiter. Alles geschieht in Ruhe. Dann ist es soweit: Die Schwester zeigt der Mutter mit Gesten, wie sie Karla aus dem Bettchen herausnehmen und bequem im Sessel sitzen kann. Sie selbst rührt das Kind nicht an. *Ob sie so eingebettet wurde oder ob sie es aktiv getan hat, kann ich nicht ausmachen: Karla liegt im Arm der Mutter, den Kopf, soweit es möglich ist, dem Gesicht der Mutter zugewandt. Beide schauen sich an. Kurze Zeit später hebt Karla beide Ärmchen. Sie schlüpfen an die von der Mutter abgewandte »Außenseite« des Köpfchens. Dann dreht sie die Innenseite der Händchen nach außen, so dass sie nun die abgewandte Außenseite des Köpfchens verdecken. Es wirkt wie ein körperlicher Schirm gegen den Außenraum, die Geste gleicht der vor ihren Augen. Karla liegt dadurch etwas verdreht da. Mehrmals versucht die Mutter vorsichtig, die Ärmchen wieder nach unten zu führen. Aber Karla schiebt ihre Hände nicht nur wieder in die gleiche Position, sondern wendet auch immer wieder die Innenfläche nach außen. Manchmal unterbricht sie kurz ihren Bewegungsfluss, um flüchtig eine Fingerspitze der Mutter zu fassen oder ihre Händchen ineinander zu falten. Schließlich greift die Mutter nicht mehr ein und Karla hält ihre Händchen in dieser besonderen Position bis zum Ende der Beobachtungsstunde. Die Mutter spricht mit Karla und scheint mit Blicken zu antworten. Sie blickt wach zu ihr auf, manchmal huschen über ihr Gesicht Bewegungen, die sich im Gesicht der Mutter widerspiegeln. Karla atmet flach und hastig, der Monitor zeigt eine sehr hohe Atemfrequenz an. Hin und wieder atmet sie ganz tief ein und mit einem langen Seufzer aus, als befreie sie sich. Der Mutter scheint der Hals zu schmerzen. Immer wieder wendet sie sich seufzend ab, lockert vorsichtig die Schultern, kreist den Kopf, blickt in die Ferne. Macht ihr die neue Position – so mit Karla im Arm und den Kopf schräg zu ihr hingeneigt – zu schaffen? Ich habe den Eindruck, es ist nicht nur die ungewohnte körperliche Anstrengung, die später von der Schwester durch ein Stützkissen etwas gemildert wird. In der Verspannung könnten auch ihre Ängste enthalten sein: Karla wird immer mehr zum Baby, aber noch viele Gefahren liegen vor ihr. Vielleicht wird sie auch von dem neuen Blick und Anblick überwältigt?*

Karla wird nun über die Sonde gefüttert. Ihre Atmung bleibt extrem beschleunigt. Ihr fallen die Augen immer wieder zu. Die Hände hält sie immer noch abwehrend an die Außenseite ihres Kopfes. Die Mutter schaut mich an: nicht so leicht, scheint mir ihr Blick zu sagen. »She sleeps«, flüstert sie mir zu. Was den Ausschlag gab auszusprechen, was ich bereits seit Längerem fühlte, obwohl ich fürchtete, die Mutter würde meinen Gedanken verrückt finden, lässt sich nicht einfach erklären. Ich flüstere zurück: «She builds a wall with your hands against the outside-world like a limit and same time she is very near on the mother.» Die Augen der Mutter leuchten auf und sie flüstert mir zu, dass Karla von Geburt an ihre Hände benutzte, um sich abzuschirmen, ihre Augen den Mund, das Gesicht und jetzt also sie beide. Während wir zusammen flüstern, sinkt Karlas Atemfrequenz in den Normalbereich. Wir blicken erleichtert auf den Monitor. Wir schweigen. Karla schläft ruhig atmend. Ich bleibe noch eine Weile und denke, vielleicht milderte sich jetzt Karlas Angst, weil sie spürte, dass ihre Mutter Karlas aktiven Beitrag an der gemeinsamen Verbindung erkannte, ihrem Verhalten eine Bedeutung gab, die sich auf sie beide bezog: Karla will mich ... Die Mutter verabschiedet mich mit den Worten: »We meet you tomorrow.«

Als ich wieder allein bin, wird mir klar, dass Mutter und Kind die neue Qualität des Miteinanders zuerst in eine Krise führte, weil vielleicht für beide der Anblick aus der neuen Perspektive überwältigend war. Sie die Veränderung erst neu erfühlen mussten. Karla ängstigte vielleicht das unbekannte Gehaltenwerden am Rücken, die konkave Krümmung ihres Körpers und gleichzeitig die bisher ungekannte Unsicherheit der Mutter.

Für die Mutter wurde Karla dadurch, dass sie Karla auf dem Arm halten durfte, zum eigenständigen Baby-Wesen, die allergefährlichste Zeit war vorüber und angesichts Karlas spürbarer Kleinheit wurde ihr bewusst, wieviel Mühe noch vor ihr lag.

In unserer Gruppendiskussion denken wir auch daran, dass sie sich mit dem Blick in die Ferne äußerlich von der realen Karla entfernte, weil sie vielleicht der Erinnerungsschmerz überwältigte. In der Gruppendiskussion überlegen wir, dass der »verrückte Gedanke« ausgesprochen wurde in einem Moment der Stimmigkeit und damit zu gemeinsamem Nachdenken führte. Die Mutter fand ein Gegenüber, das die Beziehung zwischen ihr und dem Baby wahrnimmt. Ihre Hoffnung wird bestärkt, als Mutter wirksam zu sein. Und damit kann sie auch in Karla einen Menschen erkennen, der zu ihr, der mit ihr zusammen sein will und aktiv die Verbindung schützt. Sie billigt Karla ein mentales Innenleben zu. Sie wird darüber froh. Das Kind erlebte bisher eine konzentriert handelnde, fürsorgliche, aber auch geängstigte Mutter. Jetzt kommt eine frohbelebte Mutter dazu, die in Karlas Geste einen Sinn sieht. Diese Freude vermittelt sich vermutlich über Stimme, Tonus, Mimik, Herzschlag und Atmung der Mutter, die das Kind beleben und zugleich beruhigen. Vielleicht vollzog sich in diesem Moment ein Übergang von einer adhäsiven in eine dreidimensionale Beziehung, weil sinnliche Erfahrungen und psychisches Erleben mit einer Vorstellung verbunden wurden? Vielleicht entstand in Karla sogar die Phantasie (Vorstellung): Ich kann meine Mutter froh machen, die ihre Angst mildert, sie ruhiger atmen lässt?

8. Prinzipien der Intensivpflege in Turku

Den Spielraum gewähren – die dritte Position

An erster Stelle sehen wir die Haltung der pflegenden Eltern und Profis für alles Handling dem Kind einen Spielraum einzuräumen. Damit wird das Trauma der Überwältigung nicht, jedoch die Selbstwirksamkeit verstärkt. Am deutlichsten konnten wir diesen Spielraum in der Verhandlung um den Schnuller beobachten. Der innere Spielraum wird geschaffen durch eine teilnehmend-beobachtende Haltung der Ärztinnen und Schwestern in der »dritten« Position.

Gemeinsames Nachdenken und Sinn-Geben fördert die Fähigkeit der Eltern, Spielräume auch im Umgang mit dem Kind aufzubauen, nichts erzwingen zu wollen, sondern abzuwarten und zu unterstützen. So könnte man die Station als »unterstützende Matrix« im Sinne von Daniel Stern sehen, welche die Fähigkeiten der Eltern respektiert und unterstützt. Eine solche Atmosphäre lädt die Eltern in ihrer verwundbaren Befindlichkeit nicht ein, sich infantil zu unterwerfen oder auf infantile Weise Entlastung einzufordern, vielmehr bietet sie ein Modell dafür an, in einer Krise, für man keine Vorerfahrungen besitzt, neue Erfahrungen zu sammeln.

Hilfen für die Empathiefähigkeit der Eltern

Körperliche Pflege ist eine Begegnungserfahrung. Frühe Hilfe könnte darin bestehen, die Mutter und Pflegepersonen in der beobachtenden Haltung zu unterstützen, indem man sie ermutigt, genau hinzuschauen und sich nicht zu scheuen, den Äußerungen der Kinder eine Bedeutung und Sprache zu geben. Damit unterstützen sie die Introjektion und die seelische Verarbeitung des Traumas. Ferenczi versteht Introjektion als »Prozess der Ich-Erweiterung«.

Als Leihcontainer anwesend sein, Körperkontakt geben, mitfühlen

Lennis Vater hat bereits während der ersten Beobachtung auf beeindruckende Weise gezeigt, wie wohltuend seine Gegenwart für Lenni ist: *Lenni schläft keuchend... der Vater kommt... und beugt sich über Lenni. Er spricht, ganz nah, leise mit ihm... Lenni schläft, reagiert nicht. Aber das Atemgeräusch verändert sich. Lenni keucht nicht mehr so... Der Vater lässt sich nicht abbringen, Lenni zu streicheln und mit ihm zu sprechen. Das ist ja unglaublich, aber es stimmt: Lenni atmet nicht mehr so verkrampft, ruckartig, es fließt ein und aus.*

Am nächsten Tag: Der Vater nimmt den mit stockendem Atem schlafenden Lenni aus dem Bettchen und setzt sich mit ihm in den Sessel. *Lenni runzelt die Stirn, verzieht den Mund, ein gequälter Ausdruck wird sichtbar. Dann jammert Lenni auf. Der Vater geht auf ihn ein. Er antwortet mit Worten oder mit Lauten, zum Beispiel auf Lennis Seufzen. So wirken beide wie zwei Leidtragende, verbunden im Schmerz über etwas Unausweichliches. Es ist für mich beeindruckend, wie viel Lenni im Beisein des Vaters mitteilen kann. Er hat jetzt auch eine Stimme, wenngleich sie nur klein ist... Dann blinzelt Lenni und lächelt den Vater an, der nun auch lächelt... Der Puls ist bei 170 geblieben.* Aber als der Vater ihn schließlich wieder zum Schlafen gebettet hat, *wirkt er friedlich, wenn auch leise keuchend, und schläft. Der Puls ist auf 148 abgefallen.*

Lenni konnte bei seinem Vater etwas von seiner Todesangst loswerden, weil der mit ihm die Qual teilte, die Angst vor der Qual, niemals frei atmen zu können. Während des Besuchs konnte er sein Unglücklichsein, seine Angst fühlen, weil er im Vater ein Gegenüber hatte, das bereit war, seine Gefühle aufzunehmen. In einer späteren Begegnung mit Lenni habe ich selbst versucht, mich in ähnlicher Weise seinem Elend verbunden zu zeigen: *Ich beginne auf sein schweres Einatmen mit einem leisen Stöhnen zu antworten, aber nicht abschwächend, sondern eher betonend. Lenni wird sofort lebendiger sowohl bei den hohen als auch bei den tiefen Tönen... zweimal kommt jetzt ein deutliches heiseres Krächzen aus ihm heraus, es klingt anders als die Ausstoßungen, mehr wie der Ansatz eines Schreis. In mir verstärkt sich der Eindruck, dass Lenni eine Angst loswerden müsste, wofür er einen Anderen braucht, der sie aufnimmt.*

Eltern müssen sich als Eltern fühlen dürfen – die Klinik assistiert

Eltern können nur dann Angst und Not des Kindes empathisch aufnehmen und aushalten, wenn sie nicht selbst noch in der Erstarrung verharren, in die das erlittene Trauma sie versetzt hat, oder sie überflutet sind von Angst und Schuldgefühlen. Was von ihnen gefordert ist, ist eine Art von »therapeutischer Ich-Spaltung«: auf der Ebene des Kindes mitfühlen und zugleich, soweit es eben geht, die erwachsene Position behalten, die dem Kind Schutz und Sicherheit verspricht. Sie werden aber ihre Empathiefähigkeit für *dieses* Kind nicht ausbilden und verfeinern können, wenn sie nicht die Möglichkeit haben, an und von diesem Baby zu lernen, und ebenso wie das Kind brauchen sie dafür einen Raum.

Wir haben den Eindruck gewonnen, dass die Station in Turku den Eltern den Rücken freihält, ihnen bei der Versorgung assistiert und beratend zur Seite steht, sie auch in Abwesenheit mit viel Sorgfalt für die emotionalen Bedürfnisse des Babys vertritt, ihnen aber immer die erste Stelle einräumt. Wie wichtig eine »haltende« und empathische Umgebung wiederum für die Eltern sein mag, kann vielleicht die folgende Szene zeigen:

Atte wird von der Augenärztin untersucht, die Mutter hält ihn fest. Während der überwältigenden und vielleicht auch schmerzhaften Prozedur steigert sein Weinen sich zu schrillem Schreien. Die Mutter nimmt in einem melodischen Singsang den Ausdruck von Schmerz und Angst auf, und ich bemerke, dass die Mutter nichts davon sehen will. Sie schaut zur Seite, bleibt aber mit Händen und Stimme bei Atte. Es dauert für mein Gefühl endlos lang, die Mutter sieht mich ein paar Mal mit unglücklicher Miene an, ich selber muss mit den Tränen kämpfen. ... Der Stimme der Mutter ist für eine Weile anzuhören, dass sie sich zusammennehmen muss, dann findet sie wieder den mitfühlenden melodischen Ton.

Eltern brauchen einen verstehenden Dritten

Die aufmerksame und verstehende Anwesenheit eines Dritten kann wohl, auch wenn man nur einen Blick tauscht, ein wenig stärken und ermutigen. Und das Pflegekonzept des »Primary Nursing« sorgt dafür, dass ein solcher Rückhalt für die Eltern zuverlässig da ist. In einem solcherart geschützten Raum können sie sich eher der Aufgabe stellen, sich mit den Gefühlen von Überwältigung und Machtlosigkeit, von Schuld und Unvermögen, von Verlust und Schmerz auseinanderzusetzen, welche die Frühgeburt in ihnen ausgelöst hat, zu bedauern und zu trauern.

Der Tod ist immer gegenwärtig auf der Intensivstation – Raum für Ängste

Viele Kinder kämpfen permanent um ihr Überleben, jeder einzelne Atemzug ist Anstrengung, jede Atempause vermutlich mit Vernichtungsangst verbunden. Es ist nicht möglich, den Uterus »nachzubauen«. Es ist nur möglich, den Eltern den Weg zu ebnen zu einer einfühlenden, mitfühlenden Haltung, die die Not des Kindes nicht wegwischen will. Auf diesem Weg brauchen die Eltern selbst ein verstehendes »Containing« ihrer eigenen Not und Angst, Zweifel, Zwiespältigkeit, ob sie sich auf die Beziehung einlassen wollen oder lieber abgeschottet bleiben wollen. Was wir in Turku sehen und miterleben konnten, kann wichtige Anregungen geben für eine Pflegehaltung, die die Eltern nicht infantilisiert, ihnen aus der ersten Erstarrung hilft, sie im Elternsein stützt, das

Kind respektiert und damit alle Beteiligten die Realität weitestgehend sehen lässt: Es ist, wie es ist.

Dank

Beobachten, Durchdenken, Niederschreiben gelingt mir nur, wenn mich andere dabei unterstützen. Deshalb gilt mein Dank den kleinen und großem Menschen der Frühgeborenen-Intensivstation des zentralen Universitätsklinikums Turku, der Psychoanaltkerin Renate Kelleter, die den Kontakt dorthin anbahnte und meinen Kolleginnen Rita Stockmanna, Cecilia Salamanca und Rose Ahlheim der Arbeitsgruppe »Frühes Erleben« in unserem Institut für anaytische Kinder-und Jugendlichen-Psychotherapie Esther Bick Berlin. Ihre Diskussionsbeiträge und -protokolle sind mit eingeflossen in die hier vorliegende Arbeit. Besonders möchte ich Rose Ahlheim danken, die mit mir in Turku beobachtete und mir gestattete, unsere Beobachtungen und Überlegungen, die wir bereits an anderer Stelle publiziert haben, auch für diesen Text zu verwenden.

Literatur

Ahlquist-Björkroth, S., Boukydis, Z., Lethonen, L. (2012): *Vanhemmat vahavasti mukaan.* Lohja (Werbeagentur AD-Office Oy).

Bauer, J. (2005): *Warum ich fühle, was Du fühlst.* Hamburg (Hoffmann und Campe).

Bion,W. (1962): *Lernen durch Erfahrung.* Frankfurt a. M. (Suhrkamp) 1992.

Deutsche Leitlinie »Frühgeborene an der Grenze der Lebensfähigkeit«. Federführende Fachgesellschaft: Gesellschaft für Neonatologie und pädiatrische Intensivmedizin e. V. (GNPI 2018)

Israel, A., Reißmann, B. (2008): *Früh in der Welt.* Frankfurt a. M. (Brandes & Apsel).

Lindner, U., Gortner, L. (2012): Nachsorge bei Frühgeborenen. Welche Konzepte tragen zur langfristigen Prognosesicherung bei? *Z. Kinder- und Jugendmedizin, Vol. 12*, 2012, Heft 3, S. 157–161.

Maiello, S.: Das Klangobjekt. Über den pränatalen Ursprung auditiver Gedächtnisspuren. In: *Journal of Child Psychotherapy 21*, 1995, S. 23–41.

Nosarti, C. et al. (2012): Preterm Birth und Psychiatric Disorders in Young Adult Life. Arch Gen Psychiatry, published online June, 2012 doi: 10.1001/archgenpsychiatry.2011.1374

Piontelli, A. (1992): *Vom Fötus zum Kind: Die Ursprünge psychischen Lebens.* Stuttgart (Klett-Cotta).

Richtlinie Qualitätssicherungs-Richtlinie Früh- und Reifgeborene, Stand 20.06.2013 des Gemeinsamen Bundesausschusses über Maßnahmen zur Qualitätssicherung der Versorgung von Früh- und Reifgeborenen gemäß § 137 Abs. 1 Nr. 2 SGB V in Verbindung mit § 92 Abs. 1 Satz 2 Nr. 13 SGB V

Rizolatti, G., Craighero, L., Fadiga, L. (2003): The mirror system in human. In: Stamenov, M., Gallese,V. (eds.): *Mirror Neurons and the Evolution of Brain und Language.* Amsterdam (John Benjamins).

Roth, G., Lück, M. (2007): Frühkindliche emotionale Entwicklung und ihre neuronalen Grundlagen. In: *AKJP*; 1/2007, S. 49–80.

Tomatis, A. (1994): Klangwelt Mutterleib. München (Kösel) S. 165ff.

Vinall, J. et al. (2013): Invasive Procedures in Preterm Children: Brain and Cognitive Development at School Age, February 2014 Z. PEDIATRICS 133(3) DOI: 10.1542/peds.2013-1863.

von der Wense, A., Bindt, C.: *Risikofaktor Frühgeburt.* Weinheim/Basel (Beltz), S. 31ff.

World Health Organization (2012): BORN TOO SOON – THE GLOBAL ACTION REPORT ON PRETERM BIRTH (www.who.int).

103

Marie Rose Moro / Rahmeth Radjack
(Paris)

Migranten und ihre Kinder

Ein transkultureller Ansatz

Schwanger zu sein, sich um Babys zu kümmern, Eltern zu werden ist seit jeher und überall eine Tätigkeit, die die Menschen in ihrer Intimität, aber auch das Paar, die Familie und die Gesellschaft in Bewegung versetzt. Die Betreuung von Babys ist daher von Land zu Land und von Kultur zu Kultur sehr unterschiedlich. An manchen Orten werden Babys gerne angeschaut und mit ihnen gesprochen, aber kaum berührt und massiert wie bei uns; an anderen Orten werden sie lieber getragen und massiert, dafür aber weniger angeschaut und man spricht weniger mit ihnen. Es gibt nicht den einen richtigen und den einen falschen Weg. Babys geht es gut, wenn es ihren Eltern gut geht und sie sich in ihrer Umgebung und Kultur als gute Eltern fühlen. Daher ist es wichtig, nicht zu »pathologisieren«, was man nicht kennt, sondern sich stattdessen mit diesen verschiedenen Interaktionsstilen vertraut zu machen, um Eltern zu unterstützen, egal woher sie kommen; sie in ihren Handlungsweisen zu unterstützen und ihnen somit zu ermöglichen, auf ihre eigene Art und Weise gute Eltern zu sein. Was hier zählt und was unsere Patienten brauchen, ist nicht so sehr das Universelle, wie Chamoiseau in Anlehnung an Glissant sagt, sondern die Beziehung.[1]

Darüber hinaus wirkt sich die Migration, neben der Kultur, auch auf das Wesen und die Elternschaft aus. Wie kann man verstehen, wie man in einer Migrationssituation Eltern wird? Und wie wirkt sich die Migration darauf aus, Eltern zu werden und gute Eltern zu sein (Moro, 2021). Eine Reihe von Forschungsarbeiten hilft uns dabei, die Auswirkungen der kulturellen Vielfalt, aber auch der Migration auf Eltern oder zukünftige Eltern zu überdenken (Moro und Welsh, 2022; Moro, 2010, 2020). Es sind die Daten dieser Studien, die wir hier zusammenfassen werden, und ihre Auswirkungen auf die Begleitung und Klinik dieser Eltern und ihrer Kinder in unseren Beratungen, an unseren Aufnahmeorten und in unserer Gesellschaft. Es sei darauf hingewiesen, dass wir hier von Migranten und nicht von Einwanderern und Flüchtlingen sprechen,

---

1   https://aoc.media/entretien/2021/03/26/patrick-chamoiseau-on-na-pas-besoin-duniver-sel-on-a-besoin-de-relation/

damit wir von der ersten und der zweiten Generation sprechen können und um den dynamischen Aspekt der Migration zu betonen.

Migranten in der Welt und ihre Kinder

Im Jahr 2020 waren weltweit mehr als 82,4 Millionen Menschen gezwungen, aus ihrer Heimat zu fliehen. Darunter befinden sich fast 26,4 Millionen Flüchtlinge, von denen mehr als die Hälfte unter 18 Jahre alt ist. Außerdem gibt es Millionen von staatenlosen Menschen, denen die Staatsangehörigkeit und der Zugang zu grundlegenden Rechten verwehrt wurden. Derzeit ist einer von 95 Menschen aufgrund von Konflikten oder Verfolgung gezwungen, aus seiner Heimat zu fliehen. Im Jahr 2021 waren 46% der Flüchtlinge und 34% der Asylsuchenden Kinder unter 18 Jahren (UNHCR, 2020). In den 22 OECD-Ländern war 2019 mehr als jeder fünfte Mensch im Alter von 15 bis 34 Jahren ein Migrantenkind. Dieser Anteil steigt weiter an und die Herkunft der Kinder ist vielfältig. In Frankreich hat jedes dritte Kind mindestens einen Elternteil, der aus einem anderen Land stammt (Insee, 2021). Diese Kinder gehören zur Minderheit der Migranten und können sich von anderen Kindern durch ihre von den Familien weitergegebenen Zugehörigkeiten, ihre Muttersprachen, Religionen, Geschichten, sozialen Bedingungen oder Kulturen unterscheiden.

Eine Geburt fernab der eigenen Familie ist daher immer häufiger. Jede fünfte Frau, die in Frankreich entbindet, und in vielen Teilen der Welt ist der Anteil ungefähr gleich hoch, ist eine Migrantin. Die Migration, insbesondere wenn sie noch nicht lange zurückliegt und das Paar isoliert ist, führt zu einem Bruch mit den bisherigen Bezugspunkten. Darüber hinaus ist das Risiko für psychopathologische Erkrankungen bei Migrantinnen erhöht, insbesondere für prä- und postpartale Depressionen, die zwischen 38% und 50% der Migrantinnen betreffen, wobei das Risiko umso höher ist, je kürzer die Migration zurückliegt (Goguikian Ratcliff, Diaz-Marchand, 2019). Komplexe posttraumatische Belastungsstörungen sind ebenfalls überrepräsentiert (Vandentorren et al., 2016). Es ist daher naheliegend, dass sich das Feld der transkulturellen Klinik mit der Frage beschäftigt, wie sich Eltern und Kinder im Migrationskontext aneinander anpassen müssen. Auf der Grundlage des Komplementarismus (Devereux, 1972) versucht der transkulturelle Ansatz, eine doppelte Exposition von Migrantenfamilien und Fachkräften gegenüber der von beiden Seiten empfundenen Andersartigkeit auszugleichen. Die kulturelle Dimension kann jedoch von jedem professionell Helfenden berücksichtigt werden. Unser Ziel ist es, die kulturellen und sozialen Dimensionen hervorzuheben, die in der Perinatalperiode und während der Kindheit und Jugend der Kinder zu beachten sind.

Wir haben unsererseits klinische Studien über Mütter und Babys in transkulturellen Situationen durchgeführt, die gezeigt haben, wie groß die Anfälligkeit in dieser perinatalen Phase ist. Diese Fragilität äußert sich sowohl bei der Mutter als auch beim Kind: postpartale Depressionen und Psychosen, Disharmonien in der Mutter-Kind-Interaktionen, funktionelle Störungen des Babys wie Schlaf- oder Fütterungsstörungen (Moro, 2007, 2010). Wir haben die Wirksamkeit von Therapien aufgezeigt, die die verhaltensbezogene, affektive, phantasmatische und kulturelle Ebene der Mutter-Baby-Interaktionen einbeziehen sowie die Notwendigkeit, an der individuellen und kulturellen Bedeutung der Störung zu arbeiten (Moro, Neuman & Réal, 2008). So zeigen alle Studien, wie wichtig es ist, die kulturellen Vorstellungen der Eltern, ihre Denkweise in Bezug auf die Bedürfnisse ihrer Babys und ihre Handlungsweisen zu berücksichtigen (Moro, 2007, 2020, 2021). Sie zeigen auch, wie wichtig es ist, die individuellen, familiären, sozialen und kulturellen Kompetenzen dieser Eltern und die Verbindungen, die sie zu ihren Zugehörigkeiten und Gemeinschaften haben, anzuerkennen und zu unterstützen, um ihnen besser dabei zu helfen, Eltern zu sein und ihre Babys aufwachsen zu lassen, ganz gleich, woher sie kommen.

Was passiert in der Kindheit und Jugend?

Das Kind eines Migranten muss lernen, vom Inneren des Hauses nach außen zu gehen, d. h. die von den Eltern vermittelte Kultur und die Kultur der Aufnahmegesellschaft zu integrieren. Es muss lernen, sich beim Übergang von der einen zur anderen Kultur als derselbe zu fühlen, d. h. es muss lernen, sich zu mischen. Diese Situation bringt Verletzlichkeit mit sich, unterschiedliche Codes und Logiken ohne Hierarchie zu integrieren; aber wenn das Kind lernt, sie zu beherrschen, wird diese Pluralität zur Quelle der Kreativität. Die Eltern müssen weiter vermitteln, um die Durchmischung ihrer Kinder zu fördern, die lernen werden, sich ohne die Hilfe ihrer Eltern, aber auf deren Unterstützung gestützt, im Freien zu bewegen. Manchmal werden Migrantenkinder insofern zu Eltern ihrer Eltern, als sie sich im Freien besser bewegen können als ihre Eltern und die Sprache der Außenwelt oft besser beherrschen als diese. Einer der Schutzfaktoren für Migrantenkinder ist jedoch die Vorstellung, die sie von ihrer Muttersprache haben (Moro, 2010). Je besser sie diese kennen (und somit zweisprachig sind) oder zumindest eine gute Vorstellung von dieser Muttersprache haben, desto größer ist ihr Selbstwertgefühl, desto besser können sie ihre Zweitsprache lernen, sich in dieser Zweitsprache legitimiert fühlen und gute und glückliche Schüler in der französischen Schule sein (Moro et al., 2012).

Migrantenkinder sind mit vielen besonderen Herausforderungen konfrontiert (Akhtar, 2021). Diese Kinder gehören zwei Kulturen an, haben also Mehrfachzugehörigkeiten und müssen diese mischen; sie können sich schämen, Eltern zu haben, die »anders« sind als die ihrer Freunde und Gleichaltrigen, vor allem in der Latenzzeit. Jugendliche schätzen die Einzigartigkeit mehr, aber Kinder mögen keine Unterschiede, sie wollen wie ihre Kameraden sein; sie können sich durch die hohen Erwartungen ihrer Eltern belastet fühlen, da der Erfolg des Migrationsprojekts ihrer Eltern von ihnen abhängt; manchmal, vor allem bei Mädchen, ist ihre Autonomie eingeschränkt, was in einer Aufnahmewelt, die sich anders verhält und die zwischen Mädchen und Jungen viel gleichberechtigter ist, schwer zu akzeptieren ist. Manchmal sind diese Migrantenkinder gezwungen, die Rolle des »Lehrers«, »Sozialarbeiters« oder »Übersetzers« ihrer Eltern zu übernehmen; manchmal müssen diese Kinder mit den Schuldgefühlen umgehen, die durch die Verletzlichkeit der Migranteneltern hervorgerufen werden; diese Kinder, die Minderheiten angehören, müssen sich mit Diskriminierung und Vorurteilen auseinandersetzen, die vor allem in der Adoleszenz auf ihnen lasten, und zwar auf Jungen mehr als auf Mädchen; und schließlich müssen sie während ihrer gesamten Entwicklung die Tatsache verteidigen, »Franzose« zu sein (Akhtar, 2021: 109-124).

Eine traurig banale klinische Geschichte: Aminata

Aminata wuchs bei ihren Großeltern in Westafrika auf. Im Alter von acht Jahren kam sie zu ihren Eltern, die sie kaum kannte, nach Frankreich. Aminata hatte Schwierigkeiten, sich in dem neuen Umfeld zurechtzufinden. In der Schule hielt sie sich immer eng an den Lehrer. Jedes Mal, wenn er sich um die anderen Kinder kümmerte, wurde sie unruhig. Im Laufe der Zeit entwickelte Aminata erhebliche Verhaltensstörungen, die den Lehrern große Sorgen bereiteten. Nach drei Jahren in Frankreich war der reguläre Schulbesuch unmöglich geworden, da ihre Lernverzögerungen ebenso wie die Verhaltensstörungen erheblich waren.

Die Lehrer begannen daran zu zweifeln, dass Aminatas Eltern in der Lage waren, sich um ihre Tochter zu kümmern. In der Schule roch Aminata oft schlecht, sodass die Lehrer sich fragten, ob sie sich zu Hause wusch. Sie stahl Essen von ihren Mitschülern, und es wurde sofort von Unterernährung gesprochen... Eines Tages bemerkte der Sportlehrer Brandspuren an Aminatas Arm. Da die Lehrer bereits alarmiert waren, gab die Schule eine Meldung mit dem Verdacht auf Vernachlässigung und Misshandlung auf... Die Eltern, die von diesen Vorwürfen überfordert waren, konnten sich nicht gut gegen die Meldung verteidigen, die sie als Katastrophe erlebten. Aminata wurde in einem Heim untergebracht. Die Bemühungen der Eltern, dieser Situation mit Würde und Ruhe zu begegnen, gingen nach hinten los und verstärkten die Wahrnehmung des Richters, dass die Familie die Bedürfnisse ihrer Tochter vernachlässigte. Der Dialog zwischen der Familie und den Einrichtungen wurde extrem schwierig. Die Eltern hatten so große Angst, dass ihre eigenen Worte gegen sie verwendet würden, dass sie jegliche Erklärungen einstellten: weder die Tatsache, dass Aminata unter Enuresis litt und Schwierigkeiten hatte, sich in der Schule sauber umzuziehen, wenn sie ihre Kleidung beschmutzt hatte, noch die Existenz von Brandnarben, die vor ihrer Migration entstanden waren... Derzeit wartet die Familie auf ein positives Gerichtsurteil, das ihre Rückkehr in die Familienwohnung ermöglichen könnte (eine Lösung, die von den Eltern, aber auch vom Team des Heims, das Aminata aufnimmt, sehr gewünscht wird). Erst mehr als sechs Monate nach Aminatas Unterbringung konnte die Familie von einem auf transkulturelle Arbeit spezialisierten Team empfangen werden, um eine Stellungnahme zu der Situation abzugeben. In Bezug auf Aminatas Narben blieben viele Fragen offen: Sind es Spuren eines Traumas, das sie in Afrika erlitten hat? Oder vielleicht Spuren der traditionellen Pflege? Angesichts der Notlage der Familie und der Gefühle des Misstrauens, die sich bei ihnen festgesetzt haben, sind diese Fragen noch immer schwer zu beantworten.

Aufgrund dieser klinischen Situation stellt sich die Frage, warum die Intervention des transkulturellen Pflegeteams nicht vor der Einweisung von Aminata beantragt wurde. Es stellt sich auch die Frage, warum es keinen Dialog zwischen der Schule und den Eltern gab, der den Verdacht auf Vernachlässigung hätte relativieren können. Aminatas Verhaltensauffälligkeiten zeigen deutlich ihr psychisches Leiden, das wahrscheinlich mit ihrem komplizierten Lebensweg zusammenhängt (Migration, Veränderung des familiären und kulturellen Hintergrunds, Konfrontation mit der französischen Schule...).

Eine psychotherapeutische Betreuung wäre für Aminata und ihre Familie wünschenswert gewesen. In diesem Fall hat das Eingreifen der Institutionen die Situation der Familie nur noch verschlimmert. Man hat es versäumt, zum richtigen Zeitpunkt eine angemessene Versorgung anzubieten, und später wurde sogar die bereits geschwächte Bindung zwischen Aminata und ihren Eltern durch eine überstürzte Einweisung destabilisiert. In dieser Situation schienen die Fachkräfte und Institutionen ihre negative kulturelle Gegenübertragung (Devereux, 1985) nicht analysiert zu haben, d.h. das Unverständnis der Teams und ihre impliziten und zwar implizit negativen Reaktionen auf die soziale und kulturelle Differenz und auf die Eltern, die nicht so reagierten, wie sie es sich hätten vorstellen können. Die Anerkennung und Verarbeitung der kulturellen Gegenübertragung ist einer der Schlüsselfaktoren der transkulturellen Position, um die Begegnung und eine angemessene Beziehung mit dem Kind und seiner Familie nicht zu behindern, die es ermöglicht, die Situation richtig einzuschätzen und ein Projekt und gegebenenfalls eine angemessene Psychotherapie zu entwickeln.

Um eine solche Dysfunktionalität in den Einrichtungen zu vermeiden, ist es wichtig, den Zugang der Migrantenbevölkerung zur Gesundheitsversorgung durch die Verfügbarkeit von Übersetzungsdiensten und die Verteilung von Informationen über bestehende Dienste zu erleichtern. Darüber hinaus ist eine gute transkulturelle Kommunikation zwischen Fachkräften und Nutzern erforderlich. Schließlich müssen sich die Fachkräfte mit der Komplexität des Lebens von Migrantenfamilien vertraut machen: die Migrationswege, die sie zurückgelegt haben, ihr Leben in transnationalen Familiennetzwerken, die vielfältigen kulturellen Repräsentationen der Herkunft, die sie in die Beratung mitbringen... Daraus ergibt sich die Bedeutung der klinischen Forschung zu diesen konkreten Situationen, um die transkulturellen Kompetenzen aller zu erhöhen.

Forschung auf der Grundlage von klinischen und sozialen Daten

Ausgehend von unseren transkulturellen Versorgungseinrichtungen haben wir im akademischen Rahmen sowohl Studien in der natürlichen Umwelt (Migrantenkinder an Orten des Kinderschutzes, PMI,[2] oder in der Schule, dem *collège*, dem *lycée*) als auch in der klinischen Bevölkerung (Migrantenkinder, die in der Kinderpsychiatrie oder in unseren transkulturellen Sprechstunden vorgestellt werden, um die Entwicklung des Kindes in der transkulturellen Situation zu verfolgen) durchgeführt.

---

2   Les centres de protection maternelle et infantile (Anm. d. Ü.).

In der Allgemeinbevölkerung haben wir an der sprachlichen Entwicklung der Kinder und ihren sprachlichen Werdegängen gearbeitet und ein Instrument zur Bewertung der Muttersprachen der Kinder entwickelt, den ELAL d'Avicenne (Moro, Rezzoug & al., 2018a, 2018b). Wir haben uns auch mit der Verletzlichkeit und Kreativität aller Migrantenkinder (Moro, 2007) und den daraus zu ziehenden Konsequenzen für die Prävention von Schulversagen und die Entwicklung dieser einzigartigen Kinder befasst.

In der klinischen Population und unter Anwendung der in diesem Kapitel beschriebenen transkulturellen Methode arbeiten wir auch heute noch mit verschiedenen Populationen und Problematiken aus der Praxis und der Versorgung:

- Kinder von Migranten der zweiten und dritten Generation und Kinder von gemischten Paaren (Moro, 1994, 2000, 2004, 2007).
- Kinder aus internationalen Adoptionen (koordinierte Arbeiten von Harf et al., 2015).
- Unbegleitete alleinstehende Minderjährige, die ohne Eltern und ohne Papiere in unser Land und in unsere Beratungsstellen kommen (koordinierte Arbeiten von Radjack, Toumahi & Minassian; Radjack et al., 2014; Minassian et al., 2017).
- Radikalisierte Jugendliche (Lenjalley & Moro, 2019; Touhami et al., 2018).
- Und all jene, die aus dem einen oder anderen Grund Sprachen, Welten oder Traumata durchqueren, wie Kinder in Kriegen (Moro, 2003) oder emigrierte Kinder (Moro, 2011).

Die dritte Kategorie von Studien schließlich betrifft die transkulturelle psychotherapeutische Technik selbst. Die Prozesse ihrer Wirksamkeit werden untersucht – sowohl die Faktoren, die jeder Psychotherapie gemeinsam sind, als auch die spezifischen Faktoren der transkulturellen Technik (Zeitlichkeit, Gruppe der Co-Therapeuten, Anwesenheit und Auswirkungen des Übersetzers auf Kinder und Erwachsene, Auswirkungen der Berücksichtigung der kulturellen Vorstellungen der Patienten – ätiologische, ontologische und pragmatische). Im Jahr 2020 begann eine große transkulturelle Studie unter dem Namen Programme Hospitalier de Recherche Clinique (PHRC) über die Auswirkungen transkultureller Psychotherapie auf depressive Kinder (Moro et al., 2020).

Unabhängig von der Art der transkulturellen Forschung beruht sie auf den Daten der Familien und Kinder und dient im Gegenzug dazu, sie besser zu verstehen und zu behandeln. Wir beziehen die Familien in diese Arbeit ein und diskutieren mit ihnen sowohl unsere Forschungsschwerpunkte als auch unsere Ergebnisse, die wir in Form einer Diskussion wiedergeben.

Schließlich veröffentlichen wir auch viele Lebens- und Therapieberichte, die den Familien vorgelegt und in Anwesenheit eines Dolmetschers besprochen werden. Diese Dolmetscher werden auch in diese Diskussionen einbezogen, entweder in den Gesprächen mit den Familien, danach oder im Rahmen von Seminaren.

Schlussfolgerung

Was die Anpassung psychologischer und psychiatrischer Theorien an die komplexen Problematiken betrifft, die bei der Arbeit mit Patienten mit Migrationshintergrund auftreten können, gibt es sowohl in der Versorgung als auch in der Forschung noch viel zu tun. Wir sind noch weit davon entfernt, die Auswirkungen der aktuellen Veränderungen in unseren Gesellschaften auf das psychische Leben von Kindern und ihren Familien zu verstehen (Globalisierung, Migrations- und Kreolisierungsphänomene, Aufbau transnationaler Netzwerke zwischen Migranten usw.). In diesem Rahmen ist Forschung von entscheidender Bedeutung, aber eine Forschung, die vom Feld ausgeht und zum Feld zurückkehrt, die von den Erzählungen und dem Leben der Migrantenfamilien ausgeht und zu ihnen zurückkehrt. Kinder von Migranten zu sein ist eine komplexe, aber zeitgemäße und immer häufiger auftretende Situation. Die Bereitstellung dieser Daten für Fachleute und die Gesellschaft (Moro, 2021, 2022) sollte es uns ermöglichen, Migranteneltern und ihren Kindern dabei zu helfen, diese Verletzlichkeit zu meistern und sie in Kreativität umzuwandeln. Aus der Verletzlichkeit einen Schatz machen...

Übersetzung aus dem Französischen von
Isabelle Schuber & Kathrin Hörter

Literatur

Abdelhak, M. A., & Moro, M. R. (2006): L'interprète en psychothérapie transculturelle. In M. R. Moro, Q. De La Noë, Y. Mouchenik (Eds), *Manuel de psychiatrie transculturelle. Travail clinique, travail social* (pp. 239–248). Grenoble (La Pensée sauvage).

De Plaen, S., & Moro, M. R. (1999): Œdipe polyglotte. Analyse transculturelle. *Journal de la psychanalyse de l'enfant,* 24, 19-44. Republié In C. Geissmann, & D. Houzel (Eds), *Psychothérapies de l›enfant et de l›adolescent* (pp. 642–660). Paris (Bayard).

Devereux, G. (1970): *Essais d›ethnopsychiatrie générale.* Paris (Gallimard).

Devereux, G. (1978): L'ethnopsychiatrie. *Ethnopsychiatrica,* 1, 1, 7–13.

Devereux, G. (1980): *De l'angoisse à la méthode.* Paris (Flammarion).

Devereux, G. (1985): *Ethnopsychanalyse complémentariste.* Paris (Flammarion). (œuvre originale 1973).

Freud, S. (1967): *L'interprétation des rêves* (trad. fr.). Paris: P.U.F. (œuvre originale 1900).

Freud, S. (1968): *Totem et tabou* (trad. fr.). Paris (Payot) (œuvre originale 1912).

Goguikian Ratcliff, B., Diaz-Marchand, N.: Avoir un enfant loin des siens : petits gestes, grands enjeux. In C Barras et A Manço Eds *L'accompagnement des familles: entre réparation et créativité.* L'harmattan, 2019: 67–79.

Harf, A., Skandrani, S., Sibeoni, J., Pontver,t C., Revah Levy, A., Moro, M. R. Cultural identity and internationally adopted children: qualitative approach to parental representations *Plos One* 2015. Doi :101371

HCR Global Report 2020. Source : 18 juin 2021. Tendances mondiales 2020 du HCR https://www.unhcr.org/fr/apercu-statistique.html

Herrnstein, R. J. & Murray, C. (1994): *The Bell Curve: Intelligence and Class Structure in American Life.* New York (Free Press).

INSEE Naissance selon la nationalité et le pays de naissance des parents. https://www.insee.fr/fr/statistiques/5414761?sommaire=5414771 Publié le 30/09/2021

Iny, V. & Michelot, J. (2001). Les jumeaux faiseurs de pluie... *Métisse,* 1, 2, 14–18.

Kirmayer, L. J.; Guzder, J.; Rousseau, C. (coord.) (2014): *Cultural Consultation. Encountering the Other in Mental Health Care.* New York (Springer).

Kleinman, A. (1980): *Patients and Healers in the Context of Culture: An exploration of the borderland between anthropology, medecine and psychiatry.* Berkeley (University of California Press).

Kleinman, A. & Good, B. (Eds.) (1985): *Culture and Depression. Studies in the Anthropology and Cross-Cultural Psychiatry of Affect and Disorder.* Berkeley (University of California Press).

L'autre Cliniques, Cultures et Sociétés, (2000): « Dire sa souffrance ». vol.1, 3. Grenoble: La Pensée sauvage.

L'autre, «Nourritures d'enfances«, La Pensée Sauvage (Ed.), 2000. www.revuelautre.com.

Lenjalley, A., Moro, M. R. (2019): *A l'adolescence, s'engager c'est exister* ! Bruxelles (Yakapa).

Lévi-Strauss, C. (1977): *L'identité.* Paris (Grasset).

Minassian, S., Touhami, F., Radjack, R., Baubet, T. & Moro, M. R.: Les détours du trauma lors de la prise en charge des mineurs isolés étrangers. *Enfances et Psy,* 2017; 74: 115–25.

Moro M. R. (Dir.) (2018a): *Manuel ELAL d'Avicenne*. *Evaluation Langagière pour ALlophones et primo-arrivants.* Paris: AIEP/Babel. www.transculturel. eu; https://www.transculturel.eu/L-ELAL-d-Avicenne--un-outil-novateur-pour-valoriser-les-langues-de-tous-les-enfants-plurilingues_a933.html

Moro, M. R. (Dir.) (2018b): L'ELAL d'Avicenne, un outil transculturel très attendu pour *évaluer* et soutenir les compétences en langues maternelles des enfants. *L'autre, Cliniques, Cultures et Sociétés,* 19 (2) : 138–41.

Moro, M. R. avec J. et D. Peiron: *Les enfants de l'immigration. Une chance pour l'école.* Bayard, 2012.

Moro, M. R. et Welsh, G. (Eds.): *Parenthood and Immigration in psychoanalysis: Shaping the Therapeutic Setting.* London (Routledge), 2022.

Moro, M. R., Neuman, D., Réal, I. (Eds.): *Maternités en exil. Mettre des bébés au monde et les faire grandir en situation transculturelle.* La Pensée sauvage ; 2008.

Moro, M. R: *50 questions sur les bébés, les enfants, les adolescents. Comment devenir des parents ordinaires ici et dans le monde.* La Pensée sauvage ; 2021.

Moro, M. R: *Aimer ses enfants ici et ailleurs. Histoires transculturelles.* Odile Jacob; 2007.

Moro, M. R. et coll. *Guide de psychothérapie transculturelle. Soigner les enfants et les adolescents.* Impress, 2020.

Moro, M. R. *La famille quand ça va, quand ça va pas. Leurs familles expliquées aux enfants et à leurs parents.* Glénat, 2021.

Moro, M. R. *Nos enfants demain. Pour une société multiculturelle.* Odile Jacob ; 2010.

Moro, M. R. (1998). Aspects psychiatriques transculturels chez l'enfant. *Encyclopédie Médico-chirurgicale Psychiatrie* (Fascicule 37-200 G-40). Paris (Elsevier).

Moro, M. R. (1994). *Parents en exil. Psychopathologie et migrations.* Paris (P.U.F.).

Moro, M. R. (2000). *Psychothérapie transculturelle des enfants et des adolescents.* Paris (Dunod).

Moro, M. R. (2004). *Enfants d'ici venus d'ailleurs. Naître et grandir en France.* Paris (Hachette Littératures).

Moro, M. R. & Lachal, C. (2006). *Les psychothérapies. Modèles, méthodes et indications.* Paris (Armand Colin).

Moro, M. R., De la Noë, Q., Mouchenik, Y. (Eds) (2006): *Manuel de psychiatrie transculturelle. Travail clinique, travail social.* Grenoble (La Pensée sauvage).

Moro, M. R., De Pury Toumi, S. (1994): Essai d'analyse des processus inter-actifs de la traduction dans un entretien ethnopsychiatrique. *Nouvelle Revue d'Ethnopsychiatrie*, 25/26, «Traduction en psychothérapie», 47–85.

Obeyesekere, G. (1985): Depression, Buddhism and the Work of Culture in Sri Lanka. In: A. Kleinman & B. Good. *Culture and Depression.* Berkeley (University of California Press).

Radjack, R., Guzman, G., & Moro, M. R. Enfants mineurs isolés: *Adolescence*, 2014; 32 (3) : 531–39.

Rosaldo, M. Z. (1984): Toward an athropology of self and feeling. In: Shweder & LeVine *Culture Theory. Essays on Mind, Self and Emotion.* Cambridge (Cambridge University Press).

Stork, H. (1999): *Introduction à la psychologie anthropologique.* Paris (Armand Colin).

Touhami, F., Minassian, S., Radjack, R., Lenjalley, A., Lachal, J., El Husseini, M., Moro, M. R.: Les voies de Khalthoum. *Adolescence*, 2018, 36 (2): 275–90.

Vandentorren, S., Le Méner, E., Oppenchaim, N., Arnaud, A., Jangal, C., Caum, C., Vuillermoz, C., Martin-Fernandez, J., Lioret, S., Roze, M., Le Strat, Y., & Guyavarch, E. (2016): Characteristics and health of homeless families: the EN-FAMS survey in the Paris region, France 2013. *European Journal of Public Health*, 26(1), 71-6. doi: http://dx.doi.org/10.1093/eurpub/ckv187. Epub 2015 Oct 28.

Weblinks

www.clinique-transculturelle.org
www.maisondesolenn.fr
www.marierosemoro.org

Saskia von Overbeck Ottino
(Genf)

»Mein Vater hat mir gesagt, dass die Erde flach ist«

Identitätsprobleme, die jugendliche MigrantInnen bedrängen

I. Einleitung

»Ich möchte ganz normal sein, keine Kosovarin, keine Muslima, keine Eltern mit einer Einwanderungsgeschichte haben, nicht dauernd irgendetwas aushandeln müssen..., alles wäre so viel einfacher... und doch habe ich mich dabei ertappt, wie ich mich so stolz, so nah meiner Familie fühlte, so als Albanierin gefühlt habe, als die Unabhängigkeit des Kosovo erklärt wurde...«

Dieser Schrei aus Anijas tiefstem Herzen, des jungen Mädchens, das sich hin und her gerissen fühlt zwischen den Welten, in denen sie sich bewegt; der Welt, aus der ihre Familie stammt und der Welt, in der sie aufwächst, das zeugt von den möglichen Sackgassen, in die jugendliche MigrantInnen während ihrer adoleszenten Identitätssuche geraten können.

Immer mehr Jugendliche in der Schweiz suchen Hilfe wegen ihrer oft gravierenden Schwierigkeiten, bei denen sich meist individuelle, familiäre, soziale und kulturelle Probleme miteinander vermischen.

Wenn man von MigrantInnen und deren Kindern oder von MigrantInnen der zweiten Generation spricht, verweist man implizit auf die Koexistenz verschiedener Welten. Da gibt es die Welt der Eltern, die emigriert sind, da ist die Welt des Landes, in die sie eingewandert sind – und da ist die Welt des Kindes. Für die Eltern gehört ihr Kind zu ihnen, zu ihrer Welt. Es ist aus demselben Holz geschnitzt wie sie selbst. Auf der anderen Seite neigen die Akteure des Aufnahmelandes (die Erzieherinnen, die Lehrer, die Sozialarbeiter, auch politische und rechtliche Instanzen) dazu, das Kind als zu ihrer Welt gehörig anzusehen. Zwar erkennt man allgemein an, dass das Kind und die Familie aus einem anderen Land stammen, also »fremd« sind, manchmal wird das sogar wertgeschätzt. Doch oft wird das Kind stigmatisiert. Es wird dann toleriert, wenn es nicht mit den Anforderungen der Aufnahmegesellschaft in Konflikt gerät. So ist die Welt eines Kindes von MigrantInnen von Anfang an eine zusammengesetzte. Mehr noch als die Kinder erleben die Jugendlichen in ihrem Inneren die Diskrepanz zwischen Umwelt und Außenwelt, wie ihre Eltern sie erleben. Die Kinder und Jugendlichen werden geprägt von der Art und Weise wie ihre Eltern mit dem Exil umgehen, von der Art der Beziehungen, die sie zu ihrer Großfamilie, zu ihrer Kultur, zu ihrer Herkunft, zu ihrer Geschichte haben, auch von der Art, wie sie von der örtlichen Kultur und davon beeinflusst werden, was die Umwelt auf sie projiziert.

Die klinische Arbeit mit jugendlichen MigrantInnen zeigt oft sehr charakteristisch die Identitätsprobleme, von denen sich die Jugendlichen bedrängt fühlen. Sie müssen die schwierige Arbeit leisten, die verschiedenen Welten zu integrieren, die Welt der Eltern mit der Welt des Aufnahmelandes. Beide Welten werden oft als feindlich erlebt (und sind es auch manchmal wirklich), beide Welten werden oft in deutlicher Hierarchie, vor allem als nicht reduzierbar erlebt (man kann nicht halb/halb sein).

Weil wir Therapeuten oder die Institutionen der Kultur dem Aufnahmeland angehören, kommen wir von Anfang an in eine Position, in der es zu schwierigen Gegenübertragungsphänomenen kommen kann im Sinne einer heiklen kulturellen Gegenübertragung. Wir müssen uns vor ethnozentrischen Entgleisungen hüten und uns bemühen, den Jugendlichen dabei zu helfen, möglichst spielerisch mit ihren vielfältigen Möglichkeiten zur Identitätsfindung umzugehen, damit sie ihren ganz eigenen Weg finden können.

Ich lade Sie zur Erkundung dieser Welten in ihren Verflechtungen ein. In dieser Perspektive enthüllen sich die Begriffe »Migrant«, »Migrantin« retrospektiv als Menschen, die schwer psychisch arbeiten, um ihre neue eigene Mischung während ihrer prozesshaften Identitätsentwicklung herauszufinden.

II. Adoleszenz und kulturelle Identität

Die Adoleszenz ist eine Zeit der umstrukturierenden Identitätstransformation und der Aneignung bzw. Wiederaneignung von Subjektivität. Sie stellt eine Art Übergangsbereich zwischen der Welt der Kindheit und der Erwachsenenwelt dar. Mit der körperlichen, geschlechtlichen Reife ordnen sich die Konstellationen von Trieb und Abwehr neu. Die Frage »Wer bin ich?« als Frage nach der Identität in dieser Lebensphase enthält auch die Frage »Wer bin ich und zu welcher Kultur gehöre ich?«

Bekanntlich waren die adoleszenten Umwälzungen seit Urzeiten allen Gesellschaften bekannt und sind ritualisiert worden. Allerdings blieb die Adoleszenz in der Psychoanalyse lange ein Stiefkind. Diese Zeit des Übergangs vom Kind zum Erwachsenen mit seinen spezifischen körperlichen, sozialen, seelischen und religiösen Aspekten, gilt allgemein als ein Zeitraum der Verwandlung, und markiert eine Art Scheideweg zwischen den Generationen. Vorher war man ein Kind und danach ist man ein Erwachsener.

Das bezeugen Rituale, die die zahlreichen Veränderungen im Prozess der Adoleszenz unterstreichen und sie begleiten. Körperliche und seelische Transformationen, aber auch Veränderungen im sozialen und kulturellen Status. In den meisten Kulturen markieren Übergangsriten[1] diese Meilensteine, die die Trennung der Jugendlichen von der Kindergruppe betonen. Dem folgt eine Zeit der Marginalisierung in der sie verschiedene Prüfungen durchlaufen müssen, und schließlich die Zeit der Eingliederung in die Erwachsenenwelt.

In dieser Zeit können sie nun Sex haben, heiraten und als Erwachsene auf die Jagd gehen, am Krieg teilnehmen oder an anderen Gruppenaktivitäten.

Diese Rituale existieren nicht zufällig, sind auch keine exotischen oder primitiven Phantasien. Es handelt sich um aktive Verfahren, die sich im Laufe der Zeit bewährt haben, die intimste Sphären berühren und die sie in verschiedenen Lebenskrisen begleiten. Die Kultur ist eine gute Klinikerin. Die Erforschung der Rituale lehrt uns, wie sie helfen, die jeweils phasenspezifischen Konflikte zu verstehen. So wie man beispielsweise anhand von Trauerritualen die psychischen Phasen der Trauer verstehen kann, zeigen uns die Übergangsrituale der Adoleszenz etwas über die großen universalen Konflikte in der Adoleszenz. Beispielsweise wird in manchen Kulturen in den Adoleszenzritualen die psychische Bisexualität inszeniert. In der Zeit der M a r g i n a l i s i e r u n g verkleiden sich junge Männer als Frauen oder junge Frauen fluchen wie Männer. Es geht darum, zum letzten Mal, mit der Bisexualität zu spielen. Ehe man sie in seine endgültige Geschlechtsidentität integriert. Andere Spielarten kehren die Generationenfolge um. Vorübergehend benehmen sich Jugendliche wie Chefs, die die Älteren herumkommandieren. Oder man spielt mit der Regression bis hin zur Geburt. Jugendliche werden dazu ermutigt, sich wie kleine Kinder zu verhalten und sich füttern zu lassen, wie Babys geknuddelt zu werden. Sogar ihre Geburt

---

1   Für Ethnologen laufen sowohl Übergangs- als auch Initiationsriten in drei Phasen ab (Gennep 1909): eine erste Phase der Trennung, in der das Individuum ausgewählt, von anderen unterschieden und aus seinem Zustand, seinem ehemaligen Status herausgelöst wird; dem folgt die zweite Phase der Latenz oder Marginalisierung, in der sich das Individuum zwischen zwei Zuständen befindet. Es hat seinen früheren Status verloren und seinen neuen noch nicht erlangt. In dieser Zeit ist das Individuum gezwungen, sich an eine Reihe mehr oder weniger verwirrender Rituale zu halten; es folgt eine dritte Phase, die der Aggregation, in der die Person ihren neuen Zustand, ihren neuen Status erlangen kann.

darf nachgespielt werden (Bettelheim 1954). Die sexuellen Praktiken sind während dieser rituellen Wochen streng reguliert. Erreichte sexuelle »Reife« wird durch ein reinigendes Bad oder durch Salbung bekräftigt. Auch in unserer Kultur gibt es Übergangsrituale. Bekanntlich sind für die Juden Bar-Mizwa und für die (evangelischen) Christen die Konfirmation gleichermaßen Übergangsrituale auf dem Weg zur sozialen, religiösen und seelischen Reife.

Etwas verschiedene Äquivalente kommen in verschiedenen Bräuchen zum Ausdruck: In einigen lateinamerikanischen Ländern schenkt man dem Mädchen, das zum ersten Mal menstruiert, schöne Unterwäsche. Es gibt auch zahlreiche Bräuche, die mit der »Entjungferung« von Jungen zusammenhängen; schließlich sind die ganz besonderen Feiern zu bestimmten Geburtstagen (z.B. 16, 18 oder 20) eine Form, die den Übergang zu den »Großen« markieren. In den westlichen Ländern, in denen die traditionellen Kulturen nicht mehr so wirksam sind wie früher, gibt es eine Fülle von neuen Ritualen für den Übergang vom Jugendalter zum Erwachsenenalter. Viele dieser Rituale scheinen übrigens eher die Schwierigkeit der Eltern zu unterstützen, sich von ihren Kindern zu trennen. Diese Rituale stimmen als rituelle Herausforderungen mit den spezifisch adoleszenten, psychodynamischen Prozessen überein und weisen darauf hin, dass die unumgängliche psychische Arbeit in dieser Lebensphase überall recht ähnlichen Kraftlinien folgt, die die verschiedenen Ethnien »anerkennen« und durch die der Ethnie eigenen Rituale »unterstützt« werden. Anscheinend bieten sich die Übergangsriten der Adoleszenz als kulturell/psychische Hülle von interpretativem Wert an, deren unausgesprochenes Ziel es ist, die Verwandlung des Kindes zum Erwachsenen zu erleichtern. Es ist tatsächlich auffällig, um auf die obigen Beispiele zurückzukommen, wie sehr diese rituellen Prozesse die typischen psychischen adoleszenten Konflikte berücksichtigen: homosexuelle Ängste, Ängste vor Triebüberflutung, Ängste vor der Rivalität mit den Eltern, der Verzicht auf regressive kindliche Aspekte und auf kindliche Omnipotenz.

Allgemeiner gesagt: Jede Gesellschaft, jede Ethnie hat außer den Initiationsriten zuweilen recht strenge Vorstellungen und Regeln bezüglich Werten, Idealen und Verhaltensweisen für die heranwachsende Generation. Jede Familie ist über individuell-familiäre Züge hinaus von ihren »ethischen« Werten geprägt. Soziale Verhaltensweisen und sexuelle »Normen« sind beispielsweise sehr streng geregelt. Es kann aber auch geschehen, dass man bei einem bestimmten Thema einer Ethnie auf gegensätzliche »Richtlinien« einer anderen Ethnie stößt (in einigen Kulturen sind außereheliche sexuelle Beziehungen verboten, die in anderen stark gefördert werden). Auch wenn die Regeln anscheinend konträr sind, ist ihnen doch gemeinsam, dass die Ethnie, die Gruppe sich das

»Einsichtsrecht« in die Intimsphäre des Einzelnen und »normale« Verhaltensweisen »vorschreibt«, vor allem in Bereichen, in denen die Triebhaftigkeit eingeschränkt werden muss. In der Generationenabfolge können aber auch gesellschaftliche Regeln verändert werden. In den meisten europäischen Gesellschaften gilt etwa die sexuelle Enthaltsamkeit einer jungen Frau tendenziell als Symptom, während dies in den vorherigen Generationen als »Tugend« galt. Eine ethnische Gruppe kann die Person, die nach den ethischen Vorstellungen unsittlich ein sexuelles Tabu gebrochen hat, bestrafen, während in einer anderen Gruppe Enthaltsamkeit verpönt ist. Diese kulturellen »Werte« sind weit mehr als Variationen von Handlungsweisen. Sie sind Teil der individuellen psychischen Funktionsweisen. So fühlt erstere Frau, dass sie tatsächlich einen schlechten Lebenswandel führt, während die zweite sich dagegen als unnormal fühlt. Beide laufen Gefahr, einen psychischen Konflikt zu entwickeln, der sich auf ihr ganzes späteres Leben auswirken kann.

Die Vorstellung von Zugehörigkeit verankert sich kulturell in den psychischen Instanzen. Obwohl das kulturelle Umfeld in der Regel »Spielräume« zur Unterstützung der inneren psychischen Arbeit eröffnen kann, kann es gleichermaßen bestimmte psychische Konflikte »schüren«. So kann etwa eine Frau, die ihren sexuellen Wünschen nachgibt und dafür offen ist, in Folge der strengen Gesellschaftsmoral sich doppelt schuldig fühlen.

Für die Adoleszenz mit ihren zahlreichen körperlichen, sozialen und psychischen Turbulenzen stellt das kulturelle Umfeld einen größeren Container dar als allein die Bindungen zu Eltern, Familie oder an soziale Forderungen. Insofern kann das kulturelle Umfeld als »psychische Hülle« für den Jugendlichen, seine Familie und sein direktes soziales Umfeld funktionieren. Man könnte es sogar als eine »Übergangszone« (im Sinne von Winnicotts Übergangsraum) bezeichnen. Ein Jugendlicher wird in seinem kulturellen Umfeld zwar seine Eltern und eine Reihe von (familiären und kulturellen) Vorschriften angreifen, aber er wird seine Angriffe so gestalten, dass er andere respektiert, weil er bestimmte kulturelle Vorstellungen als unbezweifelbar, als absolut erlebt. Auch bei uns können Jugendliche auf elterliche Werte herabschauen, können sogar eine ganze kulturelle Gruppe angreifen. In seiner Ermächtigung stützt er sich aber auf andere Gruppen oder Werte, die doch zur eigenen Kultur gehören (wie beispielsweise die Punk- oder Gothic Bewegung).

Offensichtlich anerkennt jede Kultur die Veränderungen und Belastungen während der Adoleszenz. Allerdings geht keine Kultur in gleicher Weise mit dieser Phase um. Die Umgestaltungen finden im »Spannungsfeld« zwischen Individuum, Familie und Kultur statt. In dieser Phase werden die Jugendlichen autonomer, entwickeln »ihre« Persönlichkeit und eignen sich zugleich »ihre« Kultur an.

III. Der adoleszente Prozess in einer transkulturellen Situation

Es lassen sich im adoleszenten Prozess drei entscheidende Aufgaben charakterisieren. Gefordert ist:

– eine ödipale Neuorientierung (Distanzierung vom gegengeschlechtlichen Elternteil und Hinwendung zur Gleichaltrigengruppe), ferner die Bestätigung der sich entwickelnden Identität, die häufig über »doppelte« Beziehungen zu Gleichaltrigen verläuft, ehe eine wirklich einzigartige Identität sich herauskristallisieren kann.

– der Umgang mit den bedrohlich gewordenen libidinösen und aggressiven Triebregungen seitdem der Jugendliche über einen kraftvollen, geschlechtsreifen sexuellen Körper verfügt;

– die Zurückweisung kindlicher Omnipotenz (ich bin der König, der Stärkste, ich kann den töten, der nicht tut, was ich will…), die Anerkennung des Realitätsprinzips mit der Fähigkeit, Befriedigungen aufzuschieben und Frustrationen zu tolerieren.

Zusammengefasst geht es darum, sich als Individuum zu behaupten, seine eigene Kraft und seine Impulse selbst zu regulieren, zu lernen, Befriedigungen aufzuschieben und mit der Realität, wie sie ist, zurechtzukommen. All das zeigt sich in den »normalen« adoleszenten Turbulenzen und findet sich in der klinischen Behandlung dramatisch wieder. Wie bereits gesagt, sind der adoleszenten Prozess und die Kultur eng miteinander verflochten, ebenso wie alle Lebensereignisse eng miteinander verflochten sind.

Ethnisches Unbewusstes

Georges Devereux (1970, 1972), Physiker, Psychoanalytiker, Anthropologe, eine der Gründerfiguren der Ethnopsychoanalyse, entwickelte das Konzept vom ethnischen Unbewussten, um den kulturellen Anteil der psychischen Funktionen zu definieren.

Devereux unterscheidet im Unbewussten zwischen dem, was nie bewusst war, und dem, was bewusst war, aber verdrängt oder abgespalten wurde. Dieses sekundäre Material besteht aus Gedächtnisspuren, die sowohl von »inneren« als auch von »äußeren« Erfahrungen hinterlassen wurden. Dieses Material wird auch von den Abwehrmechanismen, vom Über-Ich und vom Ich-Ideal beeinflusst. Er unterteilt diese zweite Form des Unbewussten in ein unbewusstes Segment der idiosynkratischen Persönlichkeit und in ein unbewusstes Segment der ethnischen Persönlichkeit.

Das idiosynkratische Segment besteht aus den Elementen, die das Individuum ökonomisch verdrängt und abgespalten hat. Mit diesem idiosynkratischen Anteil arbeiten wir normalerweise mit Patienten aus unserem Kulturkreis. Dabei spielen die ethnischen Anteile in der therapeutischen Beziehung keine bedeutende Rolle.

Das ethnische Unbewusste eines Individuums ist der Teil des Unbewussten, den es mit den meisten Mitgliedern seiner Kultur teilt. Das ethnische Unbewusste setzt sich aus dem zusammen, was eine bestimmte Kultur aufgrund ihrer grundlegenden Forderungen (z. B. sexuelle Tabus) zu verdrängen pflegt. Es wird »weitergegeben«, wie Kultur in einer Art Lehre weitergegeben wird, So »lehrt« jede Generation der nächsten, Bestimmtes zu verdrängen und Anderes eher auszudrücken im Gegensatz zu einer anderen Kultur. Jede Kultur erlaubt es, bestimmten Fantasien, Triebe und anderen Manifestationen der Psyche auf die bewusste Ebene zu gelangen und dort zu bleiben, während andere wiederum verdrängt werden sollen. Deshalb besitzen alle Mitglieder einer Kultur eine Reihe unbewusster Konflikte gemeinsam (Devereux, EEG:5.)

Diese von der Kultur zur Verfügung gestellten Strategien zur Abwehr bestimmter Impulse reichen jedoch nicht immer aus, um sie einzudämmen. Die Kultur »liefert« dann »kulturelle« Mittel zu ihrem Ausdruck. Beispielsweise sind in vielen Kulturen homosexuelle Impulse verboten, finden aber »kulturell« erlaubte Ausdrucksformen. Ähnlich wie in unserer Kultur das Borderline-Spektrum erlaubter Ausdruck der Schwierigkeit mit dem Aufschub der Befriedigung sein mag, in einer Gesellschaft deren Botschaft »alles, sofort« lautet. Die vielzähligen oben angeführten Rituale im Jugendalter lassen sich auch als unterschiedliche Modelle verstehen, die kulturell unterschiedlich gefordert sind.

Bei PatientInnen können wir also nicht mehr davon ausgehen, dass Kultur ein bestimmtes Krankheitsbild »färbt«. Dagegen ist es in der therapeutischen Arbeit wichtig zu wissen, dass zu jedem Zeitpunkt psychische und kulturelle Repräsentanzen komplementär ineinander verwoben sind.

Diese Vorstellungen von Kultur mit ihren unbewussten Ablegern ermöglichen es, die elterlichen Projektionen in Analogie zu kulturellen Projektionen zu sehen. Wir wissen, welche Rolle die elterlichen Projektionen für die psychische Entwicklung des Babys spielen können. Ähnlich kann man anmerken, dass sie auch von den »kulturellen« Projektionen der Eltern oder der näheren Umgebung geprägt ist. Von seiner Zeugung an ist das Baby nicht nur von individuellen Projektionen, die seine Eltern auf es richten, den elterlichen Projektionen, umhüllt, sondern auch von den kulturellen Projektionen (von Overbeck Ottino 2001), die mit der ethnischen Zugehörigkeit der Familie zusammenhängen. In manchen Gesellschaften gilt ein Kind erst mit Spracherwerb als Mensch. Bei seiner Geburt gehört es noch zur Welt der Ahnen und der Toten seiner kulturellen Gruppe, an die es sich wahrscheinlich anschließen wird. Um es an die Lebenden zu »binden«, muss es »geformt«, also »menschlich« gemacht werden. Dazu werden Schwangerschaft, Wochenbett und Babypflege von der kulturellen Gruppe strengstens überwacht. So massieren in einigen afrikanischen Ethnien die Mütter ihre Babys. Dabei drückt die Mutter ihre natürliche Verbundenheit mit ihrem Kind aus, sie besetzt es mit einer Reihe von eigenen Projektionen und vermittelt ihm dabei gleichzeitig kulturelle Vorstellungen:

– Es gibt zwei Welten, die der Menschen und die der Geister;
– diese andere Welt kann in die Welt der Menschen einbrechen (und das Kind zurückholen);
– durch Handlungen lässt sich eine schützende Barriere zwischen den beiden Welten aufrichten.

So durchdringen elterliche und kulturelle Projektionen das Kind vergleichbar den ineinander verstrickten Maschen in einem bunten Strickzeug. Infolgedessen stellen die gesamte Pflege und Erziehung durch die Familie und ihre Umwelt für sie gleichermaßen eine kulturelle und emotionale Investition dar.

Auswirkungen von Exil auf die psychischen Funktionen

Die Trennung von der vertrauten Umwelt und der Bruch in den familiären, sozialen und kulturellen Bindungen können ein bis dahin harmonisches Familienleben stören und manche Mitglieder der Familie schwächen, insbesondere wenn traumatische Ereignisse Ursache für das Exil waren.

Auf Seiten der Eltern, die häufig isolierter sind als im Heimatland wird die kulturelle Verankerung durch die Abwesenheit ihres ehemaligen kulturellen Umfeldes unterminiert. Zusätzlich müssen sie sich in ein Umfeld integrieren, deren Sprache und Regeln sie nicht (oder noch nicht) kennen. Isoliert, kulturell in der Minderheit, möglicherweise traumatisiert oder von der neuen Gesellschaft verachtet, fällt es ihnen schwer, ihre elterlichen Funktionen auszuüben. Die ethnische und soziale Gruppe, *der äußere kulturelle Rahmen*, kann den *inneren kulturellen Rahmen* (im Sinne von Tobie Nathan) nicht mehr nähren und stärken. Er verliert dadurch an Flexibilität und sein Potential als Übergangsraum. Klinisch lassen sich bei den Eltern zwei gegensätzliche Reaktionen feststellen: Entweder werten sie sich selbst ab. Sie verlieren das Gefühl, für ihr Kind nützlich zu sein, weil sie keine Hilfe zur Identifikation mehr sein können. »Die Kinder wissen es besser«, sie treffen die wichtigen Entscheidungen. Oder die Eltern können mit verhärteten kulturellen Regeln reagieren: »Wir sind ›gute‹ Muslime und wollen, dass unsere Tochter ein gutes Mädchen ist, wir können nicht zulassen, was sie will…« Oft aber belasten die Eltern ihr Kind mit ihrer ganz eigenen Hoffnung auf eine bessere Zukunft. Die Kinder müssen für die ganze Familie erfolgreich sein. Seit der Kindheit lautet das Motto »arbeiten« und (das Herkunftsland, die Schwierigkeiten...) vergessen. Sicherlich stellen Schule und Studium für Eltern und Kinder ein relativ vertrautes Umfeld dar, ähnlich dem, was sie in der Heimat gekannt haben. Aber mangels orientierender Informationen verhärten sich auch hier die Vorstellungen. Unter dem Diktat zu »arbeiten« wird jede Phantasie zur Bedrohung. Das Kind vermag die Erwartungen der Eltern zu erfüllen, weil es nur zu gerne die oft enttäuschten und geschundenen Eltern «ernährt«. Aber als Jugendliche geraten sie dadurch schnell in eine Sackgasse.

Auf der Seite der Jugendlichen konfrontieren sie ihre Relativierungen der elterlichen Vorstellungen und ihren Versuch, Alternativen zu besetzen, unmittelbar mit der grundlegenden »ethnischen» Diskrepanz zwischen der Welt ihrer Eltern und der Welt, in die sie eingewandert sind. Wenn sich der oder die Jugendliche der inneren Zerrissenheit nicht bewusst werden kann, spüren sie vielleicht innerlich eine bedrohliche Kluft zwischen ihren verinnerlichten elterlichen Werten, (die stark von »konstruierten« Werten der Eltern geprägt sind) und dem, was sie an kulturellen Orientierungswerten der Gesellschaft, die sie aufgenommen hat und in der sie aufgewachsen sind, schon verinnerlicht haben. In diesem Zusammenhang nehmen der Identitätswandel und die Relativierung der von den Eltern mitgebrachten Vorstellungswelt im Autonomiestreben häufig die Form »alternativer« Identifikationen zur Herkunftskultur an, oft in einer polarisierenden »entweder/oder« Weise. Die Infragestellung des Familienmodells greift dann auf die gesamte kulturelle Hülle der Familie über. Das lässt den konflikthaften adoleszenten Prozess besonders explosiv werden. Dies wird möglicherweise durch das Bedürfnis verstärkt, Identitätsfiguren wie Freunde, Lehrer oder andere wichtige Personen der Aufnahmekultur ähnlich zu werden. Dies geschieht auf die Gefahr hin, eine Identifikation aufzurichten, die möglicherweise nie ichdyston wird. »Ich bin nicht mehr wie meine Eltern, aber ich bin auch kein Hiesiger«. Anders gesagt: Ein europäischer Jugendlicher, der nach Kenia auswandern muss, wird nie ein Masai werden (und sich auch nie vollständig als solcher fühlen…).

Die Identitätskluft, die zwischen dem Migrantenkind und seinen Eltern bestehen kann, lässt sich nicht durch Verhaltensweisen, Ideale oder Verbote verringern, sondern durch die Konfrontation mit der Kluft auf der Ebene der ethnischen Identität. Während das vorpubertäre Kind – oft dank spaltungsähnlicher Mechanismen – zwischen den Welten des Gastlandes und des Herkunftslandes »funktionieren« kann, kann die jugendliche Person, während sie sich ihre einzigartige Identität erarbeitet, sich zerrissen fühlen, weil sie in ihrem Inneren die Unvereinbarkeit der Welten erlebt.

Adoleszenzaufgaben moduliert durch Exil und kulturelle Zugehörigkeit

1) Mit dem Ende der Kindheit kommt die Zeit, in der **das elterliche Modell relativiert wird** und die heranwachsende Person andere, außerfamiliäre Objekte besetzt. Die Welten – einerseits die Familie, andererseits die Kontakte im Aufnahmeland – drohen sich zu polarisieren als jeweils exklusiv, gegensätzlich und manchmal erscheinen sie sogar miteinander unvereinbar. Die Infragestellung der elterlichen Vorstellungswelt kann sich dann ausdehnen auf die Infragestellung der gesamten elterlichen Kultur. Sowohl

der Jugendliche wie auch seine Eltern werden in ihrer Umgebung »davon betroffen« und drohen, sich gegenseitig fremd zu werden. Der drohende Verlust wird so akuter und realer, als wenn Eltern und Kinder immer in demselben Kulturkreis gelebt hätten. Alternative Identitätsversuche lassen den Verlust des Kokons der Kindheit bedrohlicher erleben und lassen keinen Raum mehr für Flexibilität, die für das unerlässliche Hin- und Herpendeln zwischen der Welt der Erwachsenen und der Welt der Kindheit nötig wäre.

2) Auch die **Konfrontation mit sexueller und körperlicher Potenz** reaktiviert kulturelle Werte. Auch hier geht es darum, Intimität mit den Gleichaltrigen zu erleben, gemeinsam zu entdecken, »dasselbe« zu tun wie alle anderen, um (im wörtlichen oder übertragenen Sinn) zu »begreifen« , was Angst macht. Wie es sich oft im Exil zeigt, können die kulturellen Regeln mit ihrer unbewussten ethnischen Orientierung für die Sexualität im Herkunftsmilieu und im Aufnahmemilieu sich radikal unterscheiden. Wie lassen sich in Ruhe die körperlichen Veränderungen erforschen, wenn die Tabus von dort hier die Normen sind? Auch als Therapeuten sind wir nicht neutral. Auch uns fordert unsere ethnische Identität heraus. Es besteht die Gefahr, dass wir ein Mädchen in seiner Zerrissenheit nicht wirklich verstehen können, die ihre sexuellen Wünsche auslebt, aber in ihrer haltgebenden Familie auf deren Tabus stößt. Wir könnten geneigt sein, dem Mädchen helfen zu wollen, seine Wünsche auszuleben, und der Familie zu helfen, weniger »rückwärtsgewandt« zu sein. Damit wäre der Konfliktanteil unterschätzt, den die Jugendliche in sich selbst austrägt. Der Kampf zwischen entgegengesetzten Normen geschieht nicht nur äußerlich, er lässt sich auch als Szene auf der intrapsychischen Bühne verstehen. Davon zeugen die häufig extrem gegensätzlichen Äußerungsformen: einerseits Tragen des Kopftuchs und streng religiöse Phasen, andererseits Risikoverhalten, Alkoholismus und riskante Sexualität. Diese Beispiele vom Hin und Her, vom Ausprobieren können auch so verstanden werden, dass das Spiel dem potenziell tödlichen Handeln gewichen ist.

3) Schließlich kann die **schon zurückgelassene kindliche Omnipotenz** plötzlich zurückkehren. Migrantenkinder sind oft mit dem besetzt, das zu erreichen, wieder gut zu machen, erfolgreich zu sein, was die Eltern selber nicht konnten. Häufig ist die Umkehr der Generationenabfolge beobachtbar, Kinder, die schneller die Sprache des Aufnahmelandes erlernen oder bei Behördengängen kompetent sind, beeltern sozusagen ihre Eltern. Oft tun sie dies gerne, sind stolz darauf, eine so wirkmächtige Rolle zu übernehmen, obwohl die Last der Verantwortung überwältigend sein kann und

nicht ihrem Alter entspricht. Oft geht die beginnende Adoleszenz einher mit dem Zusammenbruch einer glänzenden Schulkarriere und dem Auseinanderbrechen eines bis dahin »perfekten« Jugendlichen. So als gelte es, den verletzten Narzissmus und die Trauer um die verlorene kindliche Allmacht in Szene zu setzen. Auch die Eltern brechen zusammen: »Wir haben alles auf sie gesetzt«, »sie muss arbeiten, erfolgreich sein, nach all dem, was wir erlebt haben.« Aufgaben mit Allmacht zu schaffen, war in der Kindheit möglich gewesen, aber erweist sich angesichts der adoleszenten Auseinandersetzung mit der Realität nun als unmöglich. Die Konfrontation mit der Realität führt leider oft zu einem Zusammenbruch der Identität und kann zu Borderline-ähnlichen Krankheitsbildern führen. Es ist zu fragen, ob die Symptomatik des inneren Leids möglicherweise von den vorherrschenden Erscheinungsbildern der leidenden Jugendlichen entlehnt sind, die der Aufnahmegesellschaft angehören.

IV. Klinische Vignetten

Das afghanische Mädchen Leila war einst ein liebenswertes Kind und eine brillante Schülerin. Mit Eintritt in die Pubertät scheint sie alles zerstören zu wollen. Durch schulisches Desinteresse und Eskapaden, in denen sie alle Tabus der Kultur ihrer Eltern bricht (sie trinkt, trifft sich mit Jungen, kommt spät in der Nacht nach Hause usw.) bringt sie gleichermaßen Lehrer und Eltern gegen sich auf. Zwar sind sich alle darin einig, dass »man arbeiten muss«. Dabei prallen zwei Sichtweisen auf Leila aufeinander. Die Lehrer wollen Leila ihre Adoleszenz leben lassen, sie ausgehen lassen, einige Eskapaden tolerieren, »weil die Jugend sich entwickeln muss«. Hingegen geht es ihren Eltern darum, ihre Tochter vor den Gefahren einer ihnen unvertrauten Außenwelt zu schützen. Sie hatten den Krieg miterlebt und hofften, in der Schweiz ruhigere Zeiten zu finden und ihrer Tochter ein besseres Leben zu ermöglichen. Sie wollen aus ihr »eine gute Afghanin« machen und ihr gleichzeitig das Beste für ihre Zukunft bieten. Leila hingegen weiß nicht, ob sie ein schlechtes Mädchen ist (das kommt von den Eltern), ob sie faul ist (das kommt von der Schule) oder ob sie sich über ihren Zustand Sorgen machen und auf ihren leidenden Anteil hören soll (das kommt wahrscheinlich von mir, der Therapeutin). Übrigens schwankt sie in unserer Beziehung hin und her, ob sie sich anvertrauen und sich auf mich stützen soll oder ob sie mich auf Distanz halten soll. Dabei ist sie abwechseln authentisch und rührend, dann wieder provokant und zynisch.

Bislang hat sie sich trotz ihrer scharfen Intelligenz und ihrer guten Introspektionsfähigkeit nicht viel Spielraum gegeben, um über ihre Leiden nachzudenken. Eher wurde sie von ihren Stimmungsschwankungen, ihren wankelmütigen Beziehungen, dem Alkoholkonsum, ihrem sozialen Rückzug und ihrem Schulabbruch geplagt.

Die Geschichte von Leila und ihrer Familie ist tragisch: Als einziges Kind, das den Krieg überlebt hat, nimmt sie eine gefährliche Position ein. Schon bald weist die Familie ihr eine lebenswichtige, reparierende und großartige Rolle zu. Sie muss erfolgreich sein, für sich selbst, aber auch für ihre vermissten Geschwister. Sie muss trösten, kompensieren, wiederherstellen. Es scheint, als sei Leila zum Unterpfand für sich selbst und ihre Familie für ein erfolgreiches Familienprojekt geworden, zur Belohnung für alle erbrachten Opfer; auch als Unterpfand für die Wiederherstellung der Illusion von einer »besseren, »ausreichend guten« Welt, die durch die traumatischen, Erlebnisse zerstört worden war. Die Infragestellung dieser unmöglichen, omnipotenten Zielvorgabe stürzte mit einbrechender Adoleszenz sowohl die Eltern als auch Leila in einen, diesmal inneren Krieg.

Hier muss darauf hingewiesen, dass weder ihre Eltern, noch Leila irgendeine Pathologie aufweisen. Die Symptome im Borderline-Stil zeugen von einer neurotischen Grundfunktion, die von den Wirren der Adoleszenz und den zahlreichen reaktivierten Traumata, Kriegstraumata und Migrationstraumata überfordert ist.

Es war schwierig während der therapeutischen Begleitung von Leila, ihren Eltern und ihrem Umfeld etwas anderes anzusprechen als ihr Schulversagen. Offensichtlich war dieses Thema der gemeinsame Nenner, auf dem die klinische Arbeit mit einem Mindestmaß aller Beteiligten am Arbeitsbündnis beginnen konnte. Seit mehreren Jahren gelingt es Leila immer erneut nach einer Phase guter Vorsätze und Bemühungen nicht mehr zu arbeiten. Alles erscheint ihr absurd, sie lässt locker und verfällt in riskante Lebensweisen. Sie weiß, dass sie es schaffen kann, aber etwas in ihr macht nicht mit. Sie wird von destruktiven suizidalen Impulsen überschwemmt.

Sie möchte ihr Abitur schaffen, erfolgreich sein… Aber jedes Mal, wenn sie einen Schritt nach vorne macht, weicht sie wieder zurück…

Erfolgreich sein? Scheitern? Was steht bei dem jeweiligen Ergebnis auf dem Spiel?

Erfolge machten es realistischer, etwas für sich selbst erreichen und gleichzeitig ihren Eltern eine Freude machen zu können. Wenn sie ihre Aufgaben erfüllt, zeigt sich, dass es für Leila nicht so einfach ist, Erfolg zu haben.

Die Reifeprüfung bestehen – für wen, für sie selbst oder für die Eltern oder die Lehrer oder die Therapeutin?

- Wenn sie »nur für sie (die Eltern)« erfolgreich wäre, würde Leila sie heilen, eine gute Tochter sein, ihre Mission erfüllen, so sein, wie sie es sich immer erträumt hatten. Die zu sein, die ihre Mutter zum Strahlen bringt. Aber dann müsste sie die Gefahr in Kauf nehmen, dass Leila »nur« Mutters Trost, ihre narzisstische Verlängerung ist und für sich selbst nichts ist.
- Erfolg »für sie selbst« zu haben wäre ein wichtiger Schritt zur Individuation, aber der ist nicht so einfach. Eine erfolgreiche Individuation verlangte gleichzeitig, die Eltern zu verlassen und von den Eltern verlassen zu werden. Volljährigkeit und die Reifeprüfung öffnen die Tür zu individuelleren Entscheidungen. Aber welche Entscheidungen? Entscheidungen in Übereinstimmung mit den Erwartungen ihrer Eltern und ihrer Herkunftskultur mit dem Risiko, von der Umgebung »ausgeschlossen« zu werden? Oder Entscheidungen entsprechend ihrer Aufnahmekultur riskieren, sich aber dann in der eigenen Familie fremd zu fühlen.
- Das eingebrachte Material weist darauf hin, als würde Erfolg bedeuten, erfolgreicher zu sei als ihre verstorbenen Geschwister. Leila meint, die seien intelligenter und verdienten mehr Erfolg als sie selber. Erfolg ist nicht ohne Schuld. Da gibt es Wiedergutmachung und den Versuch, die Liebe der Eltern zu gewinnen, aber da gibt es auch Rivalität und die schuldbesetzte Befriedigung, über die Verstorbenen zu triumphieren. Der Wunsch, die Beste, die Bevorzugte zu sein, bringt kehrwendig die Schuldgefühle mit sich, die älteren Geschwister erneut in den Tod zu stürzen.
- Leben, erfolgreich sein, triumphieren als Erscheinungsformen gesunden Egoismus, werden zur Quelle von Schuldgefühlen und Verlassenheitsängsten.
- Erfolgreich sein bedeutet auch, sich mit der Akademiker-Mutter zu messen, sich mit dem Wunsch und der Angst zu konfrontieren, sie zu übertreffen. Das ist ein wichtiger Fortschritt im Individuationsstreben. Dieser eigentlich normale Fortschritt in der Individuation ist für Leila viel stärker belastet.
- Noch stärker kulturell aufgeladen bedeutet der Erfolg auch, seine Eltern in Frage zu stellen und sich jeweils mit der Rolle des Mannes und der Rolle der Frau auseinanderzusetzen. Bei diesem Elternpaar wird die Mutter als intellektueller und weniger traditionell wahrgenommen als der Vater. Für Leila bedeutet Erfolg, sich ihrer Mutter im Kampf um die Emanzipation der Frau anzuschließen mit dem Risiko, von einem bereits sehr abwesenden Vater als schlechte Tochter abgelehnt zu werden.

130

– Schließlich bringt Erfolg weitere Identitätsfragen mit sich: Was wird sie tun, wenn sie das Abitur in der Tasche hat? Sie träumt davon, Medizin oder Jura zu studieren, um sich mit Leib und Seele den Ärmsten dieser Welt zu widmen. Das lässt ihr keinen Spielraum für andere Formen der Selbstverwirklichung. – »Ich werde nie einen Freund haben, das ist nichts für mich; ich hasse es, mich zu binden«. »Ich, Kinder, Sie machen wohl Witze…« Immer arbeiten, kein Raum für Wünsche, denn die führen zu sehr schwierigen Fragen.

Man könnte sich also fragen: Und scheitern? Durchfallen, wäre ein Kompromiss mittels Vermeidung. Es hieße, weder die Eltern, noch die Geschwister zu verlassen. Sich nicht konfrontieren mit der Belastung durch unmögliche Aufgaben oder mit drohendem Verlust. Durch diese defensive Kompromisslösung wird Scheitern auch zu einer eher jugendlichen Rebellion: Ich tue nicht, was Du willst. Ich will m e i n   L e b e n   machen, es ist mein Leben, nicht deins«. Wiederholtes Scheitern lässt sich schließlich auch verstehen als wiederholter Versuch, erfolgreich zu werden, aber es nicht zu schaffen, gesehen zu werden. In diesem Sinne hatten wir unsere Arbeit angefangen.

Abgesehen von den so besonderen traumatischen Erfahrungen dieser Familie zeigt sich, dass es einerseits das von den Eltern getragene familiär-kulturelle Modelle der Identifikation gibt, und andererseits ein Identifikationsmodell, dessen kulturelle Anteile vom umgebenden Umfeld getragen werden. Die Jugendliche erlebt die beiden Modelle als sich gegenseitig ausschließend, und dieser gegensätzliche exklusive Charakter wird oft einerseits durch die Familie und andererseits auch wieder durch das soziale Umfeld des Aufnahmelandes verstärkt. Für die klinische Behandlung aber ist der Zwiespalt im Inneren der Jugendlichen am wichtigsten. Nicht, dass sie zwischen den Werten der Umwelt und denen der Eltern wählen muss, sondern darin, dass sie mit den inneren Repräsentanzen dieser Aspekte zurechtkommen muss. So als ob auf der inneren Bühne zwei verschiedene »Über-Ichs«, zwei verschiedene »Ich-Ideale« miteinander auskommen müssen.

Das Projekt Emanzipation, das »Wählen müssen« verstärkt die Zerrissenheit, zumal sie Trennungsängste auslöst.

Für die Jugendlichen und ihre Familien beinhaltet das Verlassen des kulturellen Umfelds das Risiko, den gesamten Spielraum zu verlieren, der es ermöglicht, zwischen verinnerlichten kulturellen Bindungen und der kulturellen Außenwelt flexibel hin und her zu pendeln. Vergleichbar dem verlorenen Verständnis der feinen Zwischentöne in einer Sprache, die man nicht mehr wirklich beherrscht. Außerhalb des Beziehungsgeflechts besteht die Gefahr, dass die Handlungen, Werte und kulturellen Regeln ihr Entwicklungspotential verlieren. Das hat dann die Ausprägung starrer orthodoxer Haltungen zur Folge. Das fremde Land verstärkt die Angst der Eltern, dass mit ihrem Kind etwas schief gehen könnte. Weil es sich von ihnen und ihren kulturellen Vorstellungen und Werten entfernt, in eine Welt mit ganz anderen Werten eintaucht, kann das die Eltern narzisstisch kränken und sie in Zweifel über ihre eigene Identität stürzen, Wie beschrieben, können die Eltern darauf mit Orthodoxie oder gegenteilig mit Resignation oder depressivem Zusammenbruch reagieren

Es bleibt nicht folgenlos für die Identitätsentwicklung der Jugendlichen, wenn die Eltern geschwächt sind und sich die Generationenfolge umkehrt. Es ist schwierig, zerstört empfundene Eltern in Frage zu stellen und sich von ihnen zu trennen. Wie es gleichermaßen schwierig ist, die eigene kindliche Allmacht zu betrauern, wenn man auf die eine oder andere Weise seine eigenen Eltern beeltert hat. Manchmal führt auch der Grund auszuwandern (z.B. Bürgerkrieg, oder Verfluchung) dazu, dass die Eltern ambivalent zu ihren eigenen Werten stehen, was die Prozesse der Individuation noch komplexer macht

Darüber hinaus führen die offensichtlichen Gegensätze zwischen Herkunfts- und Aufnahmeland zu radikal polarisierten Werten. Entweder ist alles gut oder alles ist schlecht, schematisch wird eine Kultur gegenüber der anderen idealisiert (hier ist es super, dort ist alles schlecht«), oder bestimmte Klischees werden radikalisiert (»bei uns ist man herzlich, aber da wäre ich die Sklavin meiner Schwiegermutter. Hier bin ich frei, kann machen, was ich will. Aber dann bin ich eine Hure« oder »Jugoslawen sind alle Kriminelle«) Radikalisierungen bestehen auf Seiten der Jugendlichen, ihrer Eltern aber auch, um es erneut zu betonen, bei den Entscheidungsträgern des Aufnahmelandes, die in gefährliche Sackgassen führen können. Die Sackgasse entsteht durch die risikoreiche Versuchung, die eigene Identität in radikale und ausschließende Gegensatzpaare zu pressen, wie beispielsweise: »Ich bin beschnitten oder ich bin eine Prostituierte«; »Bin ich nicht gewalttätig, dann bin ich kein Mann«. Diese Spaltungen lassen nur noch die Wahl zwischen Phantasien einer ungezügelten Triebhaftigkeit oder einer völligen Triebverlegung. Dieser Prozess wird durch die natürliche Tendenz der Jugendlichen verstärkt, ihre Beziehungen zu polarisieren. Dies zeugt vom Anhalten ihrer infantilen Omnipotenz. Es ist so schwierig darauf zu verzichten und die »objektive« Realität zu akzeptieren, wenn die Kluft zwischen den Kulturen dazu »zwingt«, in allem oder nichts zu denken.

Wie der junge Kosovare Driton, der mit seiner Familie in die Schweiz kam, nachdem er durch den Krieg schwer traumatisiert worden war Die Adoleszenz reaktivierte mit Macht Erfahrungen mit Gewalt, Konflikte und frühere Schrecken. Die heftigen Bemühungen, seine Triebe zu bewältigen und die Relativierung seiner Eltern »arbeiteten« an der hitzigen Vergangenheit und zwischen zwei kulturellen Welten. Nach einer langen Phase der Psychotherapie, bei der die Aufarbeitung der erlebten Traumata im Vordergrund stand, konnten sich die »gewöhnlichen« Konflikte entfalten: Rivalität mit dem jüngeren Bruder, aufkeimende Konflikte mit seinem Vater, ödipale Umorientierung seiner Mutter. Aber Spielen und Phantasieren blieben potenziell gefährlich. Driton schwankte zwischen unterwürfiger, kastrierter Haltung gegenüber seinem Vater und aggressiver Rebellion nachdem er sich mit den Punks der Gegend identifiziert hatte.

Interviewsequenz

D: »Ich habe von meinem Bruder geträumt. Er hatte einen Unfall mit der Straßenbahn (das sagte er mit einem leichten Lächeln). Da bin ich aufgewacht. Ich hatte Angst, bin hingegangen, um nachzuschauen, ob mein Bruder noch da ist«.

SVO: »Du hast wohl gedacht, dass böse Gedanken im Kopf wirklich Schaden anrichten können.«

D: »Übrigens, was sind Träume?«

SVO: »Was denkst du?«

D. »Das hat mich mein Bruder gefragt. Ich habe ihm gesagt, dass es ein kleiner Fernseher im Kopf ist, wie ein Film. Aber es ist komisch, weil es nicht logisch ist. Meine Mutter hat mir von ihren Träumen erzählt, es war halb im Kosovo, halb in der Schweiz, ganz unterschiedliche Leute aus den verschiedensten Orten. Das ist komisch. Dann ist es wie ein Fernseher, mit geschlossenen Augen sieht man Bilder wie echt. Woher kommt das?«

An dieser Stelle können wir darüber sprechen, wie seine Mutter ihre Träume »liest«. Wie in vielen Kulturen werden sie als Botschaften verstanden, der Besuch eines Toten, der keinen Frieden finden, die Vorhersage eines Unfalls…. Wir verstehen, dass Driton Grund hat, »doppelt« besorgt zu sein, weil die Art, wie seine Mutter ihre Träume versteht, mit seinen Fantasien kollidiert.

AVO: »Du fragst dich, ob es aus dir oder von woanders herkommt.«

D: »Ich glaube, das kommt aus meinem Kopf, aber wie kann das sein?«

»IST DIE ERDE RUND?«

Ohne mir Zeit zur Antwort zu geben, fährt er fort.

D: »Ich glaube nicht, ich glaube, sie ist flach. Denn wenn sie rund wäre, würden die Leute auf dem Kopf stehen, runterfallen. Übrigens hat mein Vater mir gesagt, dass die Erde flach ist,«

SVO: »Das ist ein bisschen wie Deine Frage nach den Träumen und was in Deinem Kopf vor geht. Du fragst Dich, wie all die Dinge, die da drin sind zueinander passen können, selbst ganz unterschiedliche Dinge, sogar beunruhigende Dinge,«

D:« Aber du stimmst mir doch zu, die Erde, wenn sie rund ist, wie halten dann die Menschen sich aufrecht?«

SVO:« Die Erde ist wie ein Magnet.«

Er unterbricht mich sofort, weil er es schon weiß, dass das nicht die Frage ist!

D: »Man hat mir gesagt, dass die Erde wie ein Magnet ist, und dass wir deshalb aufrecht stehen. Aber ich kann es kaum glauben. Wenn man unten ist, muss man die Leere sehen, das muss beängstigend sein, Aber woher weiß man, ob sie rund ist? Mein Lehrer sagt mir, dass sie rund ist. Ich weiß er hat Recht. Sie ist rund. ABER WENN MEIN VATER SAGT, DASS SIE FLACH IST, DANN IST ES IMMER NOCH MEIN VATER…«.

Diese erste, verkürzte Sequenz verweist auf Dritons Vorstellungen in seiner Innenwelt. Phantasien von Triebüberflutungen angesichts seiner Rivalität mit dem Bruder, aber auch auf Fragen nach seiner Natur entsprechend seiner kulturellen Identität. In welchem System der Repräsentationen muss er sich bewegen? Driton »weiß« eine Reihe von Dingen, aber er muss sie mit mir neu entdecken. Und er konfrontiert mich auch mit seinem Dilemma. Soll er die Träume in der Art seiner Mutter verstehen, was soll er mit dem tun, was sein Vater sagt, ohne seinen Kopf zu verlieren?

Er beginnt, die Erde zeichnen. Auf der einen Seite nur Fragmente, dann zeichnet er durch einen dicken Strich getrennt auf der anderen Seite des Blattes mit großer Genauigkeit einen geopolitischen Globus.

D; »Kontinente, wie entstehen die? Da ist doch Land und Wasser. Warum bleiben die getrennt Warum wird daraus nicht Schlamm?«

Er feilt weiter an seinem Globus.

D: »Hast Du gesehen, wie ich die Erde gezeichnet habe? (rund). Aber ich glaube nicht, dass sie rund ist.«

SVO: »Du bist dir nicht sicher, aber es sieht so aus, als ob du in deinem Inneren trotzdem so eine Vorstellung von der Erde hast, wie du sie hier gezeichnet hast,«

D: »Ja, aber ich habe nicht gut gezeichnet.«

SVO: »Es ist schwer für dich anders zu denken als dein Vater, aber auf deiner Zeichnung habe ich sofort gesehen, dass die Erde so ist, wie du sie zeichnest…«

D: »Ja, das stimmt, man sieht…«.

Einige Sitzungen später:

D: »Es geht mir etwas besser, ich habe weniger Angst. Das liegt daran, dass ich an meine Turnschuhe denke Ich denke daran, dass ich sie gut pflegen muss, weil ich sie sonst kaputt machen könnte.«

Ich erfahre, dass er mit seinem Vater neue Turnschuhe gekauft hat. Er hat sie an seinen Füßen und zeigt sie mir. Als ich ihm ein Kompliment mache, schein er sich davon nicht überzeugen zu lassen.

SVO; »Sind das nicht die, die du wolltest?«

D: »Doch, doch, die sind gut, das sind Nikes. Es gibt bessere, aber die hier sind gut. Mein Vater wollte, dass ich andere kaufe, festere. Die fand ich nicht gut, weil sie nicht mehr in Mode sind. Ich habe mir ein anders Paar ausgesucht und sie meinem Vater gezeigt. Sie gefielen ihm nicht. Er fand sie sähen zu mädchenhaft aus. Also habe ich sie zurückgegeben und diese hier genommen. Aber jetzt muss ich sie pflegen und nicht kaputt machen. Ich habe komisch geformte Füße, ich ruiniere die Schuhe leicht. Ich habe die gleichen Füße wie mein Vater.

SVO: Wenn du gerne Turnschuhe hättest wie die Typen von hier, und wenn du deinem Vater widersprichst, dann hast du Angst ihn zu verlieren, ganz allein zu sein und ganz schutzlos zu werden, Ein bisschen wie hier, wenn du mir gerne zeigst, was du weißt. Aber vielleicht lässt du dann mich die Dinge sagen, damit du mir nicht widersprechen musst!«

D. »Bei meinem Vater habe ich immer Ja gesagt und mich nie getraut, ihm zu widersprechen. Selbst diesmal habe ich es nur mit Hilfe meiner Mutter geschafft. Ihr habe ich zuerst gesagt, dass mir die Turnschuhe nicht gefallen, sie hat mir geholfen, meinen Vater zu überzeugen, dass sie nicht modisch sind. Aber ich muss aufpassen, dass ich sie nicht kaputt mache. Mein Vater hat gesagt, dass sie sofort kaputt gehen werden…«

SVO: »Du bist sehr darauf bedacht, sie nicht zu ruinieren, um deinem Vater zu zeigen, dass du auf ihn hörst, wenn er dir sagt, dass du auf die Schuhe aufpassen musst. Aber vielleicht auch, weil du um sie kämpfen musstest und dir selber wichtig ist, dass sie lange halten.«

Hier ging es meiner Meinung nach nicht darum, sich daran zu stören, dass es immer noch Menschen gibt, die glauben, dass die Erde flach ist, oder dem

Kind zu bestätigen, dass es richtig ist, auf seinen Lehrer zu hören. Es geht darum das Material als Metapher zu verstehen, welches Kopfzerbrechen ihn als jungen Migranten plagt.

So als würde er mir zu verstehen geben. »Mein Vater und meine Leute denken in einer anderen Sprache als die Leute hier, mit denen ich lebe; und ich weiß nicht, welche Haltung ich nun einnehmen soll.

Für jugendliche Migranten sind solche Auseinandersetzungen unvermeidlich. Sie erfordern eine sehr komplexe Art der Verarbeitung. Sie findet offenbar oft klammheimlich, ja sogar unbewusst statt, Denn viele Jugendlich entwickeln sich auch ohne besondere Unterstützung positiv. Es geht darum, im Gastland auf festem Boden zu stehen, ohne dieses unverzichtbare Etwas der Herkunft, der Beiträge des Vaters für Driton zu verlieren. Allmählich wird er seinem Lehrer zuhören können, ohne seinen Vater abwerten zu müssen. Er wird auch lernen, vom Vater etwas zu bekommen, sich mit ihm auf anderen Gebieten zu messen, wo sie Vater und Sohn sein können, wo der Sohn seine Ambivalenz und Rivalität mit dem Vater ausleben kann, ohne Gefahr zu laufen, ihn verachtend zu beschädigen (wie die Schuhe...) Einmal kam Driton sehr zufrieden, ja stolz, weil der albanische Held Skenderberg im Kosovo rehabilitiert worden war. Nachdem dieser sein Exil durchlebt, den dortigen Verlockungen widerstanden hatte, kehrte er in seine Heimat zurück, um dort seine Leute zu retten. Anscheinend hat Driton eine komplexere und seinem Ich angemessenere Identifikationsfigur gefunden für seine zu erarbeitende Identität als die verlockenden Kleinkriminellen. Für Jugendliche ist diese Integrationsarbeit eine subtile, alltägliche Schritt für Schritt-Arbeit, zuweilen ein Verweben, oft ein Hin und Her-Springen zwischen den beiden Welten, die meiner Meinung nach Trauerarbeit erfordert. In der Vermischung geschieht oft Reibung, manchmal sogar Überschreitungen. Die Trauerarbeit ist potenziell kreativ, aber oft schmerzhaft, sowohl für die Eltern, die sich nur mühevoll in ihrem Kinder wiederfinden könne, das nicht mehr nur aus ihrem Holz geschnitzt ist, als auch für das Kind, das stets ein wenig anders ist. Übrigens beginnen sich einige Migranten für die Ethnopsychoanalyse zu interessieren. Der Ausweg für Driton und Leila und für andere vor und nach ihnen – historisch gesehen befinden wir uns weder in der ersten noch in der letzten Migration –, besteht darin, sich eine eigene vertraute Umgebung mit Menschen, Dingen und Aspekten zusammenzubauen, mit Menschen und Dingen, die sie stützen, die sich aber auch weiterentwickeln, verändern.

Genauso schreitet die Geschichte voran, und deshalb wissen wir nie, was morgen geschehen wird.

Gestern war die Erde flach, heute ist sie rund, aber morgen?

Übersetzung aus dem Französischen
von Juliane Bründl, München

Literatur

Bettelheim, B. (1954): *Les blessures symboliques.* Paris (Gallimard) 1971.

Devereux, G.(1970/1977): *Essais d'ethnopsychiatrie générale.* Paris (Gallimard).

Devereux, G. (1972): *Ethnopsychanalyse complémentariste.* Paris (Flammarion) 1985.

Devereux, G. (1967/2012): *De l'angoisse à la méthode dans les sciences du comportement.* Paris (Flammarion).

Lachal, C. (2006): *Le partage du traumatisme. Contre-transferts avec les patients traumatisés.* Grenoble (La Pensée Sauvage).

Nathan, T. (1986): *La folie des autres. Traité d'ethnopsychiatrie clinique.* Paris (Dunod).

Overbeck Ottino von, S. et Ottino, J. (2001): « Avoir ou être, tribulations identitaires chez les adolescents migrants ». *L'autre, cliniques, cultures et sociétés, Vol 2*, no 1, pp95–108.

Overbeck Ottino von, S. (1999): Violences collectives et travail psychothérapique : nécessité d'une intégration des aspects individuels, familiaux et culturels. *Psychothérapies, Vol. 19*, no 4, pp 235–245.

Overbeck Ottino von, S. (2001): « Mémoires d'exil: des projections parentales aux projections culturelles ». *Tribune Psychanalytique, no 3*, pp 51–66.

Overbeck Ottino von, S. (2008): Inconscient et culture : psychothérapie complémentariste. *Actualités psychosomatiques, 11*, 109–128.

Overbeck Ottino von, S. (2022): « Le malaise dans le culturel et dans la psychanalyse, une perspective ethnopsychanalytique ». *Revue française de psychanalyse, no 5*, 2022, à paraître.

Rouchon A.F., Reyre A., Taieb O., & Moro M.R. (2009): « L'utilisation de la notion de contre-transfert culturel en clinique ». *L'autre, cliniques, cultures et sociétés, 10*, 1, 80–89.

Van Gennep, A. (1909): *Les rites de passage.* Paris (ed. Nourry), réed 1981.

Winnicott, D.W. (1967): The location of cultural experience. *Int. J Psychoanal, 483*, 368–372.

Claudia Lament
(New York)

Nützlich Unwahrheiten

Plädoyer für einen notwenigen Pluralismus in der Kinderpsychoanalyse[1]

Es ist mir eine Ehre, unter nicht vorhersehbaren Umständen diesen Vortrag halten zu dürfen. Obwohl ich weit vor der Pandemie das Thema gewählt hatte, so hoffe ich doch, dass das Konzept von Pluralismus es der kinderpsychoanalytischen Community ermöglicht, umfassend und frei jenseits ideologischer Begrenztheit zu denken. An der versprochenen Einheit sollten wir meines Erachtens jetzt bestimmter festhalten als in der Vergangenheit. In diesem Sinne möchte ich beginnen.

Manche unserer Theorien beruhen teilweise oder gänzlich auf empirischen Studien und Forschung, z.B. auf die Bindungsmodelle, auf Anna Freuds Entwicklungslinien oder auf Kinderbeobachtungen einschließlich derer von Margret Mahler.

Aber viele unserer Theorien, darunter besonders überzeugende, gründen sich de facto auf Metaphern, nicht auf empirische Beweise. Insofern ließen sich diese als Fiktionen beschreiben, wobei einige dieser Fiktionen abwechselnd periodisch in der Psychoanalyse dominieren. Freud selber war ein Metaphoriker von beeindruckender Einfachheit. Er bezog sich umfangreich auf Phänomene der realen Welt, die ihn interessierten, etwa die Weltkriege, archäologische Unternehmungen, sogar das Schachspiel. Welche Metaphern modern werden, welche an den Rändern der Pop-Kultur herumlungern oder zu anderen Zeiten total verdammt werden – wie beispielsweise Bions Vorstellung vom aufnehmenden Container und dem bipersonalen dynamischen Feld –, steigen dann später wie der Phoenix aus der Asche wieder auf. All das könnte auch in ferner Zukunft wieder Thema werden. Auseinandersetzungen zwischen Schulrichtungen unterschiedlicher Metaphorik gab es seit vielen Generationen. Ich selbst habe ganz laut an diesen Auseinandersetzungen teilgenommen, stellte

---

[1] Marianne Kris-Gedächtnisvorlesung auf der Jahrestagung der Association for Child Psychoanalysis 2020. In: The Psychoanalytic Study of the Child, 2021, Vol. 74:105–117; https://www.tandfonline.com

leidenschaftlich mein »Lager« an die vorderste Front und bekriegte Überläufer mit scheinbar kugelsicheren Argumenten.

Aber im Verlaufe meines Berufslebens nagten Gewissensbisse allmählich an meinen Glaubensvorstellungen. Ich musste mir eingestehen, dass solche Debatten unbefriedigend sind und in unserem Berufsfeld zu schlimmer Gegensätzlichkeit führten. Welche kreativen Möglichkeiten könnten daraus erwachsen?, fragte ich mich selbst. Sobald man, in Analogie, Anhänger einer bestimmten Religion wird und sich von anderen Glaubensrichtungen abwendet – in unserem Kontext hieße das Metaphern –, könnte man leicht einer Kultur verfallen, die zum Kult werden kann. Und so stieß ich auf ein wunderbares Buch mit dem Titel *As if: Idealizations and Ideals* verfasst von der prominenten zeitgenössischen Philosophin Kwame Anthony Appiah. Das Buch fesselte mich, und ich begann, meine Vorstellungen über Theorien neu zu reflektieren. Ich dachte neu darüber nach, wie ich in meiner klinischen Arbeit Theorien verwende. Anhand eines Meisterwerks, das der deutsche Philosoph Hans Vaihinger vor über hundert Jahren geschrieben hatte, erläutert und erweitert Appiah Vaihingers (1924) Herangehensweise an die Welt der Theorien als Fiktionen, die seiner Ansicht nach Idealisierungen der Wahrheit seien. Er betonte, dass es in den meisten Bereichen unmöglich ist, nur mit einer einzigen Theorie die ganze Wahrheit zu erfassen. Um die »Wahrheit« oder auch jegliche Problemstellung in den Blick zu bekommen, bedarf es einer Vielzahl von Vorstellungen und nicht nur einer einzigen. Um es anders in Anlehnung an Steven Colbert zu formulieren: in der Anwendung einer alleinigen Theorie zeigt sich mehr »Wahrheitliches« statt tatsächlicher Wahrheit. Natürlich beinhaltet die Anwendung von Pluralismus Probleme, auf die ich bestimmt bald eingehen werde. Aber zuerst möchte ich Ihnen die Grundgedanken dieser philosophischen Betrachtungsweise vermitteln, und wie sie sich auf das Feld der Psychoanalyse, insbesondere auf die Kinderpsychoanalyse, anwenden lässt.

Zunächst Hintergrundwissen zur Unterstützung meiner Ausführungen: Menschen neigen dazu, wenn sie über Kompliziertes nachdenken, nach einer »als ob«-Variablen zu greifen, um mit dieser einzigen Variable die ganze Wahrheit hervortreten zu lassen. Aber warum bevorzugen wir es, wenn Komplexitäten arg vereinfacht werden?

Appiah formuliert die Antwort in Erläuterung von Vaihingers Argumentationslinie so: Gerade die Schwierigkeiten, den ganzen Gegenstand zu begreifen, führt unausweichlich zur Idealisierung einer einzigen Theorie. Gerade die »ungeheuere Komplexität« bewegt uns dazu, andere Theorien beiseitezuschieben. Wenn man die Komplexität »ungeheuer« nennt, so bezieht sich dies weniger auf die Welt an sich als vielmehr auf unser Verständnis von ihr. Die Komplexitäten übersteigen unsere kognitiven Fähigkeiten, all diese vielen Theorien zu erfassen. Das betrifft gleichermaßen uns selbst als auch die Theorien.

Vaihinger und Appiah vermitteln der Psychoanalyse ganz neu, dass es wesentlich ist, an dem paradoxen Wissen festzuhalten, dass das Mehr an Wahrheit viele verschiedene anzuwendende Theorien erfordert – und dass es unserem Geist unmöglich ist, gleichzeitig an all diesen vielen Theorien festzuhalten. Dementsprechend werden wir auf unsere Neigung zurückgeworfen, nur an einem einzigen Aspekt festzuhalten, den er »eine Fiktion« nennen würde, idealisierend, indem wir ihn ganz in den Vordergrund rücken – für eine bestimmte Zeit und aus bestimmten Gründen.

Was könnten das für Gründe sein? In ihren Vereinzelungen erzeugen diese Fiktionen nicht nur Ungemach. Glücklicherweise eröffnen sie uns einen benutzerfreundlichen Wegweiser in einen Wissenschaftsbereich ohne die Mühe, das Geflecht von Komplexitäten aufspannen zu müssen und sich in Worten zu verlieren. Im Sinne von Vaihinger sind das »nützliche Unwahrheiten« (Appiah, 2017). Wenn wir als Psychoanalytiker unsere bevorzugte Theorie so anwenden, so ist sie von Vorteil, wenn wir anfangen, unseren Patienten zu verstehen – und Appiah erinnert uns daran, dass wir unmöglich so viele Theorien gleichzeitig durchspielen können. Nur eine zu benutzen, weist uns zumindest den »Zugangsweg«. Das ist durchaus nützlich, obwohl wir dann, wenn wir eine weite Perspektive auf unser geistiges Leben einzunehmen wissen, dass eine Theorie de facto niemals die ganze Geschichte erfasst. Vaihingers Argumentationslinie kommt zu dem Schluss: Ab einem gewissen, wenn sich auch nur allmählich einstellenden Moment müssen weitere Theorien hinzugefügt werden. Schritt für Schritt muss so die Pluralität der Vorstellungsbilder auf den Tisch kommen – dem möchte ich ein Caveat (Pass auf!) hinzufügen: So gut wie es der jeweilige kann. Wenn wir uns mit Kollegen bei einem Panel oder in einer Lehrveranstaltung austauschen und über die Begrifflichkeit unserer verschiedenen Modelle diskutieren, dann können wir in fast luxuriöser Weise die vielseitigen Perspektiven im Abstand vom unmittelbar erlebten therapeutischen Moment erfassen. Solch eine Situation ermöglicht es, dass wir auf unsere Schutzmaßnahmen verzichten und in eine Fülle von Vorstellungen eintauchen und davon später wieder auftauchen. Während eines solchen akademischen Diskurses oder in ihrer Einsamkeit kann die Psychoanalytikerin die Anregungen ihrer Kollegen oder ihre eigene innere Beratschlagung nutzen, um die von Vaihinger beschriebene kognitive Beschränkung der sofortigen Erfassung der Komplexität auszugleichen – insbesondere für die Psychoanalytiker und Psychoanalytikerinnen außerhalb der so dichten Atmosphäre der klinischen Situation.

Welches Argument wurde denn historisch gegen den Pluralismus vorgebracht? Hauptsächlich die Tatsache, dass die verschiedenen Modelle der Psyche auf unterschiedlichen grundlegenden Postulaten beruhen, beispielsweise machen für traditionelle Freudianer die Triebe den innersten Kern ihrer Theorie aus. Ich-Psychologen in der Nachfolge Hartmanns fordern die primären Triebe durch die Ich-Funktionen heraus, während für die Kohutianer die Entwicklung des Selbst der Grundstein ihres Modells ist, und Lacan des Unbewusste wie eine Sprache strukturiert versteht und die ich-psychologische Vorstellung vom Unbewussten verwirft, weil sie biologisch verankert sei. Nach Boesky (2015) lassen sich die scharf gegensätzliche Ansichten, wie die Vertreter der verschiedenen Theorien ihre hauptsächliche Behandlungsaufgabe für ihre Patienten sehen, nicht überbrücken.

Vaihinger lässt diese Unterschiede einfach nebeneinander bestehen, lässt sie in seinen Worten Seit' an Seit' atmen. Möglicherweise sei eine Theorie mit der anderen inkompatibel, könnte aber mehr oder minderen dasselbe erreichen. Warum sollten sie nicht koexistieren? 1983 betrachtete der bekannte Kinderanalytiker Sandler (1983) das Problem so. Zuallererst beleuchtete er, was schon lange ausstand, nämlich die Tatsache, dass Psychoanalytiker oft unbewusst Theorieanteile anderer theoretischer Ausrichtungen als ihre eigenen übernehmen, d. h. was sie in ihrem ganz privaten Behandlungsraum machen und denken, kann sich von ihrem Standpunkt, den sie in der Öffentlichkeit, auf Konferenzen, in ihren Veröffentlichungen oder Institutsversammlungen vertreten, unterscheiden.

Zukünftiges vorwegnehmend scheint Sandler eine postmoderne Position einzunehmen, indem er eine individuell bevorzugte Theoriegestaltung ermöglichte. Die Lösung lag für ihn in der Vorstellung, die Psychoanalyse spiegle eher einen Corpus an Ideen und weniger ein konsistentes Ganzes wider (ebd., S. 17). Die vielen Vorstellungen, die den Corpus an Ideen im Sinne Sandlers ausmachen, können sich gegenseitig widersprechen; dass sie ohne unangenehme Reibereien nebeneinander existieren, ist durchaus möglich, solange dem Analytiker dies und deren grundlegende Unvereinbarkeit unbewusst sind.

Nach Sandler resultiere daraus die wertvolle Fülle von Theorie und Behandlungstechnik. Solche persönlich-privaten Anpassungen schienen ihm besser dem Material zu entsprechen, das der Patient in die Stunde bringt, als die vom Analytiker offizielle, öffentlich vertretene theoretische Perspektive, die er bewusst teilt.

Die Vorstellung von Teiltheorien als Arbeitsmodelle wirkt sich auch auf das Streben nach Wahrheit im zeitgenössischen Kanon der Psychoanalyse aus. Was die Analytikerin und der Patient konstruieren, ist keine unverrückbare, eindeutige Wahrheit, sondern lässt sich eher neu verstehen als sinnvolle Unwahrheit – die für unsere Patienten wichtige wertvolle therapeutische Ergebnisse zeitigen kann.

Was lässt die Analytikerin sich auf ein neues Modell einlassen?

Wie sollen wir mit Vaihingers Orientierung umgehen, obgleich unsere sichere Ausgangstheorie bis zu einem gewissen Punkt nützlich ist und wir all die anderen theoretischen Perspektiven hinzufügen sollten, um der Wahrheit etwas näherzukommen? Es ist eine Sache, zuzusichern, dem vollen Spektrum der Modelle nach Vaihinger und Appiah volles Gewicht zu geben. Aber andererseits wäre es nur eine akademische Übung, gemischt mit einer Art dazugehöriger Regel, wenn wir uns selbst gezwungen fühlten, einen anderen Bezugsrahmen aus gar keinem anderen Grund anzulegen, nur weil man »das erwartet«. Dieses »man erwartet es« wird ausnahmslos Bedingungen für Gegenübertragungsreaktionen bei dem Analytiker zeigen, der sich gedrängt fühlt, stromlinienförmig zu sein. Das ist gewiss ein Brandherd für Erschöpfung, Antagonismus und sogar Feindseligkeit. Damit diese Herangehensweise Sinn machen soll, muss es klinische Gründe geben, warum die Perspektive sich verändern soll. Eine Sackgasse in der Behandlung kann meiner Meinung nach so ein Grund sein, oder die Wahrnehmung eines Rauchsignals, mit dem uns der Patient sozusagen anzeigt, dass etwas schiefläuft, oder ein Gegenübertragungsphänomen, das die Vorwärtsentwicklung verdunkelt.

Ich möchte hinzufügen, dass die Entdeckung solcher Hindernisse ein wichtiger Auslöser dafür ist, die die Analytikerin dazu bewegen, außerhalb ihrer vertrauten theoretischen Perspektive zu experimentieren.

In diesem Zusammenhang erscheint es wichtig, auf die nachdrückliche Warnung von Lafargue (2017) hinzuweisen, dass »die Landung« auf einer »besseren« Fiktion, indem man seine seit Langem gewohnte Kerntheorie verändert, mit Sicherheit meistens eine Gegenübertragungsreaktion in sich selbst darstellt. Von einer Theorie ständig zur nächsten hinüberzuwechseln, das ist nicht gefragt. Lafargue ermutig stattdessen, frisch neu über den Patienten nachzudenken, damit sich der Blick des Analytikers erweitert in wertvoller Ergänzung zur vertrauten ursprünglichen Anfangstheorie, anstelle deren einfache Ersetzung durch eine neue, modische und schnell idealisierte neue Theorie vorzunehmen. Wachsamkeit gegenüber Bedeutungsunterschieden zwischen einer klugen und kreativen Integration von Teilen aus alternativen Modellen im Gegensatz zum schnellen Hin- und Herwechseln von einer Theorie zur nächsten, das schafft ein reiches Gewebe von Vorstellungen, das flexibel eingesetzt werden kann, ohne doktrinär zu sein oder Gewissheit zu behaupten.

Ich stelle Ihnen ein klinisches Problem vor, das sich mir mit der Jugendlichen Grace stellte, die innerhalb von acht Behandlungsjahren eine junge Erwachsene wurde. In den ersten vier Jahren kam sie ein Mal pro Woche, in den letzten vier Jahren vier Mal pro Woche in Analyse. Mancher mag sich an meine Panel-Falldarstellung »Dem Ruf der Zukunft sich widersetzen. Wendepunkte in der Jugendlichenanalyse« (Lament, 2020a) vor dem Plenum der ACP 2016 erinnern. Eines der hervorstechenden Merkmale in der Behandlung war die Unfähigkeit von Grace, in der Übertragung zu arbeiten – d. h. sie verleugnete oder verwarf jegliche Gefühle mir gegenüber mit Ausnahme der ganz gutartigen.

Zunächst teile ich mit Ihnen meine ich-psychologische Einstellung, die meine vertraute theoretische Perspektive war, mit der ich ihre Schwierigkeiten konzeptualisierte. Dann stelle ich eine andere Denkweise vor, weshalb Grace die Übertragung zurückwies; dabei hielt ich Ausschau nach weiteren psychoanalytischen Modellen, andere als mein eigenes, und wie es dazu kam, sie auszusuchen.

Klinisches Material

Grace,[2] 15 Jahre alt; sie war eine russische Waise, die im Alter von fünf Monaten adoptiert worden war, nachdem sie vorher in einem Waisenhaus versorgt worden war. Grace hatte ADHS und eine beträchtliche Lernbehinderung. Tendenziell dachte sie konkretistisch und die Welt erschien ihr in Schwarz-Weiß. Ihre neuropsychologische Testung erwies, wie sehr sie mit Aufgaben kämpfte, die andauernde Konzentration erforderten, sowie bei Aufgaben, die funktionale Fertigkeiten forderten, wie planen, organisieren, sequentielles Verstehen und kognitive Beweglichkeit. Nachdem ich sie besser kannte, erstaunte mich ihre panische Angst vor der Zukunft. In Bezug auf Zukünftiges erlebte sich Grace nicht selbstwirksam. Stattdessen wandte sie sich entschieden von der Zukunft ab.

Aber die Welt der Zukunftsfiktionen und solcher Filme nahm in ihrem Leben einen weiten Raum ein. Die Helden, die diese Welten bevölkerten, bewirkten voller Mut Veränderungen. Von diesen Qualitäten spürte sie ganz wenig in sich selbst. Ihre Adoption war für sie nichts Erforschenswertes, sie war bedeutungslòs. Sie hatte nicht das geringste Interesse an ihren biologischen Eltern. Sie meinte: »Ich liebe meine Adoptiveltern – sie sind meine Eltern. Was

---

2 Manches von dem hier Dargestellten überschneidet sich mit meiner Arbeit »When a patient is not able to work in the transference. Dr. Lament`s response« (2020b). Die Angaben zur Patientin sind um der Anonymisierung willen verschleiert. Nach Angaben der Autorin bestehen keine Interessenkonflikte.

brauche ich denn von meinen biologischen Eltern zu wissen, die mich nicht aufgezogen haben? Das ist doch ganz egal.« Ihr war klar, dass sie als Baby im Wartesaal eines Krankenhauses zurückgelassen worden war. Jemand fand sie angeblich dort. Und man brachte sie in ein nahegelegenes Waisenhaus. »So ist es«, sagte sie, »keine große Sache. Ich kapier' bloß nicht, warum andere Adoptivkinder da so emotional sind.«

Zudem fand Grace keinen Zugang zur Selbstwirksamkeit, um damit die Welt zu erforschen. In dieser Hinsicht ging es immer zwischen uns hin und her. Sie wollte ständig wissen, was ich glaubte, dass sie bei diesem oder jenem Problem tun sollte. Sie bestand darauf, dass ich oder jemand anderer das besser wisse. Sie verriet, wie sie ihre Mutter immer dazu brachte, Sachen für sie zu erledigen, die sie nie »richtig hinbekommen« hätte.

»Ich verlasse mich darauf, dass meine Mutter mir zeigt, wie man es richtig macht. Klarheit und die Dinge richtig zu durchdenken fällt mir schwer. Denn ich habe ja Lernschwierigkeiten und ich mag nicht nachdenken und Entscheidungen treffen.« Dennoch ging es hin und her voller Dominanz und Selbstgerechtigkeit zwischen ihrer Mutter und ihr; zuweilen ging Grace auch mit mir so um. Mir schien, als ob die zu erwartende Separation zwischen ihr und ihrer Mutter noch nicht angefangen habe.

Wie schon gesagt, am meisten war ich damit konfrontiert, was immer ich sagte oder wie ich mich auch ihr näherte: Grace schien nicht mit Gefühlen mir gegenüber arbeiten zu können. »Es ist doch natürlich, dass Du solche Gefühle auch mir gegenüber hast.« Grace zog sich mit einem leeren Blick in Schweigen zurück, aber gelegentlich brach es aus ihr heraus: »Warum sollte ich denn für Sie solche Gefühle haben?« Ich versuchte vergeblich, sie aufmerksam darauf zu machen, wie natürlich es doch ist, Gefühle für jemanden wie mich zu haben, mit der sie so viele persönlich-private Gedanken und Gefühle teilt; die ihr Dinge sagt, die sie, nachdenklich machen, herausfordern oder gar verwirren.

Meine Worte verstörten. Bei Grace war nichts davon zu spüren.

Ich fragte nach, ob sie besorgt sei, ich könnte verärgert sein, wenn sie nur einen winzigen Hinweis auf Enttäuschung oder Wut auf mich von sich gäbe, so ähnlich wie wenn sie sich von anderen fallengelassen fühlte, wenn diese sie nicht »kapierten«; sie verschiebe, dass sie von mir nicht verstanden und fallengelassen worden sei. Bei solchen Gelegenheiten zeigten ihre Antworten, wie kurz sie davor war, sich »dumm« zu fühlen, weil sie nicht das fühlte, was ich meinte, das sie fühlen müsse. Da merkte ich, dass ich sie schlecht und ungut behandelte, insbesondere weil ihre langjährige Lernbehinderung und ihr ADHS die Bühne für Gefühle bereitet hatten, für ihr Gefühl und ihre Überzeugung, dass sie dumm und unvollständig sei. Ich machte das Gegenteil von dem, was ich tun wollte: Ich streute Salz in ihre tiefe Wunde.

Mir dämmerte, dass Grace sich deshalb gegen meine Versuche wehrte, sich mit Gewinn der Erforschung zu öffnen, um auf diese Weise etwas Lebenswichtiges in ihr zu schützen. Hier brachten mich die Themen Lernbehinderung und ADHS auf einen neuen, weiterführenden Pfad. Aktuelle psychoanalytische Literatur von scharfsinnigen Autoren aus der ich-psychologischen Schule halfen mir zu verstehen, dass Patienten, die lebenslänglich mit tatsächlichen neuropsychologischen Defiziten kämpfen müssen und den überwältigenden, mit der Diagnose einhergehenden Schamgefühlen, häufig die traditionellen Übertragungsdeutungen über einen längeren Zeitraum nicht ertragen können. Ihre psychischen Strukturen sind wahrscheinlich verzerrt oder zersplittert. Die narzisstische Verletzlichkeit dieser Patienten reicht tief hinab und dauert fort. Eine Patientin wie Grace beunruhigen ständig die vorsichtigen Versuche der Analytikerin, an der Tür zur Übertragung anzuklopfen. Dies Verhalten setzt voraus, dass die Beziehung zwischen dem Selbst und dem Objekt hinreichend sicher, belastbar und flexibel ist, dass sie intensive Gefühle sowohl in ihrer dynamischen Innenwelt als auch in der Bindung zwischen Analytikerin und Patientin ertragen kann. Das bezeugt, dass die Entwicklung ein höheres Niveau erreicht hat, auf dem der Austausch sich vertrauensvoll vollziehen kann. Davon war bei Grace nichts zu sehen. Das erst anfängliche Selbst von Grace war noch zu fragil dafür und ihre absolutistische Denkweise (in der sich Toleranz und Ambivalenz zu entwickeln begannen, aber kaum gesichert waren) herrschte immer noch vor.

Meine Konzeptualisierung unserer Arbeit stand, wenn man so will, Hartmann und der ich-psychologischen Kultur nahe. Strukturen und Funktionen sind dort zum Greifen nahe – und wenn man sie pflückt, gibt es eine reiche Ernte. Die Ich-Psychologin in mir ging dann in einer Weise vor, die Anna Freud wahrscheinlich als »Entwicklungshilfe« bezeichnet hätte. Wie Architekten bauten Grace und ich von Grund auf ihr geistiges Leben auf. Wenn ich darauf fokussierte, dass sie sich weigerte, über ihre Gefühle mir gegenüber zu sprechen und diese sich anzueignen – ganz zu sprechen von der aus der Vergangenheit stammenden Bedeutungen dieser Gefühle –, traf dies nur auf die Angst, dass ich etwas von ihr forderte, das sie schlimm überforderte. Es lohnt sich in diesem Zusammenhang Anna Freud zu zitieren: »Wenn man einem Kind (mit sehr gestauchter Entwicklung) (mittels der Übertragung) die Vergangenheit wieder zur Gegenwart werden lässt, dann hilft man ihm nicht, zum Teil, weil die Vergangenheit überhaupt noch lebendig ist, viel zu lebendig, und zum Teil, weil es innerlich nicht stark genug ist, um mit der Vergangenheit umzugehen« (Hurry, 1998:65; vgl. Penman, 2013:181).

Und darüber hinaus vertraute ich noch auf etwas anderes aus meiner schon lange gesicherten Behandlungstechnik: Analytiker der Post-Ich-Psychologie haben über die Entwicklungsschritte hin zur Konsolidierung der Identität veröffentlicht, dass die entscheidende Entwicklungsaufgabe im jungen Erwachsenenalter geschieht. In Folge der Schwankungen in dieser Entwicklungsphase ist es besonders riskant, die Übertragung in Hinblick auf die feindseligen / negativen Gefühle (selbst kaum verschleierte) gegenüber der Analytikerin zu deuten, weil dadurch heftig ein regressiver Sog zurück in die Sicherheit der Kindheit ausgelöst werden kann, der die schwer erarbeitete Konsolidierung und Kohärenz des Selbstgefühls kapert, das der junge Erwachsene sich so dringend aneignen möchte. Kommen dann noch ADHS und Lernbehinderung als Belastungen für Grace hinzu, dann lässt sich nur unschwer erkennen, dass ihr Bedürfnis, mich als Sicherheitshafen zu behalten, exponentiell anwuchs, als sie all ihren Mut zusammennahm, um sich in die gefährlichen Gewässer erwachsener Freundschaften, Liebesgefühlen und von Arbeit hineinzuwagen.

Kommen wir jetzt zu meiner Philosophielektüre zurück. Insofern würde ich mit meiner Denkweise, die theoretisch ich-psychologisch fundiert war, Appiah vorschlagen, dass meine mir vertraute theoretische Ausrichtung mir zu einer recht soliden nützlichen Unwahrheit verholfen hatte, als ich anfing, über die Angelegenheit nachzudenken. Sicherlich ganz nützlich, aber absolut unwahr, weil sie unmöglich zum umfassenden Verständnis all dessen verhalf, was zwischen Grace und mir vorging.

Aber wie sich die Dinge entwickelten, war ich mit meiner Betrachtungsweise und dem dadurch mir möglichen Verständnis recht zufrieden. So wurde ich zum Opfer meiner Selbstzufriedenheit, und mir kam es gar nicht in den Sinn, andere theoretische Pfade zu beschreiten, um neue Einsichten zu gewinnen. Dann geschah etwas Unvorhersehbares und Glückhaftes. Anne Alvarez, die berühmte kleinianische Kinderanalytikerin war eine der beiden Diskutantinnen, als ich den Fall von Grace präsentierte (Alvarez, 2020). Ihr Beitrag war eine Schatzkiste, die mir half, tiefer zu verstehen, warum Grace sich vor der Wahrnehmung der Übertragung völlig verschloss.

Ehe ich in ihre Perspektive eintauche, möchte ich besonders hervorheben, dass dieses Ereignis einer Falldarstellung zusammen mit meiner Öffnung für eine Betrachtungsweise, die von der meinen abwich, der Auslöser dafür wurde, das andere Model wertschätzen zu können. Nicht etwa deshalb, weil mir meine »Sache«, die aus meiner eigenen psychoanalytischen Kultur erwachsen war, nicht gut genug war – es lag daran, dass sich vor meinen Augen eine andere Öffnung für die Innenwelt von Grace auftat. Als ich den Diskussionsbeitrag von Anne weiter studierte, geschah etwas Überraschendes. In mir selbst öffneten sich aus meiner kinderanalytischen Ausbildung an der Hampstead Clinic in den 1990er-Jahren überraschend ein Schwall von Erinnerungen und Gefühlen über die Tavistock Clinic in der Fitzijohn's Avenue, nur zwei Block entfernt von Maresfieldgarden, wo die Hampstead Clinic stand, aber auch an das langsame Tauwetter im Kalten Krieg zwischen der Freud'schen und der Klein'schen Ausrichtung – genauso wie an die berühmten Protagonistinnen, die ihre Leitgestalten waren – all das drängte sich in mein Bewusstsein. Könnte diese Reaktion von mir in unserer neu zusammengesetzten Schar von Ausbildungskandidatinnen und jungen Graduierten ein »OK Prof« erzeugen? Ich möchte dies erklären: Meine Gegenübertragungsreaktionen gegenüber der vorausgegangenen Generation von Analytikerinnen und Analytikern aus den frühen psychoanalytischen, kriegerischen Gegnern der 1930er- und 1940er-Jahre und meine Gegenübertragung gegenüber der Generation zu der mich dann ausbildenden Generation, bei der im Kalten Krieg das langsame Tauwetter anfing, verweisen auf etwas, das sich mit der transgenerationalen Weitergabe von Trauma vergleichen lässt. Das Trauma wiederholt die grausamen Schläge sich bekriegender Stämme, die Wunden in ihren Kindern hinterlassen und in den Nachkommen, die von einer Generation zur folgenden Kultur und zu den Traditionen in der Familie weitergetragen werden. Das hat sich auch bei mir ausgewirkt wie wahrscheinlich auch bei vielen aus meiner Generation. Obwohl die Auswirkungen minimal sein mögen, könnten sie auch unsere jüngeren Analytiker und Analytikerinnen beeinflussen: unbewusste »Weitergabe« tendiert dazu, selbst wenn es meist atmosphärische Bedingungen sind, weniger spezifische Details in den unterschiedlichen Theorien und Behandlungstechniken.

Ich werde darauf zurückkommen, aber zunächst möchte ich nochmals zu Annes Betrachtungsweise zurückkehren. Für mich war das wie eine frische Brise, als sie nachdrücklich die Bedeutung des Objekts für das Wachstum des Selbst herausstellte, notwendig für das aufkommende Gefühl von Selbstwirksamkeit in Grace. Die exquisite Erforschung der Objektwelt markiert, wie sehr die Schule von Klein die Psychoanalyse bereichert hat. Dies sprach mich besonders lebendig an und steigerte zumindest bei dieser Gelegenheit meine Neugier.

Anne konzentrierte sich auf einen Moment in der Sitzung von Grace und mir, in dem diese Dynamik ganz offensichtlich wurde:

Grace sagte: »Ich verstehe gar nicht die Gefühle von Maurice Sendak über Peter Pan. Wie er behaupten kann, es sei dumm, eine Person zu erschaffen, die nicht groß werden will. Er meint, dass jeder erwachsen werden will, weil die Kindheit so schrecklich ist. Ich denke das Gegenteil. Ich möchte Kind bleiben. Ich möchte nie erwachsen werden. Denn dann verlierst du alles und kannst niemals zurück.« Als eine Flut von Tränen über ihr Gesicht lief, wurde es ganz still im Raum.

Ich bemerkte: »Was geht Dir denn gefühlt verloren?«

Sie antwortete: »Die Kreativität. Alles wird nur praktisch, man muss Arbeit finden und Geld verdienen. Man kann nicht mehr spielen.«

Darauf ich: »Aber können Erwachsenen nicht auch die Möglichkeiten finden zu spielen? Warum sollten Erwachsene nicht ebenfalls kreativ und phantasievoll sein können, wenn auch anders als ein Kind?«

»Nein«, sagte sie nachdrücklich, »als Kind kannst Du so tun, als wäre ein Fels eine Burg, oder dass man ein Baum ist. Das ist ganz direkt und wirklich. Wenn du erwachsen bist und zu einem Treffen mit anderen Erwachsenen gehst, dann sitzt du um den Tisch herum und wartest, dass die Besprechung anfängt. Man muss die Leute fragen: ›Wie war Ihr gestriger Abend?‹ Du kannst nicht einfach sagen wie: ›Oh, unter dem Tisch sind Feen, die stehlen uns unsere Schuhe.‹ So was kann man nicht spielen, die Leute denken dann, man sei verrückt.«

Ich bemerkte dazu: »Was hältst Du davon, dass die Kreativität sich neu umgestaltet, wenn du erwachsen wirst?« Ich ging noch einen Schritt weiter, um das anzurühren, wo meines Wissens nach die kreativen Funken von Grace herstammten. »Grace, gerade hast Du mit mir eine Geschichte verfasst, aus der ein Film oder sogar ein Kinderbuch werden könnte – über verlorene Schätze der Kindheit.«

Sie murrte etwas, schüttelte ihren Kopf und sagte: »Gerade da hapert es bei mir. Mir fehlt das Vertrauen, sowas zu machen. Ich glaube nicht, dass ich das hinkriege.«

Der folgende von mir zitierte Ausschnitt aus dem Kommentar von Anna Alvarez über diese Passage verdeutlicht ihre Perspektive auf die Welt der inneren Objekte. »In köstlicher Weise kontrastiert Grace ihre Erzählung von den Feen unter dem Tisch mit ihrer mageren Vorstellung von den daran herumsitzenden Erwachsenen, die auf den Sitzungsbeginn warten. Wie Claudia interessiere ich mich in den letzten Jahren für das Zukunftsempfinden, weil ich auch einen Jugendlichen hatte, der sich schrecklich vor dem Erwachsenwerden fürchtete und seine glückliche Kindheit völlig idealisierte. Ich begann darüber nachzudenken, wie unser Blick auf die Zukunft eng mit der Verfassung unserer inneren Objekte und mit unserer Beziehung zu diesen verbunden ist. Die Zukunft ist für Grace leer – das Treffen hat noch nicht angefangen und ich frage mich, ob das nicht mit ihren Erfahrungen im Waisenhaus zusammenhängt, wo die Begegnung mit einem liebevollen Objekt nicht genau zu dem Augenblick stattfand, wo sie hätte stattfinden müssen. Ihre Innenwelt, die möglicherweise nicht ganz so leer ist wie die manch anderer, ist noch immer von schlimmer Angst bedroht, die alte Leere kehre zurück, die sie deshalb auf das Erwachsenenalter projiziert.«

Die Art wie Anne detailliert das Objekt in Erscheinung brachte, bewegte mich dazu in meiner Art und Weise mit diesen Vorstellungen zu spielen, um das Thema der Übertragung besser ins Licht zu rücken. Will sagen: Ich brachte die ichpsychologische und kleinianische Perspektive zusammen: Grace konnte mich mit dem gesprochenen Wort nicht als »den Anderen« bezeichnen, aber sie konnte mich – handelnd – als Person – als neues Objekt – gebrauchen, „die ihr beim Aufbau jener Strukturen und Entwicklungsfunktionen behilflich sein konnte, die Hartmann, Kris und Anna Freud so deutlich hervorgehoben haben. War ich in ihrer Phantasie die Mutter, die sie geboren hatte, oder ihr Vater? Aber warum konnte sie es in der realen Gegenwart nicht wagen, solche Ideen auszusprechen oder ganz einfach ihre auf mich bezogenen Gefühle? Nach meiner Hypothese waren die Bausteine sozusagen noch nicht hinreichend stabil und konnten dementsprechend die mächtigen Gefühle mir gegenüber nicht ertragen, die ich mit Übertragungen aufgeladen hatte. Mir leuchtete Annes Bezugnahme auf die Nachwirkungen des Waisenhauses als Metapher und als tatsächliches Ereignis im Leben von Grace ein. Wenn es diese Erfahrung vom in der Leere abwesenden Liebesobjekt oder selbst die Phantasie von Vernachlässigung und Leeres gab – hätte deren Wahrnehmung ohne die Bausteine unendlichen Schmerz mit sich gebracht – und deshalb konnte sie mich auch nicht tatsächlich sehen.

Durch Annes Augen fing ich an, mir ein anderes Bild von Grace mit Farben zu entwerfen, die ich vorher noch nie benutzt hatte. Bezüglich meines Themas von der »nützlichen Unwahrheit« verschob sich mein bislang einziger Fokus auf Grace auf einen Weitwinkelblick, der eine erweiterte Wahrheit über Grace ermöglichte. Ich verstand, wie wertvoll das Objekt ist, im Falle von Grace, und die Abwesenheit des Objekts und die wüste Leere. In der Ich-Psychologie wird die zwar auch nicht verleugnet, aber sie wird nicht wirklich gewürdigt.

So wie Anne die Bedeutung des Objekts betonte, entdeckte ich in mir einen ganz frischen neugierigen Drang. Ich ließ meine Gedanken schweifen: Könnte es noch andere Zugangsweisen geben, die einsichtiger machen, warum Grace sich davon abwendete mit ihren Gefühlen mir gegenüber zu arbeiten? Seit einigen Jahren mussten sich in unserer Disziplin die Analytikerinnen und Analytiker über eine gewaltige Flut an neuen Theorien und Behandlungsformen informieren. D. h. wie schon anfänglich gesagt: Die freudianische und die kleinianische Tradition, insbesondere Freuds Metapher von der Archäologie, gaben der Vorstellung von tiefer Veränderung mittels der Aufdeckung verdrängter Phantasien zum Erleben den Vorrang. Daneben bildete sich eine ganz unterschiedliche Tradition aus; bei Winnicott, Bion und anderen erhält die Arbeit am Sein und am Werden sowie die Hilfestellung, die es dem Patienten erleichtert, Zugang zu seinen narrativen Fähigkeiten zu finden, das volle besondere Gewicht.

In der Sprache von Bion ist der Fokus des Analytikers darauf gerichtet, dem Patienten Alpha-Funktion zu vermitteln bzw. Symbolisierungsfähigkeit, damit die Patientin über den Prozess, wie sie sich und ihre Umwelt erlebt, entscheidend nachdenken kann. Im Gegensatz zum Blick in die Vergangenheit und auf unbewusste Bedeutungen zielen diese Theorien darauf, mit den Worten von Thomas Ogden, die Kreativität des Patienten zu befördern, damit er selbst die

Bedeutung findet, um dabei sich vermehrt lebendig zu erleben (Ogden, 2019: 661). Der Prozess ist gegenüber Bedeutung und Einsicht vorrangig. Zwei gänzlich unterschiedliche Bedeutungsschwerpunkte.

Für uns Kinderanalytikerinnen und Kinderanalytiker umfasst erfreulicher- und paradoxerweise unsere Tradition mehr oder minder beide theoretischen Richtungen. Manche Kinderanalytikerinnen mögen einer mehr als der anderen zugeneigt sein, aber beide Richtungen sind in der fruchtbaren kinderanalytischen Kultur zu Hause. Bekanntlich gibt es im Analytiker eine Vielfalt von Stimmen über Hypothesen zu den unbewussten Phantasien, die die Innenwelt der Patienten bevölkern, aber derselbe Analytiker lässt tendenziell dem Erlebnis viel Raum, ganz lebendig zu sein. Dabei soll an den Einwand von Wendy Katz (2016) erinnert werden, dass die wertvolle Perspektive auf »Sein und Werden« selbst phantasmatisch ist, möglicherweise ein »idealisierter Ersatz – weniger ein Anteil – für komplexes Denken und Repräsentieren« (528). Dem möchte ich hinzufügen, dass alle unsere Theorien nützliche gegensätzliche Zweifel – wie bei Wendy Katz – hervorrufen, die kritische Reflexion herausfordern.

Um auf unsere Philosophen zurückzukommen. Ich habe nun mehrere nützliche Unwahrheiten zusammengeführt: die der Ich-Psychologie und die der Kleinianer, die beide zur Archäologie neigen – und dann als drittes mit den Worten von Thomas Ogden die ontologische, die den Zustand von Sein und Ganz-sich-selber-Werden hervorhebt.

Ehe ich eine Stunde mit Grace vorstelle, die mir das gut zu beleuchten scheint, ist es mir im Voraus wichtig zu betonen, dass meine Haltung in dieser Stunde keine spezifische Technik widerspiegelt, sondern Ergebnis ist ganz vieler gemeinsamer Stunden, die ihr ermöglichten zu spüren, wer sie als eigene Person ist und mit welcher Gewalt sie mit vielen Mitteln dagegen angekämpft hatte. Sie war ganz auf Verschmelzung ausgerichtet gewesen, Getrenntheit war etwas Feindliches. Unser Beziehung zu nutzen und es zuzulassen, die Übertragungsbedeutung nicht auszusprechen, lag mir in der Arbeit mit Grace ganz am Herzen. Der ontologische Gesichtspunkt ermöglichte mir, ihr Bedürfnis, mit mir eins zu sein, zu würdigen. Schritt für Schritt, Stunde nach Stunde, über Jahre hinweg gelang es ihr, voller die Person zu werden, die sie ist.

In dieser Stunde ist Grace inzwischen 23 Jahre alt. Sie erzählte von ihrer mit ihr so gleichen Freundin. Die Freundin hätte ihr bei einigen Bewerbungen geholfen.

Zu mir sagte Grace: »Für mich fühlte es sich nicht so an, dass sie es für mich machte. Sie zeigte mir einfach, was möglich wäre – Sie würden vielleicht sagen, sie ging mit mir die Hindernisse durch. Und dann entdeckte ich das wirkliche Hindernis. Es lag in mir selbst. Ich verhindere selber, in meinem Leben voranzukommen.

(Ich hörte in diesen Momenten eine mich berührende Lebendigkeit ihrer Äußerungen.)

Und Grace fuhr fort: »So als wäre ich einen Waldpfad entlanggelaufen. Der war so dicht überwachsen, dass ich mir kaum meinen Weg bahnen konnte zwischen den auf mich einschlagenden Ästen, dem hohen Gestrüpp und dem Buschwerk, den Dornen und den Felsen – aber dabei konnte ich den Pfad vor mir sehen.« (Beim Sprechen bewegte Grace ihre Arme, als drückte sie das Grün und das Unterholz beiseite auf ihrem Weg durch den imaginierten tiefen Wald.) Sie hielt einen Moment inne und schaute mich direkt an: »Und was sagte ich zu mir selbst? Ich sagte: Nein, ich will das nicht! Ich bin dafür noch nicht bereit. Ich konnte bei meiner Email-Bewerbung einfach nicht auf Senden drücken – obwohl sie doch schon ganz richtig war. Warum konnte ich nicht? Vielleicht weil ich nicht eigenständig und unabhängig sein will? Ich will ein Kind sein! Keine Erwachsene! Lass mich dahin nicht gehen! Ich sagte zu mir: Ich möchte zurück hinter das Gestrüpp und die Büsche. Dieses Gefühl war so mächtig.« (Grace verfiel in Schweigen, aber in der Atmosphäre vibrierten ihre Gedanken und Gefühle.) »Aber warum hatte ich diese Gefühle? Vielleicht wegen meiner Mutter. Sie hat ganz strikte Meinungen –sie hat immer Recht und wenn du ihr nicht zustimmst, liegst du in ihren Augen falsch. Das Gefühl kommt von ihr.« Ich sagte zu Grace: »Fühlst Du deshalb so wenig, weil Du kein Recht hast als eigene Person, Deine eigenen Lieben und Vorlieben zu haben?«

»Ja«, rief Grace, »für meine Mutter ist der Andere kein wirklich getrennter Mensch. Sie meint, Du bist ein Teil von ihr und musst deshalb so handeln wie sie. Es gibt keinen Unterschied zwischen dir und ihr. (Grace ist ganz gedanken-verloren in einem Gefühl, als hätte sie klarsichtig eine »Wahrheit« wahrgenommen, die sie bislang vermieden hatte.)

Und dann fuhr Grace fort. »Meiner Erinnerung nach habe ich gelesen, wenn man ein Baby zu oft oder zu schnell tröstet, wenn es hingefallen ist, dann wird das Baby niemals selber lernen, dass es selber dieses schreckliche Hinfallen und Straucheln durchstehen kann und sich selber wieder zum Stehen hinauf-ziehen kann. So lernt es nicht, diese Hürde zu schaffen und zu sich unabhängig von der Mutter zu sagen: Ich bin okay. Wenn du dem Baby das Lernen verbie-test und zu schnell eingreifst, um es für das Baby zu richten, und du machst das immer wieder, bekommt das Baby kein Selbstvertrauen und fühlt, dass es auch mit Fehlern zurechtkommt. Wie bei J. K. Rowling und Harry Potter. Sie sagte, niemand hätte noch schlimmere Fehler machen könne als sie, aber sie hat es durchgestanden. Sie hatte eine Tochter, von der sie geliebt wurde und Rowling schrieb Harry Potter. Ihre schlimmsten und schrecklichen Fehler brachten sie dazu, ihre eigenen Begabungen zu entdecken, dass sie Schriftstellerin werden musste. Solche Risiken gehe ich nicht ein – so ein Selbstvertrauen habe ich nicht. Meiner Mutter habe ich erzählt, wie Sie und ich über meine Adoption gesprochen haben. Da hat sie mir etwas erzählt, was ich noch nicht wusste – oder nicht mehr erinnern konnte: Als kleines Kind hatte ich Albträume, konnte nicht einschlafen, und ich habe dann zu ihr gesagt, wie schlimm es für mich war, dass ich nicht aus ihrem Bauch gekommen bin, dann sprang ich auf sie drauf und spielte, dass ich aus ihrem Bauch komme. So fühle ich mich jetzt. Ich spüre wirklich, dass ich in meine Mutter hineinkriechen und mit ihr verschmelzen möchte.«

»Und meine Herkunftseltern – darüber haben ja Sie und ich immer geredet: Man erzählt dir Geschichten oder du erzählst sie dir selbst, dass sie dich geliebt haben oder dass sie dich überhaupt nicht geliebt haben, aber das sind doch alles nur Einbildungen. Nichts stimmt wirklich. Womit kannst du dies große schwarze Loch von Nichtwissen auffüllen? Machst Du es mit schönen oder mit schlimmen Geschichten? Weil nichts wirklich wahr ist.«

Es war mir in diesem außergewöhnlichen Moment gänzlich unmöglich, etwas zu äußern, was der Tapferkeit von Grace und ihrer tiefen Einsicht in das vielschichtige Problem von Wahrheit und Fiktion gleichkam, das doch auch für die Psychoanalyse so zentral ist. Schließlich konnte ich ihr einfach sagen, wie absolut außergewöhnlich sie denken kann, wie sie das für mich so lebhaft ausdrückt – so lebendig. Und ich fügte hinzu: »Ja, das sind doch Geschichten. Wir wissen nicht, wie wahr sie sind. Aber vielleicht macht es Sinn, sich all die Geschichten anzuschauen, die schon in Dir sind, die Du dir seit Langem ausgedacht hast und sie dann gemeinsam entdeckt werden.«

In dieser Arbeitsphase veränderte sich Grace nicht-sprachliche Verständigung mit mir. Freudig begrüßte sie mich mit strahlenden Augen an der Tür zum Behandlungszimmer. Ihr Lachen, ihr direkter Augenkontakt und ihr »Hallo, Dr. Lament, wie geht es Ihnen?« unterschied sich total von ihrem gewohnten, beiläufigen Nicken mir gegenüber beim Hereinhuschen. Nun fühlte ich mich in ihrem Herzen und in ihrem Geist liebevoll aufgenommen. Ich fühlte mich aufgefordert, in ihren geistigen Raum als gefühlter Anderer einzutreten, so als würde sie mich zum ersten Mal als von ihr getrennte menschliche Person wahrnehmen. Aber daneben stand gleichermaßen das Bild vom tränenüberströmten, wütenden, ganz verängstigten, kleinen, nachts von seinen Albträumen aufgeschreckten Mädchen, das die Realität zu verleugnen suchte, nicht von ihrer Adoptivmutter zur Welt gebracht worden zu sein. Aber der Schmerz von Grace verwies auf einsetzende Geburtsschmerzen. Der Verlust und die Trauer über das nie Gewesene waren ganz da als Gefühl. In dem Maße, wie ich fühlbar als von ihr getrennt erlebt wurde, konnte sie akzeptieren, wer sie selber in ihren vielen Geschichten war – dank ihren Vorstellungen, dank ihrer Kreativität, dank ihrer Fähigkeit zu ertragen und dank ihrer vollen Lebendigkeit. Ich begann zu verstehen, wie grundlegend die Übertragung ausgeblendet, absorbiert und respektiert hat werden müssen. Das Baby sollte kämpfen dürfen, um zu seinem eigenen kraftvollen Stehvermögen zu finden, und die Mutter sollte diesen Kampf aushalten und nicht vorschnell zu Hilfe eilen. Es geschehen lassen – das alles kam im ganz eigenen Tempo. Ganz im Sinne von Winnicott: »Es ist mir ein schrecklicher Gedanke, wie viel tiefgreifende Veränderungen ich … durch mein eigenes Bedürfnis zu deuten … verhindert oder hinausgezögert habe. Nur wenn wir warten können, beginnt der Patient kreativ und voller Freude selber zu verstehen. Und nun genieße ich solche Freude viel mehr, als ich es damals genossen habe, so klug gewesen zu sein« (Winnicott, 1969/1971: 86).

Zwei Wochen später erinnerte Grace in der Stunde: »Meine Eltern sagten mir immer, ich sei eigen – heute verstehe ich, so wie sie mich sahen, sah ich mich selber nicht. Und das verwirrte mich immer, weil ich dachte, sie hätten recht! Sie erfassten mich nicht, sondern wollten sehen, was sie sich wünschten.« Und dann stellte sie die schockierende Nachfrage: »Was sind denn unsere Ziele? Sie haben sie doch für ihre Patienten. Welche haben Sie für mich? Ist es, dass ich eines Tages gehen werde?«

Worauf die Erwachsenen so lange gewartet hatten, hatte endlich begonnen.

Grace in ihrer Bewegung zu unterstützen, sich selber in allen ihren eigenen Seiten zu fühlen, auch das ist eine nützliche Unwahrheit. Es ist nur eine Betrachtungsweise – entsprechend meiner ich-psychologischen Haltung, Strukturbildung zu unterstützen, und entsprechend dem kleinianischen Standpunkt, die Art der Objekte nuanciert zu betrachten, alles Stichpunkte, die ihre eigene nützliche Funktion zeigen.

Gibt es noch andere Modelle? Andere Vorstellungen von Grace als nützliche Unwahrheiten, die ich Vaihinger und Appiah folgend hinzufügen könnte: Wie steht es mit der Sichtweise von Laplanche, der die traumatische Unfähigkeit des Kindes, die Sexualität des Elternpaares zu verstehen, sehr in den Vordergrund rückt? Wie steht es bei den Relationisten, wenn sie feinsinnig den Anderen in der Übertragung als möglicherweise erschütternd, wenn nicht sogar traumatisch begreifen? Wie steht es mit Lascans Fokus darauf, wie der Patient das Imaginäre, das Symbolische und das Reale registriert? Wenn das alles in die größere seelische Entwicklungsgeschichte von Grace einfließt, wird aus dem Nebel ein umfassenderes Portrait von Grace auftauchen. Selbst dann wird der ersehnte Schlusspunkt von absoluter Wahrheit sich nie einstellen. Vielleicht wird auch meine Ihnen vorgetragene Geschichte von Grace nie ganz durch die Sprache der Psychoanalyse erfasst werden können, bestenfalls lässt sie sich entziehend als etwas beschreiben, das weltweit dem Geheimnisvollen angehört und das überschreitet, was mit ideologischen Begriffen erfasst werden kann.

Schlussfolgerung

Wenn Grace und ich uns in die Zukunft aufmachen, dann muss sich mein Richtungsgeber auf »eine Grace« ausrichten, die komplexer und wahrhaftiger ist als die, die ich heute in meiner Fallvorstellung präsentiert habe. In der bedachtsamen Gedankenfindung während des Schreibens dieser Arbeit wurde mir meine Gegenübertragung zu Theorien bewusst, die in meinen Anfängen als Kandidatin in der Kinderanalyse verwurzelt waren. Ich habe solche Reaktionen und die Kultur, aus der sie entsprangen, erwähnt. Dies bedingte meine Erfahrungen von alternativen Gesichtspunkten in meiner Berufslaufbahn. Ich wurde belehrt, wie stark die unbewussten Loyalitätskonflikte und die Bindungen an die anfänglichen Ausbilder sind, die uns blind machen könnten für andere Betrachtungsweisen. Das Gegenmittel dazu ist die Gegenkraft der Selbstwahrnehmung und die Zurückweisung eigener Vorurteile. Vergleichbar schob Grace auf ihrem Weg in die Zukunft all die sie behindernden Zweige und das Gebüsch auf ihrem Pfad beiseite. Wenn wir unseren Drang nach und die Neugier auf neue Ideen lebendig halten, alte Vorstellungen neu reflektieren und sie erneuert dem anpassen, was wir aus den klinischen Arbeitsprozessen gelernt haben, machen wir uns auf einen wichtigen Weg in unsere eigene Zukunft. Die »Lebendigkeit« im Sinne von Winnicott und Bion gilt gleichermaßen für uns Analytikerinnen und Analytiker wie für unsere Patienten.

Solch eine modern-heutige Psychoanalytikerin sammelt laufend Teilchen und Teile von Theorien in der Hoffnung, ihre Patientin in deren Transformationen berühren zu können. Das ist nicht so einfach und manche argumentieren gegen den sich in dieser Generation entwickelnden Analytiker (Blass, 2017). Aber sobald wir uns damit konfrontieren, wie wir denken, was uns hilft und wo wir begrenzt sind und wie wir Begrenzungen korrigieren können, lockert sich unser Griff im Kampf um »die Wahrheit«. Dieser Kampf zeigt sich beobachtbar bei denjenigen, die leidenschaftliche Verfechter des einen oder des anderen Modells geblieben sind. Stattdessen sollten wir analog Vaihinger und Appiah vielschichtiger mit Richtungen umgehen, um leidenschaftlicher und realistischer die Welt zu betrachten, was notwendigerweise eine Menge unvollständiger Ansichten beinhaltet. Damit wir wahrhaftig begreifen können, wer wir selber sind.

(Übersetzung aus dem amerikanischen Englisch
von Peter Bründl, München)

Literatur

Alvarez, A. (2020): Helping the meetin to begin: A discussion of Claudia Lament's paper, »turning points in child analysis«. The Psychoanalytic Study oft he Child, 73 (1):199-203. Doi:10.1080/00797308.2020.1690900.

Appiah, K. A. (2017): *As if: Idealizations and ideals.* Cambridge and London (Harvard University Press).

Blass, R. B. (2017): Committed to a single model and open to reality. The journal oft he Merican Psychoanalytic Association, 63 (5): 845–58. Doi:10.1177/0003065117737750.

Boesky, D. (2015). Action and the analyst's responsibility: Commentary on Greenberg. Journal of the American Psychoanalytic Association, 63 (1):65–83. Doi:10.1177/0003065115572470.

Hurry, A. (1998:. Psychoanalyse und Entwicklungsförderung von Kindern. Frankfurt a. M. (Brandes & Apsel). 3. Aufl. 2015.

Katz, W. (2016): The experice of truth in psychoanalysis today. The Psychoanalytic Quarterly, 85 (2):503-30. Doi:10.1002/psaq.12082.

Lafarge, L. (2017): From »either/or« to »and«. The Journal of the Psychoanalytic Association 65 (5):829-44. Doi:10.1177/0003065117736513.

Lament, C. (2020a): Resisting the call oft he future: Turning points in an adolescent analysis. The Psychoanalytic Study of the Child 73 (1):187–203. Doi:10.1080/00797308.2020.1690899.

Lament, C. (2020b): »When a patient is unable to work in the transference«: Dr. Lament's response. The Psychoanalytic oft he Child 73 (1):208-15. Doi:10.108 0/00797308.2020.1690899.

Ogden, T. H. (2019): Ontological Psychoanalysis or »what do you want be when you grow up«? The Psychoanalytic Quarterly LXXXVIII (4):661-84. Doi:10.1 080/00332828.2019.1656928.

Penman, A. B. (2013): »There has never been anything like a classical child analysis.« Clinical discussions with Anna Freud, 1970–1971. The Psychoanalytic Study of the Child, 67:173-93. Doi:10.1080/00797308.2014.11785494.

Sandler, J. (1983): Reflections on some relations between psychoanalytic concepts and psychoanalytic proctice. *International Journal of Psychoanalysis*, 64:35–45.

Vaihinger, H. (1924): The philosophy of »as if«. A system of the theoretical, practical and religious fictions of mankind. Tans. C. K. Ogden. New York (Harcourt, Brace, and Co).

Winnicott, D. W. (1969/1971): The use of an object and relating through identifications. In: *Playing and reality*, 86–94. New York (Basic Books).

Mario Priori

(Rom)

Die Erfahrung des Verzichts auf die Muttersprache

Migrationen in der inneren Welt, Übersetzungen und Verrat im Kindes- und Jugendlichenalter

Meine Überlegungen zum Thema Muttersprache verstehen sich nicht als linguistische Studie, weniger aus methodischen Gründen, sondern weil ich bei der Muttersprache ihre vokale Eigenschaft betonen möchte, die mit Klang, Musikalität und Rhythmus verbunden ist.

Ein linguistischer Ansatz sähe das Wort primär in seiner semantischen Bedeutung und würde die stimmlichen Merkmale lediglich als Residualelement erscheinen lassen. Das eigentliche Thema der Überlegungen ist daher die Stimme als musikalischer Klang und nicht als Wort. Da ich mich auf die Muttersprache beziehe, konzentriere ich mich auf die mütterliche Stimme, die erste musikalische Form, die der Mensch hört und die seine besondere Sensibilität für den musikalischen Austausch einleitet.

Durch die musikalischen Komponenten des Stimmregisters gewinnt der Mensch seine Einzigartigkeit: Wir können einen gut gebauten und verständlichen Satz aussprechen, der aus klar umrissenen Wörtern besteht, aber was seine ganze tiefe und intime Zugehörigkeit zum Aussprechenden, ausmacht, ist seine Vokalisierung. Die Musikalität der Stimme macht uns zu einzigartigen und unwiederholbaren Wesen. Selbst wenn wir einen vernunftzentrierten Standpunkt einnähmen, müssten wir zur Kenntnis nehmen, dass die Stimme mit ihren musikalischen Intonationen die eigentliche Bedeutung des Wortes unendlich erweitern kann, bis hin zur Subversivität. Die Musik der Vokalisierung schafft eine geheimnisvolle Parallelsprache symbolischer Art, die in der Lage ist, Affekte mit einer unmittelbaren ontologischen Kraft auszudrücken, die der verbalen Sprache fehlt. Das Merkmal des musikalischen Austausches scheint darin zu bestehen, dass er bezeichnen kann, was in keiner anderen Sprache gesagt werden kann, – daher seine Einzigartigkeit. C. Lévi-Strauss (1964, S. 36): »Von allen Sprachen vereint nur die Musik die widersprüchlichen Eigenschaften, gleichzeitig verständlich und unübersetzbar zu sein.«

D. Stern (1985) stellt fest, dass der Erwerb der verbalen Sprache *eine zweischneidige Angelegenheit* ist: Einerseits bringt er das Kind in der kulturellen

Teilhabe näher an die anderen heran, andererseits entfernen die stark kodifizierten Elemente der verbalen Sprache das Kind von der erfahrungsbezogenen Subjektivität der ganz frühen und tiefen Ebenen.

Neben dieser Gerichtetheit auf die Ontologie der verbalen Sprache möchte ich eine ähnliche Gerichtetheit der Psychoanalyse hervorheben. Sie besteht darin, dass die Qualität des psychoanalytischen Zuhörens zunehmend auf eine *Musikalität in der Übertragung* ausgerichtet ist, in Erweiterung einer epistemologischen hin zu einer ontologischen klinischen Zielrichtung.

Es ist kein Zufall, dass die Herkunftssprache als Muttersprache bezeichnet wird, und es ist bemerkenswert, dass praktisch überall auf der Welt der Name der Herkunftssprache einen ausdrücklichen Hinweis auf die Mutter enthält: *Muttersprache, alma mater, mother tongue, langue maternelle*. Die Muttersprache verweist deutlich auf die grundlegenden Erfahrungen der Mutterbeziehung, aus der unsere Art zu sein und zu fühlen hervorgeht. Schon die Klänge der Muttersprache verweisen auf Musikalität und Rhythmus in den ersten Beziehungserfahrungen, auf ein Universum geheimnisvoller, impliziter sinnlich-affektiver Erinnerungen, die letztlich grundlegend unsere Existenz bestimmen und ihr den Stempel von Originalität verleihen.

Die Sprache der Ursprünge bringt die Klänge der Urerfahrungen zurück, nicht nur die des Lebens nach der Geburt, sondern auch die Klänge, die im vorgeburtlichen Leben gehört wurden. Im Vordergrund steht der Klang der Stimme einer Mutter, die durch ihre musikalischen und rhythmischen Qualitäten jene faszinierende Textur schafft, auf der die menschliche Fähigkeit zur Gestaltung unseres Gefühlslebens beruht. Die erste Begegnung in unserem Leben findet im vorgeburtlichen Leben statt als Begegnung mit einem *Klangobjekt* (S. Maiello, 1995) – der Auftakt zum Horizont des musikalischen und rhythmischen Lebens – das bei der Geburt in jenen *Proto-Gesprächen* (Mary Catherine Bateson, 1979) zwischen Mutter und Neugeborenem Gestalt annimmt, die durch das *Motherese*, die Sprache der Mütter weltweit, aktiviert werden. Wir können die Hypothese aufstellen, dass das Klangobjekt nicht nur die Proto-Erfahrung eines generischen Objekts ist, das anders ist als man selbst, sondern dass seine spezifische Klangeigenschaft ihm auch Einzigartigkeit verleiht. All dies verleiht der Begegnung mit der Mutter nach der Geburt die Qualität einer Wiederbegegnung, die mittels erweiterter Sinneswahrnehmungen des Kindes die Beziehung mit Erfahrungsinhalten bereichert und den primären Beziehungen jene starke dialogische Beschleunigung verleiht, die die Studien der Säuglingsforschung in den letzten Jahrzehnten hervorgehoben haben.

Seit jeher führen Mütter mit ihren Neugeborenen einen Dialog in jener magischen, universellen Sprache, die wir *Motherese* nennen. Sie besteht aus einem phantasievollen, spielerischen stimmlichen Austausch, bei dem die Mutter dem

Neugeborenen Sprachformen anbietet, die sich durch eine akzentuierte Musikalität auszeichnen, begleitet von ausgeprägten mimischen, rhythmischen, melodischen und gestischen Komponenten, die beim Neugeborenen einen kommunikativen Kontakt auf rein emotionaler Basis herstellen. Wenn wir glauben, dass Mütter mit ihrem Motherese ihren Kindern seit Jahrtausenden etwas beigebracht haben, müssen wir eine Grammatik der Gefühle annehmen und nicht eine Grammatik der Worte. Keine Mutter kümmert sich darum, ob ihr Kind die Bedeutung der Worte, die sie ausspricht, versteht, und doch tauchen die Mütter in ihre Dialoge mit ihren Kindern mit Hingabe ein und schaffen so die ersten Formen eines Containments, das im Wesentlichen ein klangliches Containment ist. D. Anzieu (1976) verweist auf diese Funktionen, wenn er mit der Bezeichnung »sonore Hülle des Selbst« das Containment konzeptualisiert, das in seiner primären Form im Wesentlichen in einem »Zusammenhalten« zu bestehen scheint.

Es ist kein Zufall, dass im homerischen Mythos der Gesang, der Odysseus verführt und verzaubert, der Gesang der Sirenen ist, ein Gesang, der von einer weiblichen Stimme kommt. Wenn wir mit T. H. Ogden (2016) Mythen als *Träume der Menschheit* verstehen, können wir annehmen, dass die Art der Prägung, durch das Klangobjekt die eines klanglichen Unbewussten ist, mit dem wir im Laufe unseres Lebens in der Dimension des *Traumdenkens* immer wieder zu tun haben. Vielleicht ist das der Grund, warum wir lebenslänglich so leidenschaftlich Musik hören ... Auf diese Art von klanglichem Unbewussten (unverdrängtem Unbewussten) beziehen sich M. Mancia (2007) mit seinen Studien über das *implizite Gedächtnis*, G. Civitarese (2008) mit seinem Konzept des *sensorischen Bodens* und J. Bleger (2010) mit seiner Theorie des *agglutinierten Kerns*.

Es wird also die Musikalität mit ihren rhythmischen, melodischen und gestischen Komponenten sein, die das Kind auf der Welle der Emotionen in jene verbalen Spiele verwickelt, die die Vorläufer der zukünftigen Sprache sein werden. Die Musikalität der mütterlichen Stimme kann daher sowohl als Aktivator des rhythmischen Drangs, zu leben, Emotionen zu erleben, sich zu bewegen und mit einem anderen als sich selbst zu kommunizieren verstanden werden als auch als eine evolutionäre Funktion, die den Erfahrungen des Säuglings eine erste zusammenhaltende Form verleiht. Die Musik der mütterlichen Stimme kann anscheinend die körperliche Ebene mit der affektiven verbinden und eine erste einheitliche Textur schaffen, die die konstituierenden Elemente der menschlichen Natur zusammenhält.

In einer eindrucksvollen Szene aus der Odyssee ist Odysseus inkognito zu Gast am Hof der Phäaken. Ein blinder Sänger beginnt, mit seinem Gesang die Heldentaten des Odysseus im Trojanischen Krieg zu rühmen. Da verbirgt der homerische Held sein Gesicht in seinem Mantel und beginnt zu weinen ... »er hatte noch nie geweint«, bemerkt Hannah Arendt (1987, S. 221). Diese musikalische Erzählstimme scheint es Odysseus zu ermöglichen, eine Emotionalität zurückzuerlangen, die seine menschliche Einheit wiederherstellt und ihn von dem befreit, was von dem zum reinen Handeln verdammten Helden in ihm noch übrig war.

Man darf mit Fug und Recht sagen, dass unter den Wissenschaftlern, die sich mit den Ursprüngen der menschlichen kommunikativen Fähigkeiten befassen, Steven Brown (2000) eine der anerkanntesten Theorien entwickelt hat; in seinen Studien zeigt er, dass Musik und Sprache einen gemeinsamen Ursprung haben. Sie weisen tiefe biologische Ähnlichkeiten auf in Form von zwei Komponenten, die in einer urzeitlichen Mischung jene primitive Sprache bildeten, die er als *musiclanguage* (Musiksprache) bezeichnet.

Dieser ganze Erfahrungsapparat ist das der Welt Sinn gebende Instrument, das die Entstehung eines Symbolischen ermöglicht, welches sich dann als Sprache und als Denken weiter entwickeln kann, aus jener Narrativität heraus, die in ihrem ontogenetischen Anfang die ausschließliche Qualität von emotionaler Semantik hat.

Die Sprache der Ursprünge ist also tiefschichtig mit der Beziehung zur Mutter verwoben, sowohl sensorisch als auch emotional, und hat ihre Wurzeln in der Entstehung eines ursprünglich pränatalen Dialogs. Es gibt zahlreiche und wohlbekannte Studien, die Bevorzugung der Stimme der Mutter seitens des Kindes von Geburt an auf das »intrauterine Erlernen von Vokalisationsmerkmalen, die liebevolle Emotionen signalisieren« (C. Trevarthen 1998, S. 120) zurückführen. Man geht nämlich davon aus, dass Intersubjektivität, die auf der Unterscheidungsfähigkeit zwischen sich selbst und dem Anderen beruht, keine Errungenschaft ist, die erst nach der Geburt eintritt, sondern dass sie bereits in der evolutionären Neurobiologie des Kindes verwurzelt ist und dass ein Mechanismus (*Intrinsic Motive Formation*) von Geburt an zur Verfügung steht (S. Malloch, C. Trevarthen 2009), der bereit ist, mit den vom Erwachsenen ausgedrückten Emotionen in Beziehung zu treten. Dieser Zustand brächte bereits in der pränatalen Periode eine Art virtuelles Anderes hervor, das wir als ein organismisch bedingtes Bedürfnis nach einer Begegnung mit dem Anderen definieren könnten, was stark an Bions Vorstellung von der *Präkonzeption* erinnert.

Das Tor, durch welches das Thema Muttersprache in meine Gedanken kam, war das der klinischen Arbeit. Vor Jahren, als ich mit einigen jungen Patienten arbeitete, begann ich, mich mit Gefühlen zu beschäftigen, die wohl auch mit meinem Leben verwoben waren, aber in der literarischen und poetischen Kultur eher romantisch idealisiert worden waren. Ich meine die Wehmut. Ein Gefühl, das ich aufgrund jener Erfahrungen mit einer ergreifenden Traurigkeit zu verbinden lernte und die ich später in der dunkelsten Verzweiflung, wenn nicht gar in der Entfremdung, die die tiefsten Kerne der menschlichen Identität bedroht, wiederfinden würde.

Unsere Arbeit als Psychoanalytiker besteht, wie unser Leben, aus Begegnungen, aber einige sind ganz besondere Begegnungen. Ich spreche von Begegnungen, die ich vor vielen Jahren mit einigen adoptierten Kindern und Jugendlichen hatte, als die internationalen Adoptionen in Italien eine beeindruckende Entwicklung nahmen.

Wir können die Ankunft dieser jungen Menschen aus den unterschiedlichsten Orten der Welt historisch betrachten als den Beginn jener Migrationsflüsse, die bald unsere und die fremde Kultur dramatisch miteinander konfrontieren sollten, die, wie Ernesto de Martino (1977) es ausdrückte, »sich ob des gegenseitigen Unverständnisses entrüstet gegenüberstehen, in äußerster Ermangelung gemeinsamer Erinnerungen« (S. 393). Als wir begannen, Protagonisten – und nicht Zuschauer – jener kulturellen Apokalypse zu sein, die meist als psychisches Unbehagen, als *Untergang der Welt* wahrgenommen wird, und nicht als die andere Version, die E. de Martino auf Erneuerung und neues Wissen zurückführt. Als wir selbst in unserer psychoanalytischen Arbeit begannen, Menschen zu begegnen, bei denen wir auf unsere Bezugskategorien verzichten mussten, um uns zu fragen, mit welchem Unbewussten wir es zu tun hatten, wobei wir die Kategorie der Fremdheit gewinnbringend wieder ins Spiel brachten, sie auf uns nahmen, indem wir uns auf die Suche nach den Spuren unserer persönlichen Wanderungen in unserer Innenwelt begaben, jener Überwindung von Grenzen und jener Erfahrung von Orientierungslosigkeit, die als Verlust und Krise zu unserem Leben gehören.

Mit diesen Adoptivkindern begegnete ich einer neuen und überraschenden Abwandlung der Wehmut, die nichts mit der subtilen existenziellen Wehmut zu tun hat, die dem Leben der Menschen als Hintergrund dient, sondern vielmehr ein Gefühl ist, das, obwohl es als subjektive Erfahrung oft nicht beschreibbar ist, doch dramatisch inszeniert wurde. Eine nach den Maßstäben des gesunden Menschenverstandes seltsame Wehmut, wenn man bedenkt, dass dieses Gefühl oft etwas betrauerte, woran viele dieser jungen Menschen keine Erinnerung hatten oder was sie nie erlebt hatten. Ein Widersinn, wenn wir diesen hartnäckigen nostalgische Drang zur Vergangenheit zu jener eindeutigen Distanzierung von der eigenen Vergangenheit im Zusammenhang sehen mit der klaren Abkehr von der eigenen Vergangenheit, die sich im absoluten und unmittelbaren Aufgeben der eigenen Muttersprache zeigt. Es kam oft vor, dass Eltern mir erzählten, ihr adoptiertes Kind habe seine Muttersprache (und seine Vergangenheit) völlig und mit erstaunlicher Geschwindigkeit vergessen. Diese Aussage wurde positiv konnotiert, so als ob dieses Vergessen den Eltern die

Erfahrung eines Kindes vermittelte, das voll in sein neues Leben integriert sowie ausgeprägt und ausschließlich in seiner Beziehung zu ihnen präsent ist. So als ob dieser Bruch mit der Vergangenheit die tiefsten Gespenster und Ängste der Adoptiveltern besänftigte, die immer auf dem Grat bedrohlicher Erfahrungen von Fremdheit wandelten.

Das Aufgeben der Muttersprache lässt sich als Versuch verstehen, die Spuren zu tilgen, die unaufhaltsam zum Schmerz über den Verlust zurückführen würden. Auf der Grundlage der klinischen Erfahrungen müssen wir aber auch feststellen, dass diese Abwehr auch einen sehr hohen Preis hat, wenn wir bedenken, dass ein tiefreichendes Geflecht zerrissen wird, das der Sprache zugrunde liegt, ein Geflecht, das die tiefsten Bezüge unserer Existenz enthält. Sich in einer neuen Sprache auszudrücken bedeutet eine regelrechte Migration in der Migration. Innerhalb der kulturellen Migration entsteht eine Desorientierung in der Innenwelt, wo tiefliegende Bereiche umgebrochen werden, die ungeahnte Komponenten unseres Fühlens und damit unserer Existenz als Menschen berühren.

Aber inwieweit können wir ohne Geschichte, ohne zu wissen, woher wir kommen, überhaupt leben? Der Drang, die Ursprünge zu kennen, ist universell in der Geschichte der Menschheit und begleitet uns von den frühesten Stadien unseres Lebens an. Das Vergessen der Muttersprache scheint also eher auf einen defensiven Bruch mit einer Vergangenheit hinzuweisen, die zu schmerzhaft ist, um sich ihr zu nähern, eine immer offene Wunde, die nur durch drastische Spaltungsprozesse gelindert werden kann.

Sich in einer neuen Sprache auszudrücken, bedeutete für die Adoptivkinder oft auch einen Verzicht auf die komplexen sinnlich-affektiven Elemente, mit denen die Herkunftssprache durchsetzt ist. In der neuen Sprache zu reden kann eine Abkehr von der Fähigkeit sein, die tiefsten Gefühle und Erfahrungen vollständig zum Ausdruck zu bringen. Niemals habe ich so viele Autismus-Diagnosen gesehen wie zu der Zeit, als die internationalen Adoptionen zunahmen. In fast allen Fällen handelte es sich um stark deprivierte Kinder, die bei ihrer Ankunft in Italien das Gefüge ihrer Existenz, das aus den strukturierenden Elementen ihrer Herkunftssprache bestand, durchbrochen erfuhren.

Der Philosoph E. M. Cioran (1991) neigte kaum dazu, sich über das Leben zu beklagen, sondern dachte eher zynisch und distanziert über die damit verbundenen Schwierigkeiten nach; unter den wenigen Dingen, die er bedauerte, war, dass es ihn schwerfiel, sich auf Französisch auszudrücken, der neuen Sprache, die er sich nach seiner Emigration nach Paris hatte aneignen müssen: Das Schreiben auf Französisch beraubte ihn schmerzlich seines Ungestüms, der als essentieller Wesenszug in seiner Natur lag, so dass er sich wie ein Metöke, ein Bürger ohne volle Rechte fühlte.

Der Klang der Herkunft

Sergio kommt an einem Novembermorgen in meine Praxis. Mit einem Baumwoll-T-Shirt und mit Gummipantoffeln an den Füßen stellt er sich der strengen Kälte dieses von den ersten Winterwinden gepeitschten Tages. Auf das heftige Drängen seiner Eltern hin ist er endlich gekommen. Pünktlich auf die Minute. Am Dienstag, genau zur vereinbarten Zeit, nur dass ich Sergio zwei Wochen früher erwartet hatte.

Vor mir steht ein Kasache, der waschechten römischen Dialekt spricht, der in mein Arbeitszimmer platzt und mich in einem Sekundenbruchteil zwingt, meinen Terminplan zu überprüfen, der durch dieses Hereinplatzen durcheinandergeraten war. Seine an den Knien zerrissenen Jeans lassen eine alte und schreckliche Narbe sehen. Er sieht ein paar Jahre älter aus als es seinen sechzehn Jahren entsprechen würde. Schlank, hochgewachsen, mit spärlichem, ungepflegtem Bart, pechschwarzem Haar und einem fast erschrockenen Blick, der aus den Augenschlitzen blitzt. Trotz seiner langsamen und schläfrigen Bewegungen ist er weniger unkonzentriert, als er zu erkennen gibt. Er muss einen Ausdruck des Erstaunens meinerseits mitbekommen haben. Er fragt mich, ob die Uhrzeit stimmt. Ich antworte mit einem Lächeln, der Gedanke an eine Klarstellung kommt mir nicht einmal flüchtig in den Sinn, denn jetzt scheint es mir wichtiger zu sein, ihn nach so langem Warten willkommen zu heißen.

Mein Warten auf ihn hatte etliche Monate zuvor begonnen, als ich seine Adoptiveltern zu einem Beratungsgespräch empfangen hatte. Von da an gehörte ich zu denjenigen, die sich Sorgen um ihn machten.

Sergio war im Alter von fünf Jahren adoptiert worden. Soweit bekannt, lebte Sergio von den ersten Monaten seines Lebens bis zur Adoption in einem Heim in einer Ortschaft im östlichen Teil der ehemaligen Sowjetunion, was sich an seinen körperlichen Merkmalen erkennen lässt. Die Adoptiveltern waren ein Paar in den Vierzigern. Ihr größter Wunsch ging mit Sergios Ankunft in Erfüllung. Ein Kind, mit dem sie sich in den wenigen Tagen, die sie im Heim verbracht hatten, um die letzten bürokratischen Formalitäten für die lang erwartete Adoption zu erledigen, vertraut zu machen versucht hatten. Sie beschreiben ein zurückhaltendes und schweigsames Kind, das sie bei ihren Besuchen kaum eines Blickes würdigte, sich aber hartnäckig an die Hand der Frau klammerte, eine Erinnerung, die die Adoptiveltern immer noch bewegt. Kurzum, sie hatten mehr als nur erahnt, dass das Kind gestört war. Ein Szenario, das, wenn man es nach so vielen Jahren rekonstruiert, auf ein depriviertes und traumatisiertes Kind schließen lässt, das zur äußersten Abwehr gezwungen ist. Bei seiner Ankunft in der neuen Familie zeigen sich Sergios Probleme in all den kleinen alltäglichen Misserfolgen, die die Eltern dazu veranlassen, sich einem Unterstützungsnetz für sich und ihren neuen Sohn anzuvertrauen. Sergio spricht kein einziges Wort in seiner Muttersprache, obwohl die Eltern eine Landsmännin von Sergio als Babysitter eingestellt haben. Vielmehr beherrschte er schnell ein einfaches, ein wenig gebrochenes, mechanisches Italienisch. Im Alter von sieben Jahren kommt das Kind in die erste Klasse der Grundschule. Die Lernergebnisse sind schlecht und werden es noch lange bleiben. Aber Sergio hat das Glück, in einem sehr herzlichen Umfeld aufgenommen zu werden. Ich habe den Eindruck, dass sich diese Eltern liebevoll um Sergio kümmern, wobei sie den ausgeprägten Wunsch hegen, einen Sergio zu sehen, der weit weg von einer unzugänglichen Vergangenheit ist und voll und ganz in eine Gegenwart eintaucht, die von guten Dingen überquillt. Anzeichen von Unbehagen wegen der Schulschwierigkeiten treten schnell in den Hintergrund. Sergio findet sich überwiegend in einem Netz guter Beziehungen wieder, mit vielen Freunden, die neugierig auf dieses seltsame Kind blicken, das wer weiß woher gekommen ist, vielleicht aus einem japanischen Zeichentrickfilm oder wer weiß von welchem anderen exotischen Phantasieort. Nach den Beschreibungen seiner Eltern scheint Sergio ein Kind gewesen zu sein, das sich ohne eigenes Zutun auf dem Weg zu einer glücklichen Zukunft befand. Aber im letzten Jahr der Mittelschule geht etwas kaputt. Innerhalb weniger Monate verwandelt sich Sergio in einen mürrischen, traurigen und misstrauischen Jungen, der sich schnell von der Gemeinschaft jener Freunde isoliert, die ihn in den letzten Jahren seines Heranwachsens im fröhlichen und festlichen Umzug begleitet haben. Im Alter von vierzehn Jahren verändert sich sein Körper auffallend, er wird dünn und groß und verliert sein rundes Gesicht und die weichen, kindlichen Züge. Sein Körper stellt nun die unerbittliche Erinnerung an seine ferne Herkunft und seine Diversität wieder her: Nachdem seine Gefährten ihn seine Kindheit hindurch als Nachkommen irgendeines Samurai-Geschlechts gesehen haben, der aufgrund seiner orientalischen Gesichtszüge sicherlich ein bewunderter Kampfsportexperte war, hört der phantasievolle Reigen all dieser verwirrenden und wundersamen Zuschreibungen auf, und Sergio wird schlicht und schonungslos zum »Chinesen«. In nun äußerst wenig fürsorglichen und auf alle Fälle viel weniger geschützten Kontexten zeigt sich an ihm eine Andersartigkeit, die nichts Bewunderndes oder Erhebendes an sich hat. Er – und sein Körper bestätigt ihm dies – ist nicht wie seine Altersgenossen. Die somatischen Merkmale seines Gesichts sind denen seiner Freunde nicht im Entferntesten ähnlich. In einer Zeit, in der das sich Messen an anderen und das Bedürfnis, dazuzugehören, von entscheidender Bedeutung sind, fühlt sich Sergio zurückgewiesen und auf seine ferne und geheimnisvolle Herkunft zurückgeworfen. Nach einem ungebremsten Vorwärtsdrang muss Sergio seine eigene Geschichte wieder aufnehmen und ist gezwungen, eine Subjektivierung zu überdenken, die nicht durch zornige Rebellion herbeigeführt werden kann, sondern schmerzhaft durch das schwarze Loch seiner Herkunft gehen muss.

Nach anderthalb Jahren Psychotherapie konnte er sich wieder an den Tag erinnern, an dem ihm seine Banknachbarin sagte, er habe »einen seltsamen Geruch«. Ein Satz, der ihm im Gedächtnis haften bleibt und sofort das schmerzhafte Szenario des Kotstangenkindes eröffnet, das ausgestoßen und weggeworfen wird. Es ist für Sergio nicht möglich, irgendeine andere potentielle Bedeutung zu erfassen, alles war bereits in seinem Kopf bereit, lauerte. Augenblicklich öffnete sich der Vorhang zu einer inneren Szene, die schon die ganze Zeit bereitet lag. All die Jahre der überwältigenden Freude sind wie weggefegt. Aber in Wahrheit scheint sich Sergio nie ganz in dieser beschönigten Realität eingefunden zu haben. Selbst in all dem fröhlichen Trubel haben seine Ohren nie aufgehört, die Hintergrundgeräusche seines Lebens, die undeutlichen Schatten einer schmerzhaften Vergangenheit, seiner Herkunft wahrzunehmen. Schließlich werden seine Adoptiveltern von einem Kind sprechen können, das in all den Jahren mehr als alles andere »die Dinge einfach geschehen ließ«, was darauf hindeutet, dass Sergio sich immer nur teilweise sich an dem Festzug, der ihn vorwärtstrieb, beteiligte. Selbst bei ihnen, so sagen sie mit großem Bedauern, hat sich Sergio nie »gehen lassen«, selbst bei ihnen hat er »es geschehen lassen«. Er hat sich nie ihren weit geöffneten Armen überlassen, die bereit waren, ihn aufzunehmen und in einer magischen Umarmung die Schmerzen einer (für ihn und für sie) unzugänglichen Vergangenheit zu vertreiben.

Im Alter von vierzehn Jahren hört der Jahrmarktsrummel auf, der ihn begleitet hatte. Sergio verbarrikadierte sich in seinem Haus und taucht in die Welt der Videospiele und des Internets ein. Auch die Wahl des Gymnasiums interessiert ihn wenig: Er »überlässt« sie seinen Eltern, die ihn an einem naturwissenschaftlichen Gymnasium anmelden, wobei sie sich von einigen vagen Anzeichen für eine gewisse Neigung des Sohnes zur Mathematik leiten lassen. Sobald wir uns etwas besser kennen lernen, wird Sergio sagen, dass die Mathematik etwas Beruhigendes hat, denn in der Mathematik »geht alles auf«. Sergios Aufenthalt am Gymnasium wird nur kurz dauern. Nach einem seiner ersten Auftritte als Graffiti-Writer, bei dem er die frisch gestrichene Wand am Eingang seiner Schule mit seinem »Logo« verziert, wird er lange von Unterricht ausgeschlossen. Er wird nie wieder einen Fuß dorthin setzen wollen. Wer weiß, vielleicht war er überaus empört über die Schwere, die seiner Tat zugemessen wurde, die nichts anderes war als seine Art, seine Existenz in die Welt hinauszuschreien. Eine tragische Verzerrung einer symbolischen Geste.

Er wird ein ganzes Jahr lang der Schule fernbleiben, um in die Welt des Internets und der Videospiele einzutauchen, eine unglaubliche, grenzenlose Welt, in der alles möglich ist, in der der einzige Kontakt zu lebendigen Wesen durch seine Teilnahme an zweideutigen Chats entsteht, in denen Sergio phantasievolle und gefährliche Verzerrungen seiner eigenen Identität einbringt.

Als er an jenem kalten Novembermorgen zu mir kommt, hat er sich gerade an einer Kunstschule eingeschrieben, geleitet von seinen grafischen Fähigkeiten, die er bei seiner Tätigkeit als Graffiti-Writer entdeckt hatte. Als ich Sergio kennenlerne, entdecke ich eine Dimension von Einsamkeit, die für mich völlig neu ist. Eine kybernetische Einsamkeit, erlebt in einer Welt, die von Ektoplasmen lebender Wesen dicht bevölkert ist. Eine Welt ohne Grenzen, in der sich Fantasie und Realität gefährlich vermischen, sicherlich die schlechteste Medizin für Sergios Geisteszustand. Er ist von den Jahren des »Alles ist schön« zu denen des »Alles ist möglich« übergewechselt. Das Internet und die Videospiele sind für ihn eine Art allmächtiger Prothese, die seine Ressourcen ins Unermessliche steigert, die ihn in einer gedehnten Gegenwart leben lässt, in der einen die Vergangenheit nicht einholt und die jede mögliche Zukunft zu verschlucken scheint. Ein Labor, in dem man neue alchemistische Identitäten herstellen kann. Das Durchbrechen der Grenze zwischen Fantasie und Realität werde ich auf dem Foto seines bei einem tragischen Unfall zerstörten Mopeds verewigt finden, einer Art düsteres postmodernes Kunstwerk.

Bei dieser ersten Begegnung verbarg Sergio seine Verwirrung und Konfusion keineswegs. Um die offensichtliche Verlegenheit, nicht zu wissen, wo er anfangen soll (ich weiß es leider auch nicht ...), zu überwinden, beginnt er mit einer lapidaren Erklärung: »Ich schreibe«. Ja, kurz und gut, er ist ein Graffiti-Writer. Einer von denen, die an die entlegensten und unzugänglichsten Orte klettern, um Zeichnungen an die Wände zu sprühen.

Und genau da fangen wir an. Bei diesem Drang Sergios, an die unerdenklichsten Orte zu schlüpfen für seine grafischen Werke, die vorerst wie verworrene Darstellungen einer geheimnisvollen, fast traumhaften Erfahrung wirken. Sicherlich ist dieses nächtliche Hineinschlüpfen in gefährliche, meist hochgelegene und schwer zugängliche Orte eine sehr aufregende Angelegenheit, aber ebenso interessant ist sein Drang, etwas darstellen zu wollen (zu »schreiben«, wie er sagt), das auf ein unaufhörliches Suchen verweist. Wie ein unaufhörliches Suchen wirkt sein ständiges Ausbüchsen von Zuhause. All die Male, als er in den erstbesten Zug stieg und an irgendeiner lauschigen Örtlichkeit wiedergefunden wurde. Orte, die für ihn keine offensichtliche Bedeutung hatten, geschweige denn ihm vertraut waren. So sehr, dass jenes ganze Fortfahren den Charakter einer geheimnisvollen Reise in ein labyrinthartiges Unbekanntes zu haben schien, auf der sich Sergio schließlich verirrte. So wie damals, als er auf dem Bahnhof eines abgelegenen Bergdorfes in einem Zustand der Verwirrung aufgefunden wurde, schlafend auf einer Bank im Wartesaal.

Unsere Arbeit verlief in einem recht flexiblen Rahmen; formal war sie in zwei wöchentliche Sitzungen gegliedert, die über lange Zeit hinweg durch Sergios häufige Abwesenheiten und unzuverlässige Anwesenheiten dezimiert wurden. Er schwänzte Sitzungen, kam nach der ersten Hälfte oder eine Minute vor dem Ende der Sitzung, verschwand für zwei Wochen ... aber er kam auch am Ostermontag und klingelte vergeblich an der Sprechanlage meiner Praxis. Aber seltsamerweise habe ich auch jetzt, da ich dies Jahre später niederschreibe, nicht den Eindruck einer diskontinuierlichen Arbeit.

Die Träume, die Sergio mit schamhafter Zurückhaltung erzählt (aus einer Art liebevoller Pflicht, weil es der Psycho mag ...), sind lange Zeit eine Art grafisches Vorratslager für seine Werke gewesen, die Träume inspirieren ihn zu den Farben und Formen seiner Zeichnungen. Es findet irgendwie ein verworrener und kontinuierlicher Transfer zwischen Traumbildern, Fantasien, Videospielbildern und Darstellungen in den Zeichnungen statt. Die Überschneidungen, die Bereiche des Verschwimmens zwischen Fantasie und Realität werden noch lange Zeit beunruhigend bleiben. Es kommt oft vor, dass Sergio, wenn eine verblasste Erinnerung wieder auftaucht, nicht sagen kann, ob er sich wirklich an diese Dinge erinnert oder ob er sie geträumt hat. Das bewahrt ihn jedoch nicht davor, von ihnen tief berührt zu werden. Es sind vage Erinnerungsspuren, die eher sensorisch sind, verbunden mit Hunger, Dunkelheit, Lärm, körperlichem Schmerz, die jedes Mal eine Art stechenden Kontakt mit einem beunruhigenden uneinsehbaren Bereich hervorrufen. Ich muss sehr darauf achten, dass Sergio unsere Arbeit nicht plötzlich und schmerzhaft beschleunigt. Ich muss darauf achten, dass ich eine erträgliche Reisegeschwindigkeit einhalte (erträglich für mich und für ihn). Wenn das außer Kontrolle gerät, sehe ich ihn noch verstörter und verwirrter und erlebe, wie er für ein paar Sitzungen verschwindet. Wir müssen gemeinsam arbeiten und denken, aber er muss sich auch weiterhin als der heroische und einsame Graffiti-Writer fühlen, der sich über Grenzen hinwegsetzt, der sich die gewagtesten Räume für seine Zeichnungen nimmt, der sich über die organisierten Graffiti-Writer lustig macht, die in Gruppen sprayen.

Dieses unscharfe Kontinuum zwischen Fantasie und Realität, zwischen Realität und virtueller Realität, schafft natürlich ständig Risikosituationen. Die Missgeschicke, die ihm in den ersten zwei Jahren der Therapie widerfahren, lassen mich nicht ruhig schlafen. Andererseits bringen sie mich viel zum Träumen und Nachdenken. Seine Verstöße gegen private Räume, gegen »institutionelle« Grenzen und Beschränkungen haben für ihn unangenehme Folgen. Eines nachts wird er auf frischer Tat ertappt und auf die Polizeiwache gebracht. Dort nennt ihn ein unhöflicher Beamter einen »Hurensohn« ... Sergio antwortet mit einem kläglichen »... wenn ich nur wüsste, wer meine Mutter ist ...«. Wer weiß, ob man auch das zu Protokoll gegeben hat ...

Ja, seine Herkunft. Die Mutter, »die Echte«. Auch um dieses Thema beginnt Sergios Phantasie zu kreisen. Wir entdecken, dass eines der wenigen Dinge, die ihn in seiner Schulzeit wirklich fasziniert haben, das homerische Odyssee-Epos ist. Er las es ganz in einem Rutsch, wie einen Krimi, auf dessen Ende er gespannt war. In seinem Reden taucht eine Mutter mit ödipalen Anklängen, verkörpert in der Figur der Penelope, auf, vor allem aber eine Mutter, die auf ihn wartet. Sein jetziges Leben scheint also eine Reise zu sein, lang, mühsam und beschwerlich, aber eine Reise, an deren Ende eine Heimkehr stehen wird. Wer weiß, ob sein wiederholtes Ausbüchsen von Zuhause nicht ein Versuch ist, heimzukehren ... Aber natürlich musste dieses sein Ithaka irgendwo lokalisiert werden ... Auf der Suche danach verirrt sich Sergio jedoch in den Nebeln der Verwirrung und riskiert, ein Odysseus zu werden, der zu einer ewigen und verzweifelten Irrfahrt verdammt ist. Aber das ist nur eine der möglichen Versionen seiner mütterlichen Bindung, und es wird auch nicht die letzte sein.

Er sucht nach einer möglichen Version seiner Geschichte, der Geschichte seiner Beziehung zu einer Mutter, an die er sich nicht erinnern kann, von der er vielleicht irgendeine vage Erinnerung hat ... »oder vielleicht habe ich nur von ihr geträumt« ... aber Sergio findet niemals eine endgültige Geschichte, ist dazu verdammt, nie »seine« Geschichte zu finden. Wer weiß, wie viele unendliche Geschichten er in seinem Leben noch erkunden wird. Aber Sergio sucht, er stellt sich etwas vor, und in diesem Suchen und Vorstellen liegt doch etwas Produktives. Die Geschichten, die er findet, sind der offene Kanal zu seiner inneren Welt, sie haben nie eine endgültige Form, aber sie haben eine Bedeutung, indem sie ihn in Kontakt mit seinem Wunsch, zu wissen, bringen.

Seine Suche manifestiert sich in den unvorstellbarsten Formen. Er ist Stammkunde auf einem berühmten Sonntagsmarkt unserer Stadt. Er kehrt von seinen Expeditionen mit seltsamen Gegenständen zurück, die er mir gewöhnlich in den Montagssitzungen zeigt, als wäre ich ein erfahrener Archäologe, der die Struktur rekonstruieren kann, zu der diese Fragmente gehören. Eine Brosche mit einem geheimnisvollen Tiersymbol, eine zerbrochene Untertasse mit ethnischem Muster, eine monumentale Messingschnalle sind die Prüfungen, die ich nicht bestehe, angesichts derer wir in nachdenkliches Schweigen verfallen.

Aber es kommt auch vor, dass er in der Straßenbahn, die ihn an einem frühen Sonntagmorgen zum Markt bringt, den Klang eines Gesprächs zwischen zwei Erwachsenen und einem Mädchen hört. Fasziniert von ihrer Sprache folgt er ihnen, wie man einem Rattenfänger folgt. So entdeckt er einen kleinen Garten in der Mitte eines Platzes mit einer kleinen Ansammlung von Menschen, die sich angeregt unterhalten und gemeinsam essen, während Musik aus einem alten Kassettenspieler ertönt.

An jenem Montag werde ich keine Prüfungen zu bestehen, sondern nur einer bebenden Geschichte zuzuhören haben, bei der Sergio kaum eine Emotion zurückhalten kann, die schließlich seine Stimme zum Vibrieren bringt und ihn daran hindert, still und unbeweglich in seinem Sessel zu sitzen, wie ich ihn sonst jahrelang erlebt hatte. Es scheint nichts besonders Auffälliges zu passieren, aber von diesem Moment an wird nichts mehr so sein wie vorher. Die Geräusche und Geschmäcke, die er an diesem Ort wiedergefunden hat, scheinen auch Sergios Körper zum Leben zu erwecken, so als würde er aus einem langen Winterschlaf erwachen, als würde sein Blut wieder zirkulieren. Aus einer Art respektvoller Scheu heraus kehrt er oft heimlich ohne Wissen seiner Adoptiveltern in diesen Garten zurück und hört von seinen Landsleuten viele Geschichten. Seine eigene findet er nicht. Er findet stattdessen die Leidenschaft.

Auch die Abschiedsphase seiner Therapie wird lange dauern, länger als die Monate, die ich auf seine Ankunft gewartet habe. Eines Tages fragt er mich aus heiterem Himmel, ob ich glaube, dass »das ausreichen wird«. Aber dann überrascht er mich, indem er sagt, dass er darüber nachdenken werde, seine Aufnahme an der Akademie der Schönen Künste abzuwarten. Fast ein Jahr vergeht, ohne dass Sergio seine Absicht erwähnt, die Therapie zu beenden, und ohne dass er die Absicht zeigt, meine Einladungen, darüber zu sprechen, anzunehmen. Natürlich herrscht in manchen Sitzungen eine Abschiedsstimmung: wie damals, in einer der letzten Sitzungen, in der er mir sagt, das Wichtigste auf unserem Weg, das ihm im Gedächtnis geblieben sei, sei das, was ich in einer Sitzung lange zuvor gesagt habe. Er weiß nicht mehr, wann. Er erinnert sich daran, dass ich mich fast bei ihm entschuldigt hätte, weil ich etwas Banales, auf der Hand Liegendes gesagt hatte, da ich ihm nichts Besseres zu bieten hatte ... Ich kann mich nur schwer erinnern. Sergio sagt, dass er damals zwei Dinge verstanden hat: dass ich »authentisch« war und dass »die Würfel nunmehr gefallen waren«. Er erinnert mich daran, dass wir über Ithaka gesprochen haben, ich hatte ihm gesagt, dass wir eine andere Insel finden müssten, einen anderen Landeplatz ... Er hatte diesen Satz so lange im Kopf behalten, jetzt konnte er damit klarkommen.

Wir haben Jahre der Worte, des Schweigens, der Gedanken verbracht, und dann ist das, was davon übrigbleibt, ein Satz. Ein Satz, der nicht einmal den vagen Anschein, die Ästhetik einer brillanten Interpretation hat. Im Gegenteil, ein recht schlichter Satz. Wir haben die ganze Zeit auf einen solchen Satz hingearbeitet, ich, um ihn auszusprechen, und er, um ihn »hören« zu können.

Übersetzungen und Verrat

Giuseppe ist ein viereinhalbjähriger Junge, der nach einer vergeblichen logo-
pädischen Behandlung wegen einer schweren Sprachverzögerung überwiesen
wird. Er spricht auf unverständliche Weise und gibt geheimnisvolle Wörter von
sich, deren phonetische Struktur im Wesentlichen aus der Wiederholung einer
einzigen Silbe besteht, die über die gesamte Länge des Wortes hin artikuliert
wird. Die Metrik würde stimmen, und auch die Intonation hat eine ausdrucks-
starke Färbung, so dass seine Sätze, obwohl sie unverständlich sind, dennoch
eine Art chaotische und überbordende leidenschaftliche Komponente auszudrücken scheinen, die auf eine Art von Sprechen abzielt. Wäre da nicht dieser
gewisse kommunikativen Drang, würde ich sagen, dass sich Giuseppes Sprechweise nicht allzu sehr von den Lallübungen eines kleinen Kindes unterscheidet.

Der Grund, warum ich einige Passagen aus diesem klinischen Verlauf vorstelle, ist die besondere Beziehungssituation, die Giuseppes primärer Beziehung
zu seiner Mutter bestimmte Merkmale verlieh, die meiner Meinung nach eine
entscheidende Rolle bei der Bestimmung der Sprach- und Beziehungsschwie-
rigkeiten des Kindes spielten.

Giuseppe wurde als Sohn einer nordafrikanischen Frau geboren, die vor kurzem nach Italien gezogen war, wo sie einen Landsmann kennengelernt hatte,
den sie bald darauf geheiratet hatte. Giuseppe wurde nach einer angstbesetz-
ten Schwangerschaft geboren. Die Frau führte die Ängste auf ihre körperlichen
Veränderungen zurück, von denen sie fürchtete, sie seien unumkehrbar. Eine
einfache natürliche Geburt, eine gute Stillerfahrung, die frühen motorischen Fähigkeiten des Kindes, das Auftreten der ersten Laute – alles deutete auch auf eine
einfache Entwöhnung hin, die sich stattdessen als eine unerträgliche Erfahrung
für das Kind herausstellte. Giuseppe suchte weiterhin aufdringlich die Brust seiner Mutter, und zu Beginn der Therapie treten immer noch sehr häufig Episoden
auf, in denen das Kind beim Einschlafen oder bei besonderer Anspannung an
seiner Mutter herumsucht, um Brustkontakt herzustellen. Ab der Entwöhnungs-
phase unterbrach häufiges, dramatisches nächtliches Aufwachen Giuseppes
Schlaf. Die Erfahrung des Eintritts in den Kindergarten war tragisch, und die
Schwierigkeiten halten auch nach einem Jahr noch an.

Bei den ersten Gesprächen mit den Eltern erfahre ich einige Details aus
dem Leben eines jeden von ihnen. Vor allem aber werde ich eine schmerz-
liche Geschichte von Giuseppes Mutter erfahren. In ihrem Herkunftsland hat
sie immer bei ihrem Vater gelebt, und zwar seit ihrem sechsten Lebensjahr.
Damals geschah etwas, das man ihr als Trennung der Eltern verkaufte, um das
plötzliche Verschwinden ihrer Mutter zu rechtfertigen. Sie sah ihre Mutter erst

viele Jahre später wieder und entdeckte, dass sie während dieser ganzen langen Zeit in einer psychiatrischen Klinik untergebracht gewesen war, in der sie sich immer noch aufhielt. Die Begegnung mit dem späteren Vater von Giuseppe scheint einen lange unbewusst gehegten Fluchtgedanken konkret hervortreten gelassen zu haben. Ein deutlicher Bruch zwischen dem ersten Teil des Lebens dieser Frau in ihrem Herkunftsland und ihrem jetzigen Leben zeigt sich darin, dass sie ihre Muttersprache nach ihrer Ankunft in unserem Land nie benutzt hatte, schon gar nicht hatte sie sie jemals benutzt, um mit ihrem Sohn zu sprechen. Und auch in der Kommunikation mit ihrem Partner war ihre Herkunftssprache stets tabu. Eine Art unbewusster absolut verbindlicher Auftrag, der sie zu der Aussage veranlasste, dass sie im Umgang mit Giuseppe nie »ein einziges Wort« in ihrer Muttersprache gesprochen habe. In meinem Kopf entsteht das Bild einer Frau auf der Flucht: auf der Flucht vor ihrer Herkunft, vor dem Wahnsinn ihrer Mutter, vor sich selbst ... Eine Frau, die sich in die neue Sprache gestürzt hat, um ihre eigene innere Welt zu verstümmeln, und die sich dadurch selbst fremd wird.

In dieser sprachlichen Situation und in der strikten Einhaltung einer Art von unausweichlichem pädagogischem Auftrag zeigt sich ganz evident der Stil, in dem die Frau zu ihrem Sohn in Beziehung tritt, was ich dann während einer langen ersten Phase, in der Giuseppes Sitzungen in Anwesenheit seiner Mutter stattfanden, direkt beobachten konnte. Ich meine eine paideutisch geprägte Erziehungshaltung, die diese Frau in ihrer Beziehung zu ihrem Kind geleitet zu haben scheint; äußere ideologische Kriterien in Abwesenheit von Entsprechungen in ihrer eigenen Innenwelt, die durch eine abwehrende Negation verbannt werden, wie es sich auch in diesem Verbot der Muttersprache zeigt. Das Ergebnis scheint das einer »normalen« Mutter-Kind-Beziehung zu sein, die zwar planerisch einwandfrei ist, aber bezüglich der Affektivität versagt. Eine Beziehung, die kein Merkmal der Einzigartigkeit aufweist und sich aseptisch darstellt – Giuseppes Mutter schützt dies vor einer befürchteten emotionalen Identifikation mit einer mütterlichen Bezugsperson. Eine Beziehung, die kaum geeignet ist, einem Kind das Gefühl zu geben, einzigartig, umrissen und damit identifiziert zu sein. Das Scheitern von Giuseppes verbaler Sprache stellt diese Schwierigkeit dar.

Die Arbeit, die sie mit äußerster Kompetenz ausübt, ist die einer Simultandolmetscherin, die scheinbar den Kontakt zu ihrer Muttersprache aufrechterhält, die aber in der gleichzeitigen Übersetzung einen Mechanismus auszulösen scheint, der die ursprüngliche Sprache verschwinden lässt und sie in ihre neu erworbene Sprache umwandelt. Das Übersetzen streift die emotionalen Inhalte der Muttersprache ab. Die neue Sprache »schluckt« sofort alle emotionalen und erfahrungsbedingten Nuancen der Herkunftssprache und verwandelt sie in »ihr« Italienisch, das formvollendet gesprochen wird, aber kaum emotionale Färbungen im Tonfall erkennen lässt. Wenn man Giuseppes Mutter sprechen hört, hat man den Eindruck, dass ihre italienische Sprache von ihrem Unbewusstsein losgelöst ist, eine Art künstliche Sprache, die nicht spricht, weil sie nicht ermöglicht, dass man in ihr von sich selbst spricht, eine strenge und mechanische Reproduktion erlernter Regeln. Die Worte sind geblieben, aber die Musik ist völlig verschwunden. Und es ist diese affektive Musikalität, die in der Beziehung zu Giuseppe gefehlt zu haben scheint.

Das Thema, dass man durch das Sprechen in einer neuen Sprache einen Verlust erleidet, stellt uns S. Freud selbst vor. In der von P. Gay (1988) verfassten Biographie wird an die Zeit erinnert, in der S. Freud hauptsächlich englische und amerikanische Patienten hatte, die einzigen, die während der Kriegszeit ein angemessenes Honorar zahlen konnten. P. Gay berichtet von Freuds Enttäuschung und Unzufriedenheit darüber, dass er die »*talking cure*« in einer Sprache, dem Englischen, praktizieren musste, die er ja durchaus selbst gut beherrschte, da er in einem Wien aufgewachsen war, das an der Schnittstelle des wirtschaftlichen und politischen Austauschs lag und in dem die Kommunikation in verschiedenen Sprachen üblich war. Aber offensichtlich stellte die verbale Kommunikation seiner Patienten, die die kostbaren Nuancen des Unbewussten vermitteln sollte, Freud vor eine unüberwindbare Schwierigkeit. Vergeblich, so berichtet P. Gay weiter, waren die zahlreichen Englischstunden, die ein frustrierter Freud hartnäckig zu absolvieren bereit war. Zwar ist der Analytiker aufgrund seiner Funktion ein »Übersetzer«, der die unter den Worten des Patienten verborgene Sprache des Unbewussten übersetzt, aber offensichtlich waren zwei Simultanübersetzungen selbst für den Begründer der Psychoanalyse zu viel ...

Es scheint, dass die Mutter des kleinen Giuseppe durch ihre Entscheidung, mit ihm nur auf Italienisch und nicht in ihrer eigenen Muttersprache zu sprechen, eine Distanz geschaffen hat, die ihrem Sohn den Zugang zu einem Bereich emotionaler Authentizität verwehrt hat. Eine Distanzierung, die ihren Sohn zu einem »Fremden« machte.

Giuseppe begann seine Psychotherapie mit Hilfe von Sinnesobjekten. Anstatt zu spielen, berührte Giuseppe, streifte, roch ... wie ich es schon oft bei den autistischen Zügen von sehr gestörten Kindern beobachtet habe. Auch das Zeichnen war lange eine Tätigkeit, die mit chaotischen Sinneserfahrungen verbunden war. Mit beiden Händen nach allen Farben zu greifen und auf einem potenziell grenzenlosen Raum (auf dem Blatt Papier, auf dem Tisch, an der Wand...) Kritzeleien zu zeichnen, die sich beharrlich ineinander verschlingen, bis sie ein unentwirrbares farbiges Durcheinander bilden, ist sicherlich kein Spiel mit symbolischen Merkmalen, aber sicherlich repräsentativ für einen Mangel an Grenzen, für eine chaotische Verschmelzung.

Wenn wir davon ausgehen, dass die verbale Sprache eine trennende Erfahrung bestätigt (und nicht verursacht), dann zeigen Giuseppes unbewusste Fantasien sicherlich, wie weit er von dieser Art von Erfahrung entfernt war. Ich könnte sagen, dass er in intensivem und chaotischem Sinneskontakt mit der Oberfläche einer Mutter (häufiger mit einer Brust ...) stand, die als unzugänglich empfunden wurde, mit einem Innenraum, der als leer oder geplündert fantasiert wurde. Die aufdringliche projektive Identifikation ist der Klebstoff, der diese Art von Bindung aufrechterhält und ihr chaotische und undifferenzierte Eigenschaften verleiht. Giuseppes Erfahrung war die einer Bindung an ein dauerhaftes Partialobjekt, an eine Mutter, die sich, ihrer Emotionalität entleert, sich in einem pragmatischen funktionalen Gewand darbot.

Eines der rituellen Spiele der ersten Zeit war es, den Kopf ins Häuschen zu stecken und zu trällern. Giuseppe hatte jedoch die Fähigkeit, »im« Spiel zu sein und sich aus dem Spiel zurückzuziehen: Von Zeit zu Zeit zog er den Kopf heraus, um mich anzusehen und zu lächeln ... das war sehr wichtig, um Giuseppes psychische Situation beurteilen zu können. Und ich war auch bewegt von diesem Trällern im leeren Raum, von seiner Fähigkeit, einen unbeantworteten Klang darzustellen, einen klanglich-emotionalen Dialog, der nicht beginnen kann.

Das Geflecht einer problematischen vorwiegend fusionellen Bindung zeigt sich auch in der Andeutung einer perfekten Komplementarität, die ich zwischen der Sprechweise der Mutter und der von Giuseppe unweigerlich wahrnehmen musste. Wenn die Mutter ihren Sohn mit ihrem semantisch tadellosen Italienisch anspricht, dem es aber an emotionaler Tonalität mangelt, so herrscht in der rudimentären Sprache des Kindes – auf spiegelnde und ergänzende Weise – eine chaotische emotionale Tonalität vor, die sich wie ein undifferenzierter affektiver Klumpen ergießt, der so störend ist, dass er die Bildung von Wörtern verhindert.

H. Segal (1980) äußert sich zu den Differenzierungsprozessen als Voraussetzungen für ein symbolisches mentales Register folgendermaßen: »Die symbolische Gleichsetzung wird dazu benutzt, die Abwesenheit des idealen Objekts zu verleugnen oder das verfolgende zu kontrollieren ... das eigentliche Symbol ... entsteht, wenn Trennung vom Objekt, Ambivalenz, Schuld und Verlust erlebt und ertragen werden können. Das Symbol wird nicht verwendet, um den Verlust zu leugnen, sondern um ihn zu überwinden.« (S. 87) »Von der Symbolbildung hängt die Fähigkeit zur Kommunikation ab ... nicht nur mit der Außenwelt, sondern auch in der Kommunikation im Inneren ... die Fähigkeit, mit sich selbst mittels Symbolen zu kommunizieren, ist, wie ich meine, die Grundlage des verbalen Denkens ...« (S. 88).

Die erste richtige Zeichnung, die Giuseppe anfertigte, war eine »Ton«-Zeichnung. Die Zeichnung, die als der »singende Wal« in die Geschichte (in die Geschichte der Therapie …) eingegangen ist. Angeregt durch ein kleines Lied, das er in der Schule gehört hatte, hat der Wal in der Zeichnung sein Maul weit aufgerissen und stößt ein Geräusch aus, das durch kleine Wolken dargestellt wird; im durchsichtigen Bauch des Wals kann man einen kleinen Wal erkennen, der der eigentliche Urheber des Geräuschs ist. Es ist Giuseppe, der singt, obwohl die Stimme aus dem Mund der Walmutter kommt. Auf diese Zeichnung haben wir lange Geschichten und Vermutungen aufgebaut, sowie auch einen wesentlichen Bestandteil des therapeutischen Weges. Eine therapeutische Arbeit, die lange den Charakter eines klanglichen Austauschs hatte, mehr als verbal, basierend auf den rhythmischen Elementen der Beziehung und auf der musikalischen Modulation der Sprache, auf der Suche nach einer Alphabetisierung der Emotionen durch den Versuch, zusammenhaltende Formen für eine überbordende Aktivität zu schaffen, die im Therapieraum lange einen im Wesentlichen abführenden Charakter hatte.

W. R. Bion und die ontologische Psychoanalyse

Ein grundlegendes Thema in W. R. Bions Werk ist das Bewusstseins im Verhältnis zu den Sinnesorganen, ein Diskurs, der am Paradigma einer emotionalen Erfahrung entwickelt wird, die vom Körper ausgeht und der gegenüber der Geist die primäre Funktion der Eindämmung chaotischer sensorischer Turbulenzen ausübt, die somit das psychische Leben aktivieren. Es ist kein Zufall, dass Bion in *Learning from Experience* (W. R. Bion, 1962) seine Überlegungen auf S. Freuds (1911) Aufsatz *Formulierungen über die zwei Prinzipien des psychischen Geschehens* stützt, ausgehend von einem wörtlichen Zitat über den Übergang vom Lustprinzip zum Realitätsprinzip und die Rolle, die sensorische Elemente bei dieser Transformation spielen. Selbst den Begriffe *Wahrheit* formuliert Bion ausgehend von einer Kohärenzerfahrung zwischen Sinneseindrücken:»Wenn die Elemente, die miteinander in Beziehung gesetzt werden, in Harmonie kommen, wird ein Wahrheitsgefühl erlebt …« (1967, S. 182), ein Wahrheitsgefühl, das sich dann auf der Repräsentationsebene transformieren kann *in eine Aussage, die Wahrheitsfunktion hat*. Eine Transformation, die einen *common sense* im Sinne einer emotionalen Erfahrung als Grundlage einer Körper-Geist-Beziehung verwirklicht, die sowohl als psychosomatische Integration als auch als unbewusst-bewusster Transformationsfluss verstanden wird.

Bions Werk bewegt sich ständig in jenem unbestimmten Grenzbereich, der den Übergang von der körperlichen Sinneserfahrung zum geistigen Leben einleitet, und wir können die musikalische Vokalität betrachten als genau in diesem Bereich angesiedelt: Die Musikalität der Stimme der Mutter eignet sich durch ihre sinnlich-affektiven Komponenten dazu, jenen unaussprechlichen Bereich zu repräsentieren, der eine anfängliche Umwandlung des Gewirrs von körperlichen Empfindungen in einen definierteren Geisteszustand gestaltet, etwa in Gestalt eines Gefühls. Bion definiert diese Funktion durch sein Konzept des präverbalen Denkens, wobei er sich auf jene Formen bezieht, die sich in der Nähe der sinnlichen Erfahrung organisieren, wie etwa der Begriff des *Ideogramms* verstanden werden kann. Das präverbale Denken kann als notwendiges Zwischenstadium (ein erster Damm, eine erste Form ...) auf dem Weg zum verbalen Denken betrachtet werden, das, selbst wenn es sich dann in einer entwickelten Sprache artikulieren wird, immer noch Spuren einer Kontinuität und Korrespondenz mit der sensorischen Erfahrung der Ursprünge aufweisen wird. Wir können dies leicht erkennen, wenn wir merken, wie Wörter mentale Repräsentationen haben, die mit der Sinnlichkeit verbunden sind. Lévi-Strauss (1966) spricht von der Erfahrung, die mit dem Erlernen einer neuen Sprache verbunden ist, als einer Distanzierung von den Emotionen der Muttersprache, und sagt, dass *fromage* und *cheese* für ihn zwei sehr unterschiedliche sensorische Erfahrungen hervorrufen: Ersterer hat einen anhaltenden, dichten und vollmundigen Geschmack, letzterer – in der neuen Sprache – einen herben und flüchtigen.

Die verbale Sprache, in ihrer spezifischen Form als Muttersprache, ist als kontinuierlicher Verweis konfiguriert, der in Längsrichtung einen Bezug zur Sensorik herstellt durch eine symbolische Verkettung, die die Einheit jenes *common sense* verwirklicht, den Bion als eine Erfahrung der Wahrheit (der Authentizität) bezeichnet, die unsere psychische Gesundheit ausmacht.

Die mit der Muttersprache verbundenen Fragen klären sich durch diese tiefgründigen, unbewussten Verkettungen.

Der ontologische Schlüssel zu Bions Denken liegt also in der Verlagerung vom Inhalt des Denkens auf die Art und Weise, wie wir denken, vom Verstehen der Träume auf die Erfahrung des Träumens, kurz gesagt, vom Verstehen zum *Sein*. In Bions Konzeption ist selbst die *rêverie* ein *Seins*zustand, der darin besteht, sich unbewusst empfänglich zu machen, um durch die psychische Arbeit des Träumens das zu erfahren, womit sich der andere (der Patient, das Kind...) nicht konfrontieren kann. In diesem Zusammenhang offenbart die verbale Sprache ihre Unzulänglichkeit bei dem Versuch, die Unaussprechlichkeit der tiefsten inneren Erfahrungen zu erfassen, und setzt im Analyseraum eine musikalische und sensorische Art des Zuhörens seitens des Analytikers in Gang, die darauf abzielt, das zu erfassen, was die konventionellen Wortbedeutungen mit ihrem gesättigten Code nicht wiedergeben können.

Bion interessiert sich für das, was nicht erscheint, für das, was stören und verwirren kann. Er hat eine Psychoanalyse im Blick, die eher auf das Unbekannte und Geheimnisvolle als auf das bereits Bekannte abzielt, auf jenes O-Werden, das auf den Ursprung als Ziel jedes psychoanalytischen Projekts zurückverweist. Das ontologische »Projekt« von Bions Arbeit zeigt sich in einer Art nüchterner Essentialität, die sich auch in seinem Versuch, das psychische Material zu mathematisieren – er reduziert es auf die Grundelemente einer formalen Kombinatorik – als Ausdruck seines Bestrebens findet, die Psychoanalyse auf die wesentlichen, konstituierenden Elemente zurückzuführen.

In den letzten Werken seines Lebens hatte sich Bion poetischen oder Science-Fiction-Erzählungen zugewandt, um seine Formulierungen lebendig zu erhalten und zu verhindern, dass sie im wissenschaftlichen Jargon eingekerkert dahinhinsterben. Er wünschte sich, dass sie »in die Hände anderer fallen könnten, um neue Bedeutungen anzunehmen, die sich als fruchtbar erweisen könnten ...« (Bion, 1980, S. 51). In *A Memoir of the Future* (Bion, 1991) scheint die Absicht, eine vorwärtstreibende Essentialität für das Denken zu bewahren, sogar durch Fragmentierung und der Verschleierung einiger Aussagen seiner Arbeit, die zu festgelegte theoretische Formen angenommen hatten, eine Fragmentierung, die notwendig ist, um sie für die Aufzucht neuer Keime geeignet zu machen.

Was auf den ersten Blick wie eine Art überwältigende Leidenschaft für das Ungesättigte und Unerkennbare erscheint, beruht in Wirklichkeit auf Bions tiefer Überzeugung, dass gerade die Erfahrung, in diesen schmerzhaften Bereichen des Unbestimmten innehalten zu können, das Denken und die Erkenntnis wirklich aktivieren kann.

(Übersetzung aus dem Italienischen von Peter Bründl und Markus Stegbauer, München)

Literatur

Anzieu, D. (1976): L'enveloppe sonore du Soi, *Nouvelle Revue de Psychoanalyse, n.13.*

Arendt, H. (1987): *La vita della mente.* Bologna (Il Mulino).

Bateson, M. C. (1979): The epigenesis of conversational interaction: a personal account of research development, in: Bullowa, M. (ed.): *Before speech – the beginning of interpersonal communication.* Cambrige (Cambrige University Press) 63–77.

Bion, W. R. (1962): *Learning from Experience.* London (Heinemann).

Bion, W. R. (1967): *Second thoughts.* London (Heimann).

Bion, W. R. (1980): *Bion in New York and Sao Paolo.* Perthshire (Clunie Press).

Bion, W. R. (1991): *A Memoir of the Future, Books 1–3*, London (Karnac).

Bleger, J. (2010): *Simbiosi e Ambiguità. Studio Psicoanalitico.* Roma (A. Armando ed.).

Brown, S. (2000): The Musilanguage Model of Music Evolution, in: Wallin N. L., Merker B., Brown S., *The Origins of Music.* Cambrige, MA (The MIT Press).

Cioran, E. M. (1991): *L'inconveniente di essere nati.* Milano (Adelphi).

Civitarese, G. (2008): *L'intima stanza. Teoria e tecnica del campo analitico.* Roma (Edizioni Borla).

de Martino, E. (1977): *La fine del mondo.* Torino (Einaudi ed.).

Freud, S. (1911): Precisazione sui due principi dell'accadere psichico, in: *Opere, vol. 6*, Bollati Boringhieri, Torino, 1967.

Gay, P. (1988): *Freud. Una vita per i nostri tempi.* Milano (Bompiani).

Lévi-Straus, C. (1966): *Antropologia strutturale.* Milano (Il Saggiatore).

Mancia, M. (2007): *»Sentire le parole. Archivi sonori della memoria implicita e musicalità del transfert«.* Torino (B. Boringhieri).

Maiello, S. (1995): The sound-object: a hypothesis about prenatal auditory experience and memory, *Journal of Child Psychotherapy, 21.*

Malloch, S., Trevarthen C. (2009): *Communicative Musicality.* New York (Oxford University Press).

Ogden, T. H. (2016): *Vite non vissute.*

Segal, H. (1980): Alcune note sulla formazione dei simboli, in: *Casi Clinici.* Roma (Il Pensiero Scientifico ed.).

Stern, D. (1985): *The Interpersonal World of the Infant.* New York (Basic Books).

Trevarthen C. (1998): *Empatia e biologia.* Milano (R. Cortina ed.).

Antonino Ferro / Elena Molinari
(Padua)

Der Analytiker als träumender Filmemacher

Die intersubjektive Theorie hat unsere Hypothesen über die gesunde Entwicklung und dementsprechend auch unsere Theorie der therapeutischen Technik tiefgreifend verändert. Die Deutung, die lange Zeit eine zentrale Rolle gespielt hat, ist nun Teil eines Werkzeugkastens, der nach und nach mit neuen Instrumenten angereichert und ergänzt wird. Die Entwicklung zu fördern oder ihre Wiederaufnahme zu begünstigen bedeutet, sich gemeinsam auf ein Ziel zuzubewegen, das nicht im Voraus festgelegt ist und bei dem der Analytiker die Schwierigkeiten des anderen nicht a priori kennt. Das bedeutet, dass die analytische Therapie trotz der Asymmetrie der Rollen und Verantwortlichkeiten bei der Durchführung des Prozesses beide Subjekte einbezieht und verändert. So wie eine Mutter durch den aktiven Beitrag ihres Kindes zur Mutter wird, so wird der Therapeut zu einer Person, die in der Lage ist, der Subjektivität des kindlichen Patienten zu begegnen und seine Entwicklung durch den unverzichtbaren Beitrag dieses speziellen Kindes mitzugestalten und zu unterstützen.

Viele Werkzeuge sind in der klinischen Praxis entstanden, weil die Therapeuten von den Kindern selbst in neue Praktiken hineingezogen wurden. So war es beispielsweise ein langer Lernprozess für Analytiker, die Aufforderung »Sprich nicht – spiel!« zu hören, ohne zu denken, dass Kinder defensiv auf Deutungen reagieren. Als wir die Idee akzeptierten, das Spiel auszuarbeiten, ohne seinen Inhalt entschlüsseln zu müssen, und stattdessen als »Regieassistent« an der Konstruktion des Spiels teilnahmen – als ob es ein Film wäre, ein tagträumender Film im Entstehen –, markierten wir einen Wendepunkt in der Theorie der psychoanalytischen Technik.

Es war schwierig, sich von der Vorstellung zu lösen, dass eine Deutung notwendig ist, um das unbewusste Begehren, das in einem Spiel oder einer Geschichte enthalten ist, zu enthüllen, und dass eine Deutung in dem Maße effektiver ist, wie sie früh, durchdringend und explizit ist. Es ist jedoch notwendig, darauf hinzuweisen, dass die Hartnäckigkeit, die Kinder auszeichnet, bedeutet, dass die Kinderpsychoanalyse in diesem Fall einige Aspekte der allgemeineren Transformation der analytischen Technik vorweggenommen hat (Stern et al., 1998).

Wenn die Entwicklung der Beziehung in den Mittelpunkt gestellt wird, verändert sich das therapeutische Paradigma radikal und die Beziehung wird heilungsfähig, indem sie einen Bereich schafft, in dem ein nährender Austausch stattfinden kann. Für Winnicott ist dieser Bereich der des Spiels, für Bion ist es der der Wahrheit.

Winnicott fand in der Erfahrung zwischen Mutter und Kind die Idee, dass Entwicklung mit der Fähigkeit zusammenfällt, das Feld des Spiels zu erweitern. Für Winnicott war das Spiel nicht mehr nur ein Kanal für die unbewusste Repräsentation, wie es bei Melanie Klein der Fall war, sondern eine Kategorie des Möglichen, die beide Parteien – Psychoanalytiker und Kind – in den Moment versetzt, in dem sich »Dinge« zu konstruieren beginnen. Dieser Moment ist eine Art Logos bei der Entwicklung der Fähigkeit, den analytischen Prozess in den generativen Moment einer Repräsentation zu überführen. So stellte Winnicott (1971a) den etablierten theoretischen Rahmen auf den Kopf, indem er das Spiel von einem Instrument der Kinder im psychoanalytischen Prozess zu einem grundlegenden Element in der Analyse eines jeden Menschen machte, bis zu dem Punkt, dass er den psychoanalytischen Prozess als »eine hochspezialisierte Form des Spiels im Dienste der Kommunikation mit sich selbst und anderen« (S. 41) definierte.

Als er seine Art der Interaktion mit dem Kind durch Schnörkel (engl. Squiggles) veranschaulichte (Winnicott, 1971b), zeigte er uns einen Analytiker, der in der Lage ist, sich aktiv an der Schaffung von grafischen Darstellungen zu beteiligen, und der gleichzeitig bereit ist, aktiv etwas von sich selbst in Bezug auf den stattfindenden Prozess preiszugeben. Ein Subjektpaar arbeitet nicht daran, etwas in den Tiefen des Unbewussten zu entdecken, sondern gemeinsam etwas zu schaffen, das nie existiert hat. Die Ansicht, dass das Spielen ein therapeutischer Prozess an sich sein kann und nicht ein Prozess, durch den andere therapeutische Prozesse aktiviert werden, wird heute von vielen Analytikern geteilt (Frankel, 1998; Bellinson, 2000; Molinari, 2011).

Psychoanalytikern gelang es, die Verwendung von Deutungen zu relativieren, als sie ihre Aufmerksamkeit mehr auf den Akt des Spielens als auf dessen Bedeutung lenken konnten (Winnicott, 1971b) und als sie begannen, Hypothesen über die enge Beziehung zwischen Träumen und Spielen aufzustellen (Ogden, 2007; Ferro, 2009; Grotstein, 2009).

Melanie Klein stellte erstmals die Theorie auf, dass das Spiel als Traum und somit als Produkt des Unbewussten betrachtet werden kann. Bion erweiterte diese Intuition deutlich und stellte Hypothesen über die Funktionsweise des Geistes auf, die sich von der Triebtheorie entfernten und eine ebenso radikale Veränderung der Technik förderten.

Bion (1965) beschrieb die unbewusste Wahrheit als eine notwendige Zutat für das Wachstum des Geistes, vergleichbar mit der Nahrung für den Körper: »Wenn ich auf die analytische Erfahrung zurückgreife, um einen Anhaltspunkt zu finden, werde ich daran erinnert, dass gesundes geistiges Wachstum von der Wahrheit abzuhängen scheint wie der lebende Organismus von der Nahrung. Wenn sie fehlt oder mangelhaft ist, verschlechtert sich die Persönlichkeit« (S. 38). Die Wahrheit muss aufgenommen werden; sie erfordert den Kontakt mit der eigenen inneren Welt und mit der eigenen emotionalen Erfahrung als Quelle der Bedeutung.

Die Spannung des analytischen Paares besteht dann darin, eine emotionale Harmonie zu erreichen und zu lernen, gemeinsam unbewusste Gefühle zu träumen. Es ist die Erfahrung der Harmonie, die es dem Patienten – insbesondere dem kindlichen Patienten – ermöglicht, seinen eigenen mentalen Container und seine Alpha-Funktion zu entwickeln, eine transformative Funktion, die in der Lage ist, sensorische Daten und rohe Emotionen in Bilder umzuwandeln. Diese Bilder werden dann wie Piktogramme zusammengesetzt, um eine traumähnliche Sequenz zu bewirken. Bion meinte, dass die Traumarbeit sowohl bei Tag als auch bei Nacht aktiv ist, dass sie aber nachts für das Bewusstsein leichter wahrnehmbar ist, so wie der Mond und die Sterne tagsüber durch das Sonnenlicht unsichtbar gemacht werden. In gleicher Weise verdecken die mentalen Aktivitäten, die das Bewusstsein tagsüber prägen, die oneirische Aktivität, die aktiv bleibt, aber nicht wahrnehmbar ist.

Bei der Ausarbeitung des Bion'schen Denkens wurde die Hypothese aufgestellt, dass wir auch im Wachzustand «narrative Ableitungen» beobachten können, d. h. Produkte, die in Beziehung zu den Bildern stehen, aus denen der Traum besteht (Ferro, 2005, 2008). Im analytischen Setting können Erzählungen oder Spiele, aber auch Sinneseindrücke und Geräusche als Produkte betrachtet werden, die mit der Verarbeitung bewusster und unbewusster Emotionen des Patienten in Beziehung stehen, die kontinuierlich erzeugt werden. Was der Analytiker daraufhin tut oder sagt, steht in enger Beziehung zu dem Traum, den der Analytiker von seinen eigenen Emotionen und denen seines Patienten gemeinsam träumt. In der Bion'schen Perspektive ist eine analytische Sitzung daher eine Übung im gemeinsamen Träumen. Wenn man davon ausgeht, dass der Analytiker den Prozess, der die Fähigkeit zu träumen fördert, besser beherrscht, folgt daraus, dass der Patient allmählich eine Form des Lernens erfahren kann, die sich durch Erfahrung entwickelt.

Förderung der Entwicklung

Kinder nutzen die Figuren ihres Spiels und ihre Geschichten, um ihre eigene innere Welt zu erforschen, um eine Form der Darstellung unbewusster Emotionen zu schaffen und um den Emotionen, die allmählich in Bezug auf den Therapeuten entstehen, eine Form zu geben. Erwachsene erzählen oft Geschichten, die durch etwas Geschehenes, Geträumtes oder Erinnertes inspiriert sind; Kinder erzählen selten Geschichten über das, was ihnen passiert ist. Meistens erfinden sie in der analytischen Situation Geschichten, so dass man, während man die Erfahrung des Spiels mit einem Kind teilt, das Gefühl hat, in den Moment einzutauchen, in dem die Dinge entstehen. Es ist, als wären wir wie von Zauberhand am Set, an dem Ort, an dem Träume entstehen, und nicht im Publikum eines Kinos, wo man einen Traum über einen Traum haben kann.

Wenn wir das Träumen mit dem Drehen eines Films im Kopf vergleichen, können wir uns vorstellen, dass, wenn ein Kind eine Situation erlebt, die es mit einer Menge von Emotionen stimuliert, die seine Fähigkeit zu träumen und zu spielen übersteigt, einige rohe emotionale Elemente ausgestoßen werden und sich als Symptome zeigen. Wir können uns das Symptom als die »dehydrierte« Manifestation eines Traums vorstellen, den es nicht haben kann (Ogden, 2007; Ferro, 2009). Abbildung 1 veranschaulicht die sich verbessernde Umwandlung von Emotionen von rohen Gefühlen in Erzählungen.

In Anlehnung an die Filmmetapher könnte man sagen, dass das Spielen oder ein mehr oder weniger entwickelter Traum einem Spektrum von zunehmender Bedeutung entspricht:

- einem Filmausschnitt
- ein paar unzusammenhängenden Bildern
- einem rohen Film
- einem Film, der durch ein Übermaß an Traumata beschädigt wurde.

Wenn wir also sagen können, dass die Aufgabe darin besteht, ausgehend von einem der verschiedenen Ausgangspunkte, dass die Entwicklung des Containers (Abbildung 2) und der Alpha-Funktion in der Regel mit einer Anpassung der Technik verbunden ist, können wir uns auch vorstellen, dass der spezifische Ausgangspunkt, an dem wir beginnen, eine Anpassung der Technik erfordert.

In der Tat ist die Situation ganz anders, wenn wir es mit einem Kind zu tun haben, das mit einem extrem kleinen Container ausgestattet ist – einem zarten, fragmentierten, zerbrechlichen Container.

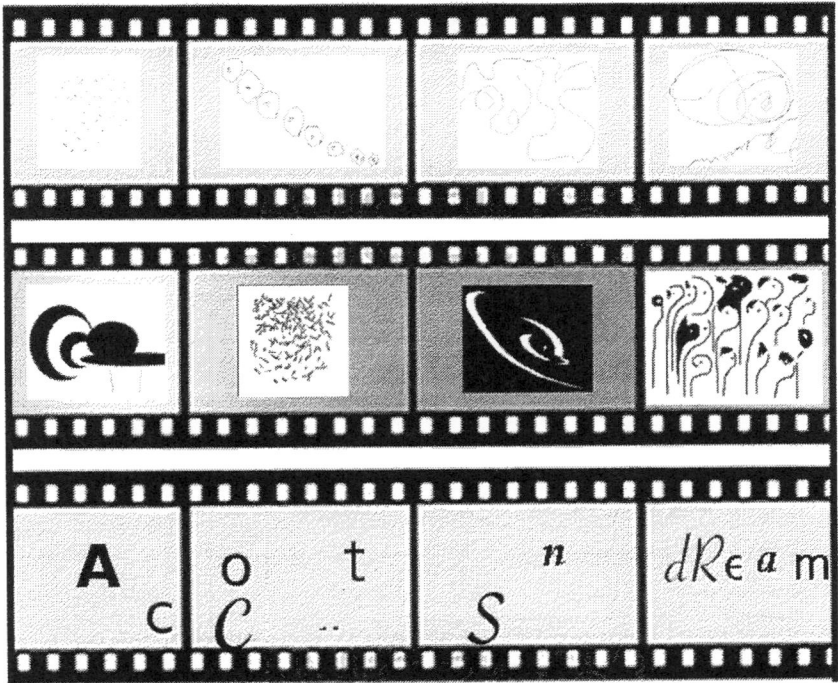

Abbildung 1: Verbesserung der Transformation von Emotionen vom rohen Gefühl zur Erzählung

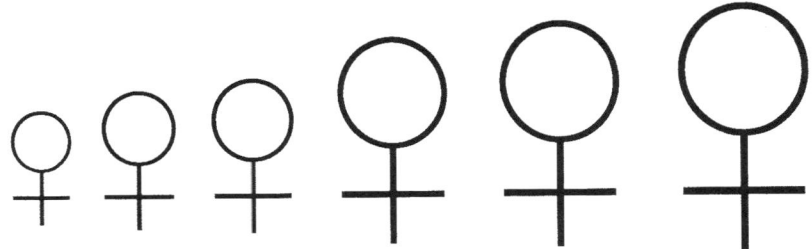

Abbildung 2: Entwicklung des Containers

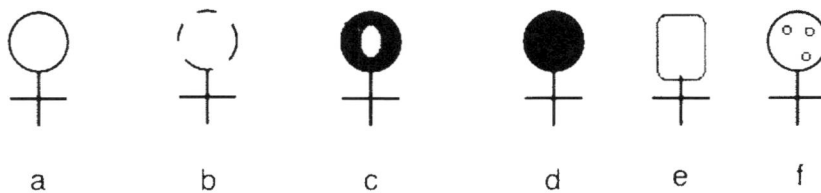

a) normaler Container
b) fragmentierter Container
c) undurchlässiger Container
d) verdeckter Container
e) deformierter Container
f) Container mit geteilten, nicht zugänglichen Bereichen

Abbildung 3: Verschiedene Funktionssituationen von Containern

Bei den in Abbildung 3 gezeigten Bildern handelt es sich um statische Bilder, die eine Möglichkeit darstellen, einen Aspekt der analytischen Beziehung zu formalisieren. Containment ist eine Funktion, keine Sache, und daher ist es immer variabel und schwankend in der Zeit. Die Formalisierung der verschiedenen Situationen des Containers des Patienten kann jedoch nützlich sein, um den Interaktionsstil zu beschreiben, den der Analytiker wählen muss, um wirksam zu sein. Unserer Meinung nach ist die Wirksamkeit mit der Fähigkeit verbunden, den Traum in der Sitzung und im Leben aufzubauen. Mit anderen Worten, jede dieser Situationen erfordert unterschiedliche Interventionen und ein anderes Timing in der Behandlung, und wir versuchen, dies in den klinischen Fällen zu zeigen.

Kinder, deren Symptome nicht sehr schwerwiegend sind, brauchen die Unterstützung des Therapeuten bei der Bearbeitung des Wachfilms / Traums. Das heißt, die Intervention beschränkt sich auf die Berücksichtigung der Punkte, an denen der Traum unterbrochen wird, und die Arbeit an der Entwicklung der Geschichte wird gemeinsam durchgeführt. Bei Kindern, die nicht wissen, wie man spielt, geht es dagegen darum, gemeinsam einen Ort im Kopf zu konstruieren, an dem Träume zum Leben erweckt werden.

Anhand von Beispielen verschiedener klinischer Situationen werden wir Aspekte erörtern, die sich auf die Technik beziehen und auch allgemeinere Fragen ansprechen, wie z. B. das Gewicht der historischen Realität gegenüber der emotionalen Realität und die psychoanalytische Tatsache, dass während der Sitzung Figuren auftauchen werden. Darüber hinaus werden wir zeigen, dass die Entwicklung innerhalb der Sitzung – ihr Fortschritt – von der Fähigkeit des analytischen Paares, eine emotionale Beziehung aufzubauen oder nicht, beeinflusst werden kann, und dass das, was das Kind nach einer Intervention des Analytikers tut oder sagt, auch eine Reaktion auf die besondere Emotion sein kann, die geweckt wurde.

Martina: Ein Zoo aus eingesperrten und freilaufenden Gefühlen auf der Suche nach einer Bearbeitung

Martinas Mutter hatte ihre Schwester vor fünf Monaten zur Welt gebracht. Seitdem, so ihre Eltern, sei Martina für sie nicht mehr zu beherrschen gewesen. In letzter Zeit hatte sie begonnen, ihren Stuhlgang zurückzuhalten, und litt unter Schlafstörungen. Dieses Symptom deutet darauf hin, dass Martina versucht, ihre Wut durch Hypercontainment im Inneren zu halten; wenn sie sich entlädt, könnte sie in der Fantasie das geliebte Objekt zerstören. Das ständige Aufwachen hingegen zeigt

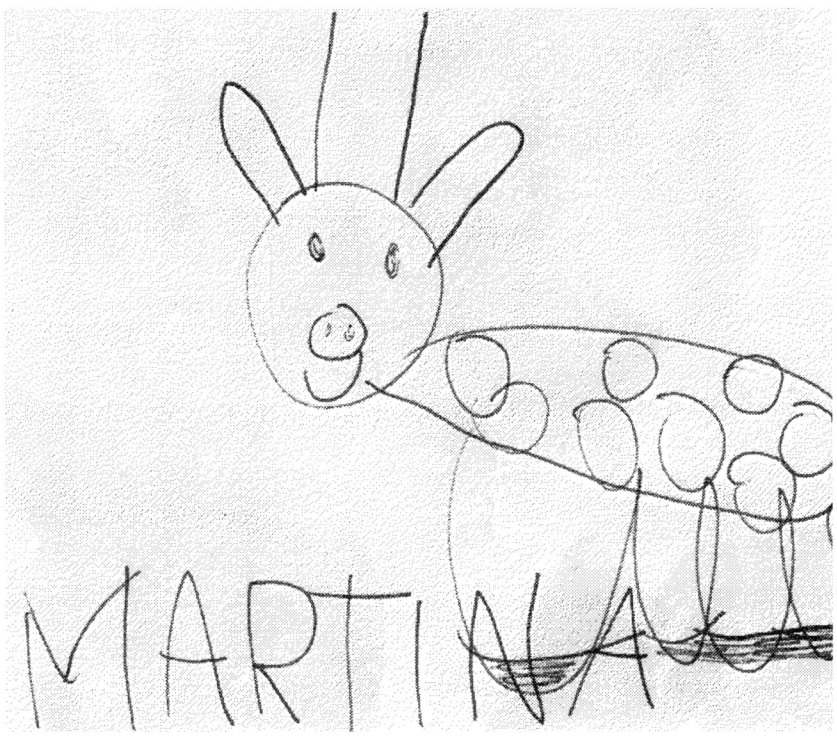

Abbildung 4: Martinas Stier

185

uns, dass ein übermäßiges Maß an Angst ihre nächtlichen Träume daran hindert, ihre metabolische Funktion zu erfüllen.

Bei unserem dritten Treffen wollte Martina ein Bild zeichnen (Abbildung 4). Als sie fertig war, zeigte sie mir stolz ihre Zeichnung und ich (alle klinischen Fälle in diesem Artikel stammen von Dr. Molinari) fragte sie, ob es sich um eine Kuh handelte.

Die Vorstellung, eine Kuh zu sehen, wurde von meiner Idee beeinflusst, wie sehr sie ihre Mama vermissen könnte, die ihre kleine Schwester stillte. Martina sagte mir, dass ich mich geirrt hatte: Sie hatte einen Stier gezeichnet! Vielleicht, so sagte sie mir – um mir eine weitere Chance zu geben – hielt ich es für eine Kuh, weil ich die Hörner nicht gesehen hatte, die, wie sie mir zeigte, tatsächlich sehr deutlich zu sehen waren.

Tatsächlich stellte sie fest, dass dieser scheinbar lächelnde Vierbeiner keine Zitzen, sondern Hörner, kräftige Hufe und empfindliche Ohren hatte. Auf diese

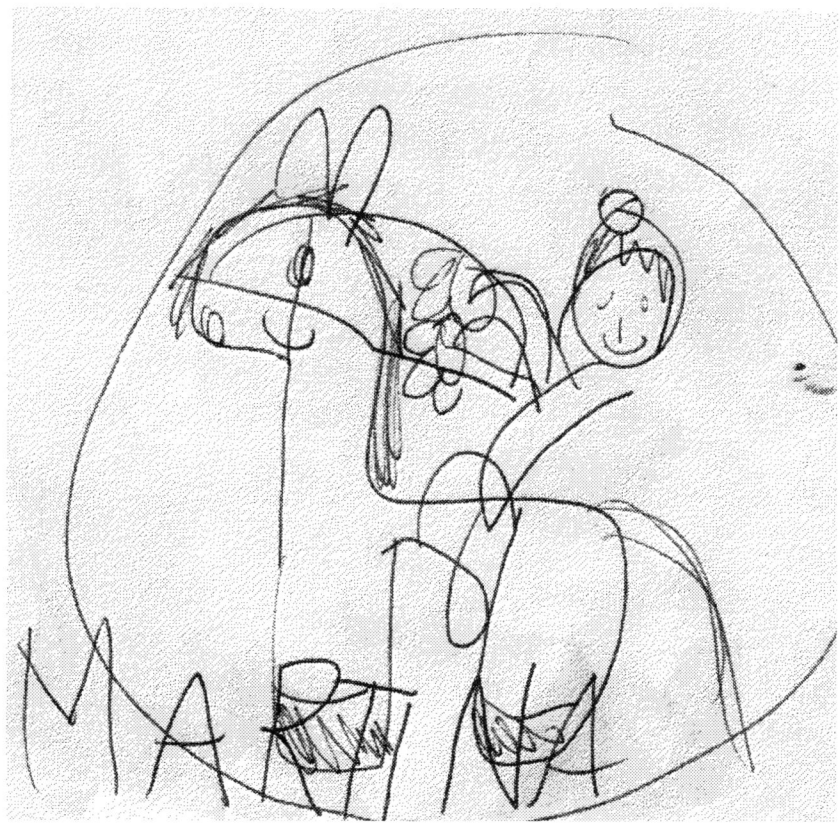

Abbildung 5: Martina auf dem Rücken eines Pferdes

Weise kam der Stier auf die Bühne – die Wut und der Zorn, die mit Gewalt zu-
rückgehalten werden mussten und die meine Unfähigkeit zu sehen noch präsen-
ter gemacht hatten. Martina zeichnete sich dann auf dem Rücken eines Pferdes,
als ob es ihr gelungen wäre, das, was in ihr selbst und in ihrer Beziehung zu mir
vorging, live einzufangen. Und als ob sie mir noch deutlicher zeigen wollte, was
sie brauchte – nämlich eine sicherere Begrenzung –, zeichnete sie einen Kreis
um die Zeichnung (Abbildung 5).

Ich sagte ihr, dass es manchmal gut ist, sich selbst als stark und fähig zu fühlen,
auf einem Pferd zu sitzen. Auf diese Weise beschloss ich, ihre Fähigkeiten zur Bewältigung der inneren Spannung zu unterstützen und darauf zu warten, dass Martina
selbst in der Lage war, diese besser zu erkunden.

Dann zeichnete sie ein Tierpaar – ein Rentier, das das Thema Hörner wiederholte, und eine Giraffe, die meiner Meinung nach das Gefühl ausdrückt, die
ältere Tochter zu sein (Abbildung 6).

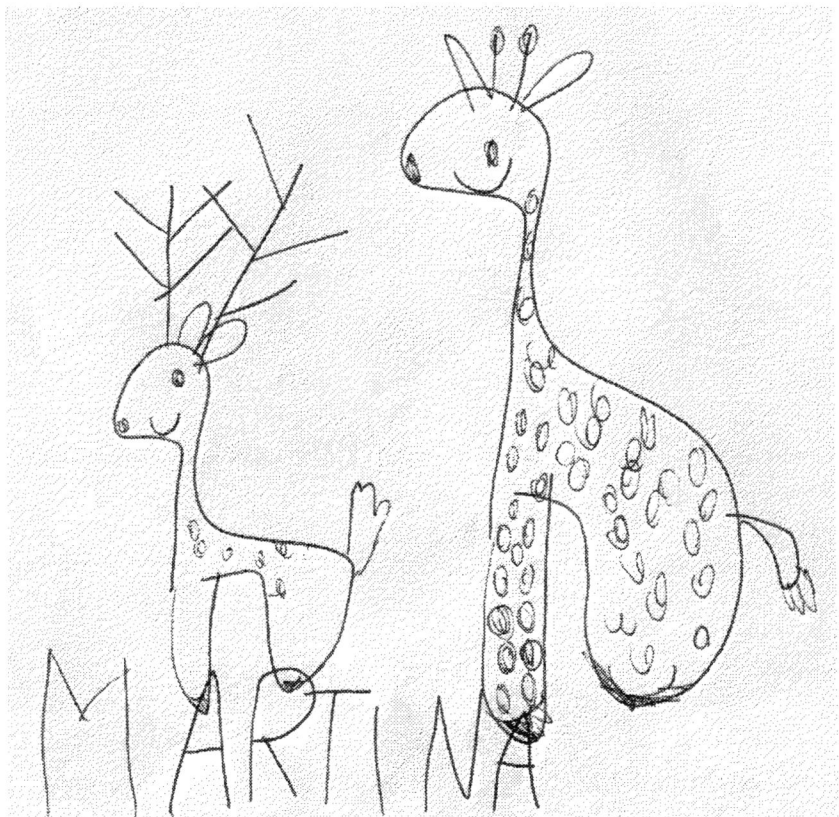

Abbildung 6: Martinas Rentier und Giraffe

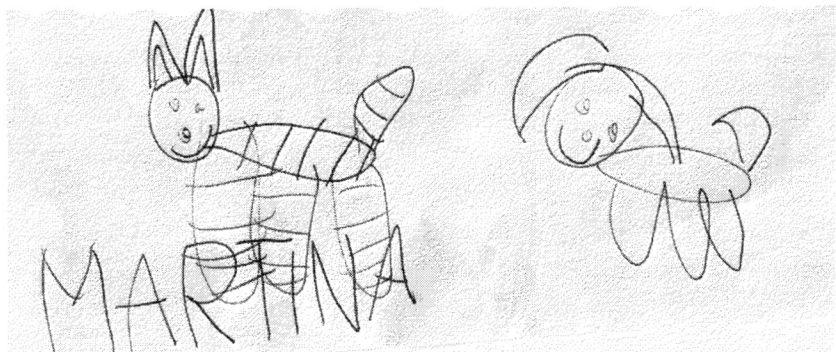

Abbildung 7: Martinas Katze und Hund

Unmittelbar danach zeichnete sie einen Hund und eine Katze (Abbildung 7). Ich bemerkte, dass es Tiere gibt, die gut miteinander auskommen, während andere Schwierigkeiten haben und oft kämpfen. Sie sagte: »Die Katze scheint ein bisschen Angst vor dem Hund zu haben, der lächelt, aber vielleicht hat er die Katze nur geärgert.« Martina lächelte, als ob sie sich endlich dabei begleitet fühlte, ihr Gefühl der Orientierungslosigkeit zu erkunden: die Eifersucht, die sie unaussprechlichen Begierden gegenüber sich selbst und anderen auslieferte. Ich hatte den Eindruck, dass die Atmosphäre des Vertrauens, die entstanden war, das Feld erweitert hatte. Martina zeichnete dann ein Bild, das die Dinge irgendwie verdichtete.

Dieses Bild erweiterte unseren Blick und schien die verschiedenen Emotionen einzufangen, die auf dem Feld vorhanden sind: die Turbulenzen der Wellen, die Frau, die fast unter Wasser schwimmt, die Agilität des Delphins und der sichere Container eines Schiffes (Abbildung 8).

Nachdem sie dieses Bild gezeichnet hatte, wollte Martina mit dem Puppenhaus und den Familienfiguren spielen. Durch dieses Spiel wurden die emotionalen Elemente anschaulich dargestellt, wurden ausführlicher, aber weniger direkt entwickelt. Das Spiel ermöglichte es uns, eine gewisse Zeit zu haben, in der die Handlung die Verdauung der Gefühle erlaubte.

Vor dem Ende der Sitzung beschloss Martina, ein letztes Bild zu malen, mit dem sie ihre ungewöhnliche Fähigkeit demonstrierte, in sich selbst hineinzusehen – oder genauer gesagt: den Traum zu sehen, den wir zu träumen in der Lage waren (Frosch, 2007; Ferro, 2009).

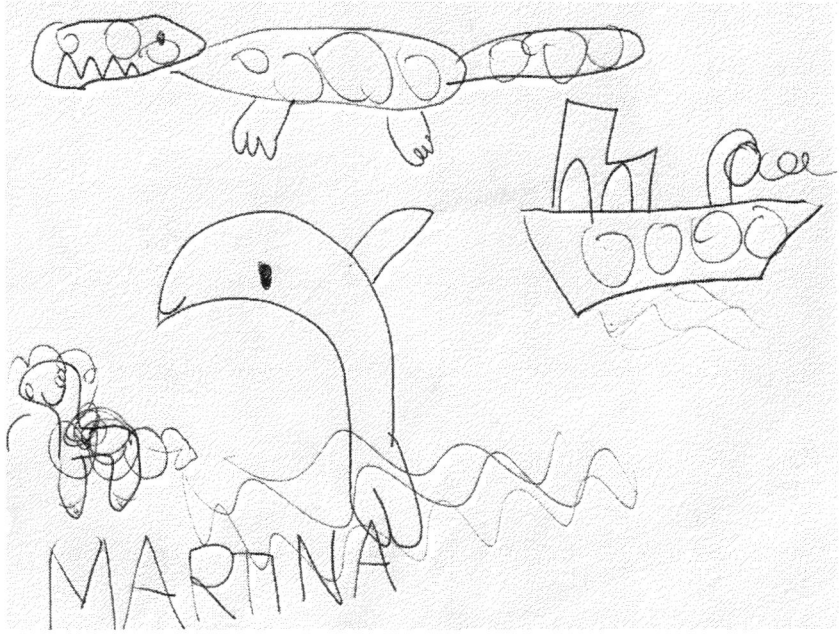

Abbildung 8: Martinas verschiedene Meeresfiguren

Die Zeichnung (Abbildung 9) enthielt, wie ein echtes Kunstwerk, verschiedene Ebenen der Bedeutung. »Ein Kunstwerk ist gut, wenn es aus der Not heraus entstanden ist. Nur so kann man es beurteilen.« (Rilke, 1903) Martina hatte das dringende Bedürfnis, sich geborgen zu fühlen – physikalisch wie im Bauch ihrer Mutter.

Sie sagte, dass diese Zeichnung für mich sei. Ich denke, dass sie auch Spuren der Erfahrung dieser Sitzung enthält, in der Martina durch das Spielen und Zeichnen die Erfahrung machen konnte, dass sie sich selbst wieder sicher fühlen und ihre kreativen Fähigkeiten beim Erzählen einer Geschichte durch Bilder wiederentdecken konnte.

Die Behälterkapazität dieses kleinen Mädchens war nur ein wenig deformiert und weniger durchlässig. Anhand der Grapheme könnte man sagen, dass die Fähigkeit, die Emotionen dieses Kindes einzuschließen, eine Mischung aus »c« und »e« ist (vgl. Abbildung 3). Die übermäßige Beherrschung von Emotionen (Graphem »c«) schafft eine emotionale Situation, die den Schlaf ständig unterbricht. Die Schriftrolle und die Zusammensetzung der mentalen Bilder werden durch die Form des Behälters beeinflusst und die Verarbeitung des Inhalts wird mit einer Deformation verbunden, die die Flüssigkeit des Prozesses

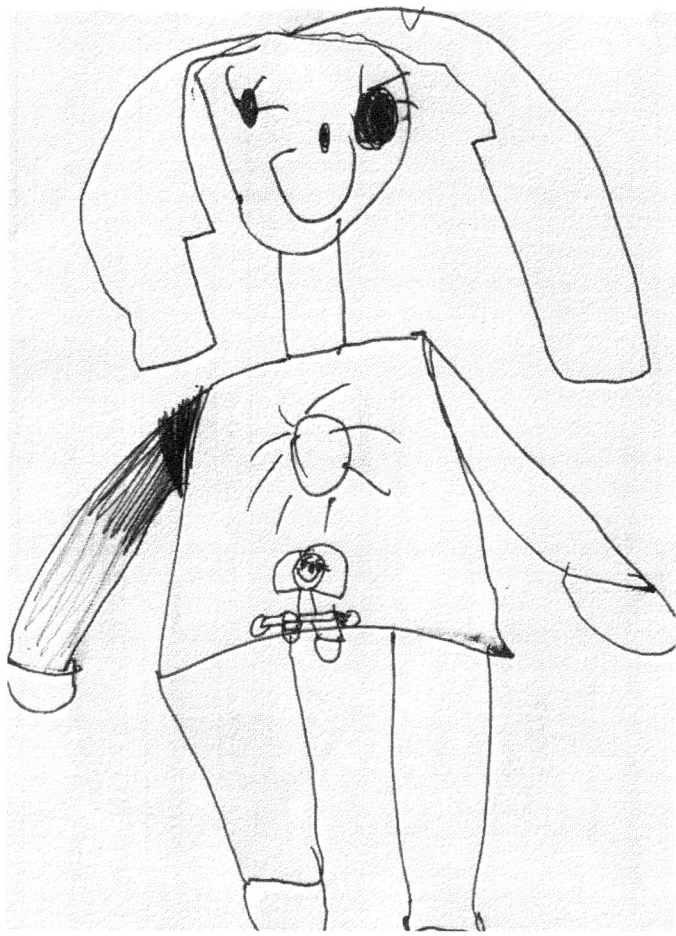

Abbildung 9: Martina im Bauch ihrer Mutter

verändert. Wir sehen die Auswirkungen dieser unbewussten Schwierigkeit in einem Übermaß an oppositionellen Haltungen im täglichen Leben.

Martinas Alpha-Funktion war nicht allzu sehr geschädigt und während der Analyse war sie in der Lage, traumähnliche Fotogramme zu erstellen, die mit Hilfe der Analytikerin zu einem echten Tagtraum wurden. Die letzte Zeichnung wurde während der Therapie zu einem verinnerlichten Container, könnte aber auch als Trailer dieses Traums gesehen werden.

Giacomo und die notwendige Lüge

Giacomo hatte sein Frühstück, bestehend aus einer heißen Schokolade, absichtlich aus dem Fenster geworfen. Die Flüssigkeit war auf dem weißen Liegestuhl des Nachbarn und dem wertvollen Holztisch auf dem darunter liegenden Balkon gelandet. Die heftige Reaktion des Nachbarn führte wiederum zu einer weiteren Katastrophe: Giacomos Vater stritt erst mit ihm und dann mit Giacomo. Der Vater fühlte sich den täglichen Provokationen Giacomos nicht mehr gewachsen und beschloss, ihn zur Therapie zu bringen.

Bei der ersten Sitzung gab der neunjährige Giacomo auf seine Initiative hin seine Version des Geschehens wieder: »Ich stand am Fenster und bin gestolpert. Die heiße Schokolade flog nach unten. Tiziano wurde sehr wütend, aber zum Glück habe ich die Tasse gerettet!« Ich konnte einen Lachanfall nicht unterdrücken. Giacomo sah mich an und lachte, vielleicht etwas überrascht, dass er mich nicht verärgert hatte, wie es ihm oft bei Erwachsenen passierte. Dieses Kind hatte die Trennung seiner Eltern nur mit Mühe überstanden und konnte die neue Freundin seines Vaters nicht akzeptieren. Indem er die heiße Schokolade aus dem Fenster warf, brachte er mit seiner Widerspenstigkeit schließlich zum Ausdruck, dass bestimmte Dinge, auch wenn sie ihn nähren und er sie mag, gleichzeitig Dinge sind, die er am liebsten abschaffen würde. Was mich wirklich amüsiert hat, war seine Fähigkeit, die Realität zu verändern, denn in diesem scheinbar manipulativen Akt liegt der Keim einer besonderen Kreativität verborgen, die er nutzen kann, um seine Fähigkeit zu erneuern, mit einer schwierigen Umweltsituation fertig zu werden. Giacomo erzählte eine Geschichte, in der die Figur einer Tasse für seine Fähigkeit steht, unerträgliche Emotionen in sich aufzunehmen, die er in Wirklichkeit in seiner Umgebung umgestoßen hat.

In seiner Manipulation des tatsächlichen Geschehens, d. h. mit dem Zusatz, dass er zufällig das Zerbrechen der Tasse verhindert hat, steckt offensichtlich der Wunsch, seine eigene Verantwortung in Bezug auf das Ereignis zu mindern, aber auch der Wunsch, die Beziehung zu seinem Vater zu schützen, der für sein Leben unentbehrlich ist. Mit diesem Beispiel möchte ich auch zeigen, dass die Konzentration auf die emotionale Wahrheit nicht nur vor moralisierenden Eingriffen schützt, sondern auch einen schöpferischen Aspekt zulässt und vor allem dazu befähigt, sich an der gemeinsamen Konstruktion der entstehenden Geschichte zu beteiligen. Wie jeder Schriftsteller oder Künstler hat das Kind durch eine Geschichte etwas von sich selbst erzählt, auch wenn, wie Amos Oz (2002) uns in bewundernswerter Kürze daran erinnert, »jede Geschichte autobiografisch ist. Nicht alles ist ein Geständnis« (S. 163). Es ist unbestreitbar, dass wir manchmal einem Patienten zuhören, der uns etwas Unwahrscheinliches erzählt, eine Frage im Kopf des Analytikers aufkommen lassen kann: »Aber wie wahr kann diese Geschichte sein? Hat diese Person nicht einige Teile erfunden oder andere übertrieben, um uns zu verblüffen, zu bewegen oder gar zu verführen?«

Bleibt der Analytiker in der Idee der Realität und der Wahrscheinlichkeit verankert, läuft er Gefahr, sich von dem zu entfernen, was den Kern der Analyse ausmacht: Erstaunen, Rührung und Verführung sind die wahren Zutaten, mit denen wir arbeiten können.

Es ist daher wichtig, das Interesse an der Kreativität zu bewahren, mit der Kinder Spiele und Zeichnungen erfinden. Im Schwanken zwischen der Freiheit der Erfindung und der zwingenden Notwendigkeit, unerträglichen Emotionen eine Form zu geben, erreicht der analytische Therapeut einen Raum, in dem die geistige Entwicklung unterstützt wird.

Wir können uns vorstellen, dass Giacomos Container-Kapazität eine Mischung aus »b« und »d« sein könnte (vgl. Abbildung 3). Die Fragmentierung des Containers lässt sich aus seinem ständigen Ausagieren ableiten. Giacomos Fähigkeit, unbewusste Emotionen zu verarbeiten, ist geringer als im vorherigen Fall, als ob sein psychischer Container durch eine enorme Menge an unverarbeiteten emotionalen Rückständen verschlossen wäre.

In diesem Fall wurde mehr Zeit benötigt, um die Alpha-Funktion zu reparieren, um handelnde und rohe Emotionen in Spiel und symbolischen Ausdruck zu verwandeln. Patient und Analytikerin brauchten Zeit, um die entsprechenden Werkzeuge zu entwickeln. In der Metapher des Films mussten sie den Film selbst beschaffen, das Drehbuch schreiben und lernen, die Kamera zu bedienen.

Isabella und der verfallene Film

Isabella war ein 11-jähriges Kind mit Essstörungen vom anorektischen Typ mit Rückzugs- und Wutkrisen, die schwerwiegend genug waren, um sie zu Selbstmordfantasien und schließlich zu einem Klinikaufenthalt zu veranlassen. Ihre Symptome traten an der Schwelle zur Adoleszenz mit Nachdruck auf, aber sie waren das Produkt einer schwierigen Kindheit und eines psychischen Gefäßes, das in einer Beziehung zu den Eltern, die fast nie anwesend waren, nur schwer an Substanz entwickeln konnte. Unter Verwendung der Bion'schen Symbole können wir uns vorstellen, dass ihre Containerfunktion zwischen »b«, »d« und »f« schwankt (vgl. Abbildung 3). In dieser instabilen Funktionsweise herrschten zu verschiedenen Zeiten unterschiedliche Arten von Funktionsstörungen vor.

In Anlehnung an die Filmmetapher können wir uns vorstellen, dass Isabella vielleicht ihre Fähigkeit entwickelt hat, Emotionen zu verarbeiten und sie in träumerische Sequenzen umzuwandeln, aber das Übermaß an Trauma und das Fehlen eines anderen Geistes, der ihr bei ihrer Entwicklung helfen könnte, führte zum Auftreten von Symptomen, die einen Riss im Film darstellen. Wir können uns vorstellen, dass der durch das Trauma beschädigte Behälter durch das Graphem »b« und der Riss durch das Graphem »d« dargestellt wird – ein vollständig verschlossener und nicht funktionierender Container. Im Gegensatz dazu kann es Momente des Funktionierens gegeben haben, die relativ gut waren, in denen aber die Elemente, die nicht verarbeitet werden konnten, ausgeschlossen blieben und als Flecken innerhalb eines Rahmens (Graphem »f«) in den Inhalt integriert wurden. Auch wenn es auf den ersten Blick so scheint, hat das Vorhandensein verschiedener Arten des Versagens die Beziehung zu meinen Gedanken noch problematischer gemacht.

Wenn der Regisseur in einem Film eine ungewöhnliche Einstellung verwendet, mag der Zuschauer zunächst Schwierigkeiten haben, aber die Zeit, die notwendig ist, um sich an eine neue Art des Sehens zu gewöhnen, ist jedoch relativ kurz. In anderen Situationen kann es neben der Besonderheit des Bildausschnitts auch zu ständigen Unterbrechungen des Films durch Risse, Flecken oder Verformungen des Bildes kommen. Dies erschwert den Aufbau einer kreativen Beziehung zwischen Patient und Analytiker, in der eine aktive Mitwirkung am gemeinsamen Spiel möglich ist. Die Form, in der dies zum Ausdruck kommt, erfordert rasche Anpassungen auf unterschiedliche Weise und ist problematisch für die Verarbeitung der unbewussten emotionalen Erfahrung.

Mehrere von Isabellas Zeichnungen, die sie während des ersten Jahres der Analyse anfertigte, waren äußerst aussagekräftig. Mit ihrer ersten Zeichnung wollte sie mir zeigen, wie sie sich gerne kleiden würde (Abbildung 10). Dabei fiel mir auf, dass Isabella nur die Umrisse zeichnete, als ob es ihr auf diese Weise besser gelänge, den darzustellenden Gegenstand zu identifizieren. Sie musste psychische Grenzen schaffen und versuchte, durch Sinnlichkeit das Unbestimmte zu unterscheiden. Die Außenlinie ermöglichte eine Schließung der Form, eine Festlegung eines »Innen« und eines »Außen«. Außerdem war die Entscheidung, Kleidung – eine Art zweite Haut – zu zeichnen, von Bedeutung. Die Kleidung und die Accessoires der Frauen sind Zeichen der bevorstehenden Weiblichkeit, die sowohl erwünscht, als auch gefürchtet ist. Als

Abbildung 10: Isabellas Kleidung

die analytische Beziehung genügend Stoff geschaffen hatte, um sich diesen schmerzhaften Elementen zu stellen, zeichnete Isabella ihre Familie (Abbildung 11).

Sie begann, ihre Mutter zu zeichnen, angefangen mit ihren Haaren, unterbrach dies aber und sagte, dass sie sie am Ende ausmalen würde. Dann nahm sie den rosafarbenen Marker, um ihr Gesicht zu umreißen, zeichnete dann schnell ihren Arm, hielt aber wieder inne, lachte und sagte mir, dass sie einen Fehler gemacht habe. Sie wollte es noch einmal machen, weil ihr eine andere Bewegung eingefallen war, die ihre Mutter macht, eine hübschere. Sie wollte ein weiteres Blatt Papier nehmen, entschied sich dann aber dafür, die Zeichnung unter der gerade begonnenen, aber nicht vollendeten Zeichnung zu wiederholen (sie sagte mir nicht, an welche Bewegung sie am Anfang gedacht hatte, die für sie ein »Fehler« war). Ich hatte den Eindruck, dass sie die Möglichkeit, ihre Eltern als Fehler oder Kritikpunkte zu betrachten, mental noch nicht verarbeiten konnte; Ambivalenzen waren nicht denkbar, Konflikte nicht handhabbar. Vielleicht stand die Zeichnung auch für eine wachsende Vertrautheit mit mir. Ich dachte, dass Isabella vielleicht in der Lage war, die schmerzhafte Geschichte, die sie erlebt hatte, zu erforschen, und ich beschloss, sie arbeiten zu lassen.

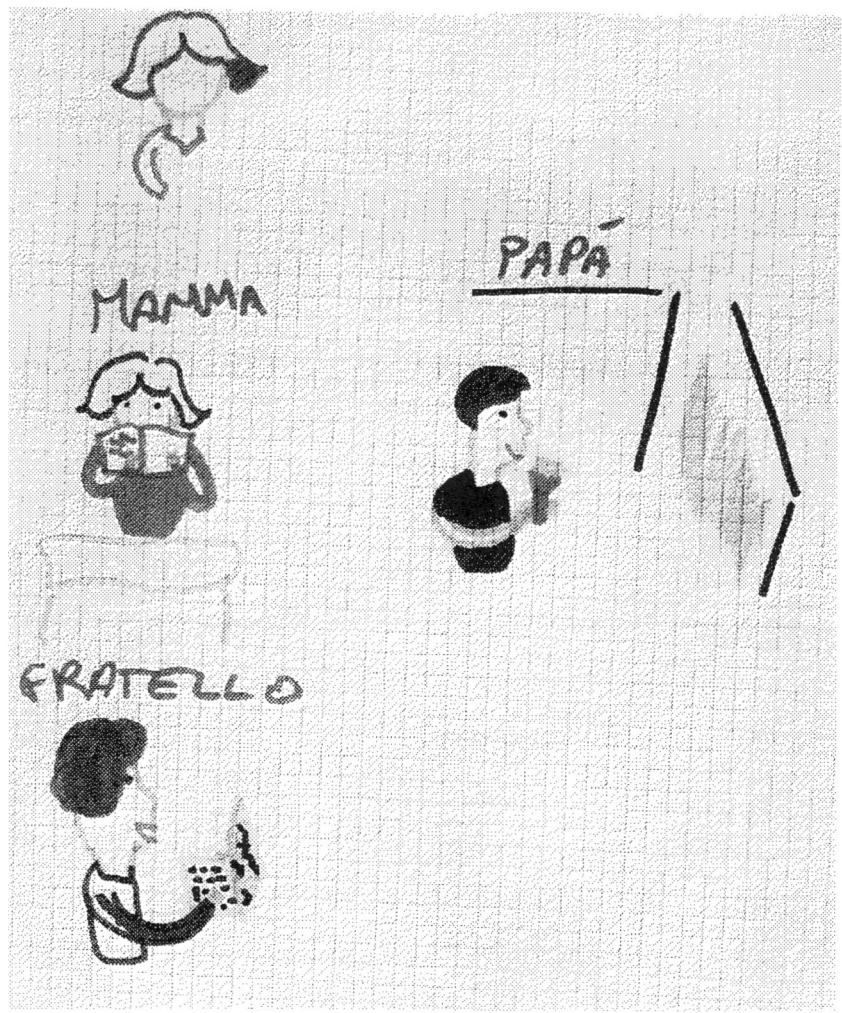

Abbildung 11: Isabellas Familie

So begann sie die Zeichnung zum zweiten Mal in der gleichen Reihenfolge, aber bevor sie das Gesicht zeichnete, zeichnete sie ein Buch, das den Mund ihrer Mutter verdeckte. Sie sagte mir, dass sie die »Teile darunter« (die Beine und Füße) nicht machen würde, um zu verdeutlichen, dass ihre Mutter im Bett lag. Erst in diesem Moment fügte sie dem Gesicht die Augen hinzu: zwei kleine, blaue Punkte. Die Zeichnung mag ihr erster Versuch gewesen sein, ihre Mutter und sich selbst mit kleinen, leuchtenden Augen zu betrachten. Im Buch und im Bett entstand eine Intellektualisierung, mit der Isabella sich von den Schmerzen und den Spuren des Klinikaufenthalts, dem sie nach ihrem Selbstmordversuch ausgesetzt war, heilte. Neben ihrer Mutter begann sie, ihren Vater zu zeichnen. Dabei fiel mir auf, dass es so aussah, als hätte sie das Papier in vier Teile unterteilt, wobei jedes Familienmitglied einem »Quadrat« entsprach. Auf diese Weise gab Isabella die Isolation wieder, in der jedes Familienmitglied lebte, aber es war auch ihre Art, sich vor einer Begegnung mit dem Anderen zu schützen, vor dem sie große Angst hatte. Außerdem mag diese geordnete Zusammensetzung ein Hinweis darauf gewesen sein, dass sie vorerst an ihrem Platz bleiben sollte. »Ich male meinen Vater mit seinem Pinsel – er malt, es ist sein Werk.« Sie nahm den schwarzen Marker und zog vier entscheidende Linien, die eine Wand in Perspektive skizzierten. Sie wollte gerade ihren Bruder zeichnen, aber sie hielt inne, als ob sie sich plötzlich an etwas erinnerte. Sie schlug sich an die Stirn und sagte: »Was mache ich da?! Ich bin noch nicht fertig!« Also vollendete sie die Zeichnung ihres Vaters und gab ihm ein Auge (einen kleinen schwarzen Punkt). Dann begann sie, ihren Bruder in das Feld darunter zu zeichnen. Sie wartete einen Moment und sagte mir dann, dass sie, bevor sie ihn zeichnete, genau darüber nachdenken musste, wie sie es machen sollte, da er nie etwas tat. Plötzlich hatte sie eine Idee: »Ich werde ihn mit seinem Computer zeichnen – er spielt immer Videospiele!« Sie begann, seine Haare zu zeichnen, und sagte, sie wisse nicht, wie sie seine Locken machen solle. Dann sagte sie: »Die sind eklig. Er sieht aus wie eine Oma!« Sie färbte seine Haare und versuchte, den zuvor gezeichneten Umriss zu verbergen. Schließlich zeichnete sie ein dunkelblaues Auge. »Ich mache das Auge in seiner echten Farbe«, sagte sie und lächelte – und zeichnete den Mund, halb geöffnet und lächelnd. An diesem Punkt sagte sie mir, sie sei fertig; über jede Figur schrieb sie die »Familienrollen« (Mutter, Vater und Bruder). Sich selbst hat sie nicht gezeichnet und ihr Quadrat leer gelassen.

Isabellas Zeichnungen wirken ordentlich und sauber. Die Turbulenzen ihrer emotionalen Schwierigkeiten verschwinden in den Beschriftungen und Inhalten der Zeichnungen, zeigen sich aber in einigen Details. Das krause Haar ihres Bruders, das wie eine Mischung aus gestörten Gedanken aussieht, ist »ekelhaft«, kann aber durch den Verweis auf die Großmutter, die sich um das kleine Mädchen gekümmert und den Grundstein für ihre teilweise Fähigkeit gelegt hat, ihren Schmerz einzudämmen und zu verarbeiten, eine momentane Akzeptanz finden. Die fehlenden Beine scheinen den Wunsch wieder aufzugreifen, dass die Menschen, die sie liebt, nicht weglaufen werden. Mir fällt auf, dass Isabella mehrmals die Augen ihrer Familienmitglieder erwähnt, und ich denke, dass das Auge vielleicht unsere Fähigkeit darstellt, in die gemeinsamen Familienbeziehungen hineinzuschauen, aber auch in und unter uns selbst zu schauen. Ich beschloss, Isabellas eigene Abwesenheit und ihre schwierige Identifikation mit ihrer Mutter nicht zu direkt zu deuten, da ich befürchtete, dass Isabella einen solchen offenen Dialog noch nicht ertragen könnte. Stattdessen sprach ich mit ihr über Velasquez und sein rätselhaftes Gemälde *Las Meninas* sowie über die Einbeziehung des Künstlers im Bild. Vielleicht kam mir dieses Gemälde in den Sinn, weil Isabella selbst gerne einen Platz im Vordergrund hätte, als wäre sie die Tochter des Königs von Spanien, und weil das Gemälde von Velasquez ein Porträt des zukünftigen Thronfolgers zu sein scheint. Isabella wurde neugierig auf das Gemälde und ich zeigte ihr eine Reproduktion. Wir unterhielten uns scheinbar über ihre Zeichnungen und das Gemälde von Velasquez, aber durch die Komposition und die diskutierten Rollen sprachen wir über Isabella selbst, über uns beide zusammen und über den Platz, den sie gerne in ihrer Familie einnehmen würde. Das Gemälde von Velasquez brachte weitere Figuren auf die Bühne: die Zwerge, den Hund, der von einem der beiden gehänselt wird, die Eltern im Hintergrund und den Palastbeamten, mit dem wir Aspekte der Kontrolle einführen konnten. Durch diese Figuren konnten wir unseren internen Dialog über Isabellas psychische Schwierigkeiten erheblich ausweiten, aber wir konnten dies nur indirekt tun, indem wir uns auf die Figuren und nicht auf reale Personen konzentrierten, was es uns ermöglichte, die schwierigen Emotionen, die in ihr wohnten, gemeinsam zu erträumen.

In der nächsten Sitzung begann Isabella mit: »Heute möchte ich wirklich ein Blatt Papier verschlingen!« Die Veränderung, die durch die vorangegangene Sitzung gefördert wurde, zeigte sich in dieser merkwürdigen Veränderung: Das Verlangen zu verschlingen, das zuvor durch magersüchtige Verhaltensweisen unterdrückt wurde, wurde auf ein Blatt Papier, auf eine symbolische Aktivität übertragen. Sie wollte auch ihre Zeichenutensilien wechseln. Sie erzählte mir, dass sie vorhatte, die Pastellkreiden zu verwenden, mit denen ihre Mutter zu zeichnen pflegte, als diese jung war. Mit Pastellkreiden kann man ein nützliches Pulver zum Schattieren herstellen. »Ich kann gut Blumen zeichnen, und ich kann auch Blumen erfinden, die es nicht gibt«, sagte sie (Abbildung 12). Isabella zeichnete die erste Blume, die sie »Kesket« nannte. Sie erklärte, dass ihr Stängel mit Dornen bedeckt war, die sie schützten und es niemandem erlaubten, die Blume, die an den Rändern von Wasserfällen wuchs, anzufassen oder zu pflücken. Es sei eine seltene Blume, unerreichbar, die man nicht berühren dürfe.

Die zweite Blume war die »Schneeelfe«. Während sie diese zeichnete, erzählte sie mir, dass sie auf den Gipfeln der höchsten Berge in der Nähe eines gefährlichen Wasserfalls blüht und wächst. Diese Blume hatte keine Dornen, aber sie hatte sehr starke Wurzeln; aus diesem Grund konnte auch die »Schneeelfe« nicht gepflückt werden.

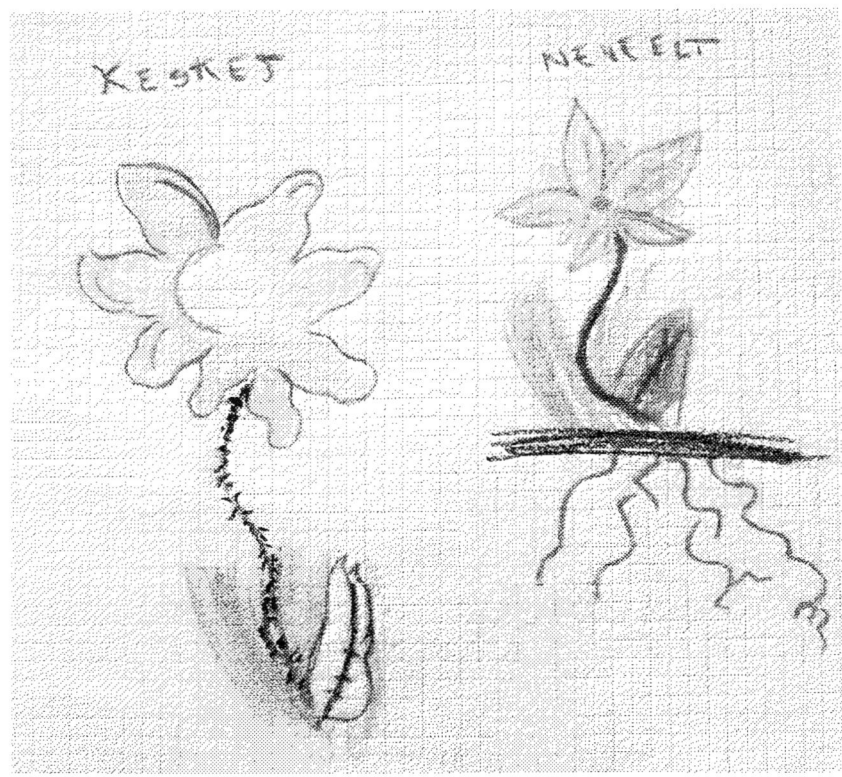

Abbildung 12: Isabellas Blumen

Ich fragte sie, ob sie diese starken Wurzeln zeichnen würde, die die Blume im Boden verankern. Sie sagte nein, sie würde sie nicht zeichnen, weil sie nicht sichtbar sind; sie sind unterirdisch. Aber im Gegensatz zu dem, was sie gerade gesagt hatte, fügte sie die Wurzeln hinzu, bevor sie die Zeichnung beendete und skizzierte sie mit einem orangefarbenen Pastell. Die Wurzeln bestehen aus geschwungenen und unterbrochenen Linien und vermitteln ein Gefühl von Spannung; sie scheinen wie Lichtblitze zu sein und verzweigen sich unter der Blume, von der sie jedoch getrennt sind.

Die dritte Blume, die letzte, die Isabella darstellte, nannte sie »Rosa-gelbe Rose«. Sie begann damit, die Blütenblätter zu zeichnen und statt einer Rose schien es sich eher um eine Tulpe zu handeln, eine Blume mit geschlossenen Blütenblättern, die fast wie ein Schutz für einen zarten und kostbaren Kern wirken. Sie erzählte weiter, dass diese Blume blüht, wenn es einen Regenbogen gibt und deshalb hat sie all diese Farben, die sie mit ihren Fingern ein wenig zu schattieren versuchte. Der Stängel dieser Blume war schlank und erinnerte an eine Schnur, die an einen Ballon gebunden war, ihr Versuch, die Last der Gefühle durch eine extreme Verschlankung des Körpers zu erleichtern.

Es war eine sehr bewegende Sitzung, bei der wir uns vorstellen können, dass Isabella versucht hat, eine komplexe Darstellung ihrer selbst zu schaffen. Es ist kein Zufall, dass sie sich für geschützte Blumen entschieden hat, die nicht gepflückt werden können, seltene Blumen mit zahlreichen Dornen und starken Wurzeln, die sie im Boden verankern, wenn sie zufällig in der Nähe eines gefährlichen Wasserfalls wachsen. Es gibt versteckte Wurzeln, die sie nicht hat und die sie sich selbst schaffen muss. Zwei der Blumen, die sie gezeichnet hat, haben schützende Dornen, die jeden verletzen, der ihnen zu nahe kommt. Die Dornen könnten nicht nur auf eine frühe Wahrnehmung ihrer selbst als stachelig hinweisen, sondern auch ein Hinweis für mich sein, ihr Wachstum nicht zu entreißen und mich ihr weiterhin mit Vorsicht zu nähern. Es ist eine Zeichnung, in der die Angst noch vorhanden ist, in der aber auch die farbige Kraft der Gefühle direkter berührt, gemischt und schattiert werden kann. Die Erfindung exotischer und phantasievoller Namen für die ersten beiden Blumen und eines zusammengesetzten und gebräuchlichen Namens für die dritte Blume zeugen von einer parallelen, transformativen Anstrengung der verbalen Darstellung.

Schlussfolgerungen

Der Legende nach entdeckten die Brüder Lumière das Prinzip des Animationsfilms, als sie ihre Mutter bei der Arbeit mit einer Nähmaschine beobachteten. Als sie dann die richtige Geschwindigkeit für die Projektion des Films fanden, entdeckten sie auch, dass die Lücken zwischen den Bildern nicht mehr wahrgenommen werden, wodurch die Vorstellung von Kontinuität und Bewegung entsteht.

Auf diese Weise kann der Kinderanalytiker die Entwicklung dieses persönlichen Ortes der Seele, an dem Traumbilder entstehen, wieder in Gang setzen, indem er von dem lernt, was Mütter tun, um ihren Kindern beim Wachsen zu helfen, indem er mit den Kindern die Geschichten erfindet, die sie zusammennähen, kontinuierlich und diskontinuierlich, in Bewegung und in Unbeweglichkeit, und indem er in manchen Fällen den Film wiederherstellt, der durch plötzliche emotionale Flächenbrände beschädigt wurde.

Literatur

Beilinson, J. (2000): Shut up and move: The uses of board games in child psychology. *Journal al Infant, Child, and Adolescent Psychotherapy,* I:23-41.

Bion, W. R. (1965): *Transformations: Change from learning to growth.* London, UK: Tavistock. Deutsch: Bion, W. R. (2016): Transformationen. Gießen (Psychosozial).

Ferro, A. (2005): Bion: Theoretical and clinical observations. *International Journal of Psychoanalysis,* 86:1535–1542.

Ferro, A. (2009): Transformations in dreaming and characters in the psychoanalytic field. *International Journal of Psychoanalysis*, 90:209–230.

Ferro, A. (2008): The patient as the analyst's best colleague: Transformation into a dream. *Italian Psychoanalytic Annual*, 2:199–205.

Frankel, J. B. (1998): The play's the thing: How the essential processes of therapy are seen. *Psychoanalytic Dialogues*, 8:149–182.

Frosch, T. R. (2007): The missing child in a Midsummmer Night's Dream. *American Imago*, 64:485–511.

Grotstein, J. S. (2009): Dreaming as a »curtain of illusion«: Revisiting the »royal road.« *International Journal of Psychoanalysis*, 90:733–752.

Molinari, E. (2011): From one room to the other: A story of contamination. The relationship between child and adult analysis. *International Journal of Psychoanalysis*, 92:791–810.

Ogden, T. H. (2007): On talking-as-dreaming. *International Journal of Psychoanalysis*, 88:575–589.

Oz, A. (2002): Amos Oz talks about Amos 0: Being I plus being myself. An interview with Hillit Yeshourun. In: *Somber lust: The art of Amos Oz.* (p. 163) Albany, NY (State University of New York Press).

Rilke, R. M. (1903): *Letters to a young poet.* F .X. Kappus (Ed.). New York, NY: W. W. Norton & Co. Deutsch: Rilke, R. M. (2007): *Briefe an einen jungen Dichter.* Frankfurt a. M. und Leipzig (Insel).

Stern, D. N., Sander, L. W., Nahum, J. P., Harrison, A. M., Lyons-Ruth, K., Morgan, A. C., Bruschweiler-Stern, N., & Tronick, E. Z. (1998): Noninterpretive mechanisms in psychoanalytic therapy: The »something more« than interpretation. *International Journal of Psychoanalysis*, 79:903–921.

Winnicott, D. W. (1971a): Playing: A theoretical statement. In: *Playing and reality* (pp. 38-52). London, UK: Tavistock. Deutsch: Winnicott, D. W. (2018): *Vom Spiel zur Kreativität.* Stuttgart (Klett-Cotta).

Winnicott, D. W. (1971b). *Therapeutic consultations in child psychiatry*. London, UK (The Hogarth Press and the Institute of Psycho-Analysis).

(Übersetzung aus dem Englischen von Sebastian Kudritzki)

Agnes Hodi
(Budapest)

Zuhause, verloren und gefunden

Möglichkeitsraum oder ein Raum für eigene Möglichkeiten?

Abstrakt

Am Beispiel eines 18-jährigen Mädchens, das von Südafrika nach Norwegen eingewandert ist, untersuche ich die Frage nach Verlust und Erschaffung eines Zuhauses. Für dieses Mädchen sind die Vorstellung und das Gefühl von Sicherheit und Zuhause vielschichtig und durch traumatische Erfahrungen zersplittert. Die Eltern – People of Colour –, durch die Apartheid eingeschüchtert, wuchsen in Verfolgung und Isolation auf und wurden in ihrer psychischen Gesundheit verletzt. Ihre Kinder wuchsen in einer von Mauern und Elektrozäunen umgebenen »Gated Community« in ihrem Heimatland auf und zogen dann nach Norwegen, als meine Patientin zwölf Jahre alt war. Was bedeutet »Zuhause« für eine Heranwachsende, die nach einem transgenerationalen Trauma und einer traumatisierten Kindheit in ein fremdes Land (eine fremde Sprache und »rassische« Umgebung, skandinavische kulturelle und klimatische Bedingungen) zieht? Was bedeutet es, den Boden unter den Füßen zu verlieren und wie findet sie wieder Halt, während sie sich zum ersten Mal ein eigenes Zuhause schafft? Was kann das Aufnahmeland bieten, und welchen Beitrag kann der potenzielle Raum in der Psychotherapie leisten, um Ängste, Scham und das Misstrauen gegenüber bestimmten Gefahren durch Kreativität, Phantasie, Symbolisierung, Beziehungen, Spiel und ein Gefühl der Vitalität zu ersetzen? Und was bedeutet es für die therapeutische Beziehung, wenn eine osteuropäische Therapeutin auf der Suche nach ihrem Platz und nach Sicherheit (d.h. Zuhause) in einer Gesellschaft genauso verunsichert ist wie die Patientin?

Schlüsselwörter: *Heimat, Einwanderung, Dissoziation, Möglichkeitsraum, Spielfeld, psychischer Raum, Resilienz*

Einleitung

Mein Analytiker fragte mich einmal, wie es sich für mich anfühlt, zur Analyse zu gehen. Ich antwortete fast ohne nachzudenken: »Es ist wie ›Haus‹ bei einem Fangenspiel. Solange wir da sind, kann nichts Schlimmes passieren.« Vor einigen Jahren kam ich als hochqualifizierte Arbeitnehmerin unter geordneten Verhältnissen mit einem unbefristeten Arbeitsvertrag aus Ungarn nach Norwegen. Weder wirtschaftlicher noch politischer Zwang trieben mich. Ich verfügte über Grundkenntnisse der Sprache und ein gewisses soziales Netz, um mich zurechtzufinden. Trotzdem war es eine Herausforderung.

Ich lernte Rose in einer psychiatrischen Ambulanz in einem öffentlichen Krankenhaus kennen. Im Versorgungsbereich dieser Klinik leben überwiegend Einwanderer aus afrikanischen und asiatischen Ländern. Die Arbeit einer Psychologin dort beinhaltet viele Elemente, die mir bisher unbekannt waren: Verwaltung von Sozialleistungen, Verhandlungen mit Sozialverbänden, Gesundheitsdienstleistern und Behörden. Obwohl sowohl der Leiter der Abteilung als auch die Kollegen psychotherapeutisch ausgebildete Fachleute mit einem psychodynamischen Ansatz sind, ist aufgrund der vielen Überweisungen höchstens eine Sitzung mit Patienten pro Woche möglich. Hinzu kommt eine Menge Verwaltungsarbeit. Für mich als Psychoanalytikerin war es eine große Herausforderung, mich in dieses alles andere als abstinente therapeutische Milieu einzufügen. Mein privates Ich, das an die geschäftigen und überfüllten Straßen Budapests, das sprühende kulturelle Leben und das laute, chaotische öffentliche Treiben gewöhnt war, suchte dringend nach Halt, nach der Möglichkeit, meinen Platz zu finden.

Das erste Treffen

Ich lernte Rose im Alter von 18 Jahren kennen, als die psychiatrische Klinik für Erwachsene sie von einer Kinderberatungsstelle, in der sie zuvor behandelt worden war, übernahm. Zu ihrer ersten Sitzung wurde die Patientin von einer klinischen Pädagogin begleitet, die sie zuvor behandelt hatte. Zu meiner Überraschung kam sie auch beim zweiten Mal nicht allein, sondern diesmal in Begleitung der Kinderschutzbeauftragten. Ich erfuhr, dass Rose noch zwei weitere Geschwister hat, und ihre Mutter einige Tage zuvor ins Krankenhaus eingeliefert worden war, weil sie ihre Medikamente gegen paranoide Psychosen nicht genommen hatte. Die Familie wurde schon seit Jahren vom Kinderschutzbund im Auge behalten, weil Rose und ihre Geschwister ebenfalls psychische Probleme hatten. Rose war zwölf Jahre alt, als sie mit ihrer Familie nach Norwegen zog. Wegen des gewalttätigen Verhaltens ihres Vaters ließen sich ihre Eltern bereits Jahre zuvor scheiden. Ihr Vater starb vor ein paar Jahren. Rose befindet sich im Abschlussjahr der Sekundarschule, in der Berufsausbildung zur Dekorateurin und arbeitet derzeit als Praktikantin.

Mehr ist mir von diesen ersten beiden Sitzungen inhaltlich nicht in Erinnerung geblieben. Die Betreuerin, nicht die Patientin, hat während der beiden Sitzungen die ganze Zeit mit mir gesprochen. Die Informationen prasseln auf mich ein; die Patientin wird fast unsichtbar. Ich fühle mich dabei unwohl. Es ist unangenehm, dass das Leben der Patientin, auf Daten reduziert, zusammengefasst wird. Am verwirrendsten ist jedoch, dass ich mit ihr nicht in Kontakt treten kann, weil Kinderbetreuung, Psychiatrie, Behörden und Krankenakten wie eine Mauer zwischen uns stehen. Ich nicke nur als Zeichen, dass ich verstehe. Ich verstehe die Worte, die in Sätzen zusammengefügt werden, aber die *Bedeutung* ist so viel mehr, und dazu habe ich keinen wirklichen Zugang: Ich bin eine Fremde. Zumindest versuche ich, mit meinem Blick eine Verbindung zu der Patientin herzustellen. Sie ist ein hübsches, attraktives, farbiges junges Mädchen; ihr Haar ist zu kleinen Zöpfen geflochten. Sie trägt Jeans, einen Pullover und Stiefel. Ihren Mantel hat sie nicht ausgezogen. Tatsächlich sagt sie kein Wort, sie sitzt in sich gekehrt und blickt starr vor sich hin. Ab und zu hebt sie ihr Gesicht, schaut ein wenig auf und beginnt schnell und leise zu sprechen, wobei sie mit der Hand leicht gestikuliert, als würde sie jemandem etwas erklären. Zu diesem Zeitpunkt konnte ich nicht einmal feststellen, in welcher Sprache sie sprach. Als ich den Worten ihrer Betreuerin lauschte, fragte ich mich, wo Rose jetzt wohl sein mochte, wer dort oben sein mochte, mit wem sie dort spricht und was sie sagt. Ich wünschte, ich könnte diese Mauer überwinden. Wenn der Zugang freigeräumt wäre, könnte Rose mich in ihren abgesonderten Raum eintreten lassen, den sie für sich selbst geschaffen hatte, um einen inneren Dialog zu führen. So wären wir endlich hier, nur wir beide. Dann würde ich vielleicht hören, was sie sagen möchte und was sie benötigte.

Gespenster im Kinderzimmer

Aus Gründen der Vertraulichkeit habe ich einige Daten geändert. Das Herkunftsland der Patientin ist jedoch ein wichtiger Faktor für das Thema dieser Arbeit.

Ihre Eltern wurden in den 1960er-Jahren in Südafrika in Zeiten der Apartheid geboren. Der Vater wurde als Kind geschlagen, und mehrere Mitglieder seiner Familie starben unter gewaltsamen Umständen. Schwarze galten als nicht erwünschte Fremde in ihrem eigenen Land. Das Apartheidsystem, das auf rassistischen Anschauungen und einer rigorosen Rassentrennung beruhte, begann in den späten 1940er-Jahren und wurde erst 1994 abgeschafft.

Diese Jahrzehnte, die Kindheit und Jugend von Roses Eltern während dieser Jahre, waren daher von immer wieder aufflammender Gewalt geprägt. Schwarze konnten ihr Wohngebiet nur mit einem Pass verlassen, um nachzuweisen, dass sie sich legal in einem nur für Weiße bestimmten Bezirk aufhielten. Sie waren verpflichtet, nachts in die ihnen zugewiesenen Gebiete zurückzukehren. (Nur 13 Prozent der Gesamtfläche des Landes waren für diesen Zweck ausgewiesen worden.) Nach dem Regimewechsel kehrte sich die Situation um: Die weiße Bevölkerung verließ aufgrund der sich rapide verschlechternden öffentlichen Sicherheit, der Übergriffe und der Kriminalität massenweise das Land.

Von klein auf lebte Rose in dem Bewusstsein, dass die Außenwelt gefährlich, unzuverlässig und böse ist. Sie wuchs in einer Atmosphäre auf, die im Wesentlichen von der paranoiden Krankheit ihrer Mutter, dem gewalttätigen, missbräuchlichen Verhalten ihres Vaters und den realen Gefahren der Außenwelt, d. h. der extrem schlechten öffentlichen Sicherheit, geprägt war. Sie lebten in einer sogenannten »Gated Community«. Dabei handelt es sich um einen von Mauern und Elektrozäunen eingegrenzten Teil der Stadt, der durch ein Gittertor von den anderen Teilen der Stadt getrennt ist und den zu verlassen ohne Auto gefährlich war. Der Eingang befand sich innerhalb der Stadtmauer und war nur durch mehrere Tore und Gittertüren zugänglich. Als Kind spielten Rose und ihre Geschwister oft »Gefangene«, da ihr Zimmer vom Innenhof, den man nur durch ein Gittertor betreten durfte, getrennt war. Rose hat häufig miterlebt, wie sich ihre Mutter mit anderen Leuten stritt, die sie verdächtigte, böse Absichten zu haben. Rose musste sich daher vor allem in Acht nehmen. Zum Beispiel durfte sie bei Geburtstagsfeiern keinen Kuchen essen, weil er vergiftet sein könnte. Auch die innere Welt der Familie bot keinen Schutz: Der Vater war ein roher, gewalttätiger Mann, vor dem seine Kinder Angst hatten. Es gab häufig Streit zwischen den Eltern. Die Kinder flüchteten mit ihrer Mutter auf die Straße oder zu Nachbarn und wurden manchmal deswegen nachts aus dem Schlaf gerissen.

Der wiederkehrende Albtraum von Rose mag diese Umstände widerspiegeln: Sie versucht, in ihr Haus zu gelangen, und jemand verfolgt sie und will sie umbringen. Ein anderes Mal träumt sie, dass ein Monster im Haus ist, aber es ist schwer, wieder hinauszukommen. Sie muss einen hohen Hügel hinaufklettern, um in die Welt jenseits der Mauer zu gelangen. Sie klettert auf allen Vieren, ihr gehen die Kräfte aus. Sie hat das Gefühl, dass sie es nicht schafft.

Sie zogen mehrere Male bei der Schwester des Vaters ein. Die Mutter nahm ihre Medikamente nicht, weil sie glaubte, sie seien giftig. Eines Tages, bereits in einem besorgniserregenden psychischen Zustand, reiste sie zu ihrer Schwester nach Norwegen. Rose und ihre Brüder blieben bei dem Vater und seiner Schwester. Für Rose war dies die schlimmste Zeit. Sie lebten wie Hänsel und Gretel im Haus der Hexe. In ihren Albträumen war es damals ihre Tante, die sie umbringen wollte. Und Rose wartete darauf, dass ihre Mutter nach Hause kam, denn es hieß, sie würde im Juni zurückkehren. Aber die Mutter kam nicht, und Rose musste monatelang in Ungewissheit auf sie warten. Die Welt der Kindheit von Rose war geprägt von Unberechenbarkeit, Unsicherheit und Angst. Noch heute fällt es ihr schwer, zwischen tatsächlichen und vermeintlichen Gefahren zu unterscheiden, denn sie hat alle Ängste und den Argwohn ihrer Mutter verinnerlicht. Und ihr Vater stellte eine ständige und reale Bedrohung dar. Die Verfolgung über Generationen hinweg, die eingeschränkte Bewegungsfreiheit, das Misstrauen und die Angst erinnern an Fraibergs Konzept des transgenerationalen Traumas. Die Geister des Schicksals ihrer Eltern bevölkerten Roses Kinderzimmer (Fraiberg, 1975).

Einwanderung als Trauma:
»Es gibt Bruchstücke von Erfahrungen, aber keine Narrative«

Rose kam als Siebenjährige mit ihren Eltern und Geschwistern zum ersten Mal nach Norwegen zur Schwester ihrer Mutter. Es sollte ein Urlaub sein, aber sie blieben länger. Rose wurde eingeschult. Zehn Monaten später zogen sie zurück nach Südafrika, dann wieder zurück nach Norwegen, jetzt endgültig, ohne den Vater. Rose konnte in ihrer Therapie lange nicht über diese Zeit sprechen (d. h. die Zeit vor und direkt nach ihrer Ankunft in Norwegen). Sie vermied das Thema oder versank in ihren »inneren Dialog«, was als dissoziativer Zustand angesehen werden kann. In ihren Erinnerungen sind die Daten und Ereignisse vermischt und fragmentiert. Ihre Lebensgeschichte scheint aus einzelnen Etappen zu bestehen, zwischen denen keine emotionale Verbindung besteht. Sie sprach nicht über Traurigkeit, Heimweh, Wut oder Verzweiflung.

Sie besuchte 13 verschiedene Schulen in den beiden Ländern, in denen ihr »Zuhause« lag. Ein Jahr nach ihrer Ankunft in Norwegen wurde Rose schwer depressiv. Sie konnte weder zur Schule gehen noch aufstehen, aß kaum noch und wollte mit niemandem sprechen. Es wurde eine stationäre Behandlung in einer therapeutischen Einrichtung begonnen. In einer fortgeschrittenen Phase der Therapie konnte Rose mitteilen, dass die wirklich schockierenden Dinge in ihrem Leben nicht nach ihrer Abreise passiert sind, sondern davor. Es gab einen heftigen Kampf zwischen den Eltern um das Sorgerecht, und sie lebten mal hier und mal dort, je nach der aktuellen Situation. Für Rose war es eine äußerst schockierende Erfahrung, ihren Vater in Handschellen zu sehen, als sie (die Kinder) »entführt« wurden und die Mutter die Polizei rief. Sie lebten zunächst in einer Aufnahmeeinrichtung in Norwegen mit anderen Einwandererfamilien. Eine Frau riss ihr Kind von Rose weg, als ob sie Angst vor ihr hätte. Rose meinte, dass dies geschah, weil sie eine Schwarze ist. Rose kam aus einem Land, in dem es historische rassisch-ethnische Konflikte gab. Diese Erfahrung traf sie sehr, denn sie wurde damit konfrontiert, dass es unmöglich war, diese Probleme endgültig loszuwerden, selbst in Norwegen.

Die Ankunft in einem neuen Land ist eine schwierige emotionale Erfahrung, auch wenn die Einwanderer objektiv bessere Bedingungen vorfinden.

»Einwanderer finden sich häufig in dem Milieu wieder, das sie hinter sich zu lassen hofften. ... Zu Hause ist man von den Prototypen der eigenen bösartigen Introjekte aus Fleisch und Blut umgeben, mit all ihren liebenswerten Zügen, die ihre schlimmen Seiten abmildern. Außerhalb der gewohnten Umgebung jedoch dringt die Realität nicht mehr in die Fantasie ein, und die zerstörerischen Introjekte erhalten freien Lauf.« (Csillag, 2017, S. 455)

Bromberg (2001) zufolge »ist eine Person unter optimalen Bedingungen in der Lage, auf eine Vielzahl unterschiedlicher Selbstzustände zuzugreifen und ihre kontrastierenden und sogar gegensätzlichen Perspektiven auf die persönliche Realität« (S. 388) zu tolerieren, was zu einem Gefühl führt, ein kohärentes Selbst zu haben. Im Falle kontroverser Erfahrungen des Selbst, die sich nicht »innerhalb desselben Erfahrungszustands« (S. 388) halten lassen, werden jedoch bestimmte Selbstzustände und die mit ihnen verbundenen Affekte dissoziiert. Die Autorin hat festgestellt, dass bei Einwanderern der Verlust des Mutterlandes und/oder der Muttersprache und die Bemühungen, sich in eine fremde Kultur zu integrieren, Selbstzustände erzeugen, die oft nicht integriert werden können, was zu einer Dissoziation einiger Selbstzustände führt.

Lobban (2006) argumentiert, dass der Einwanderer unter großem Assimilationsdruck steht und sich so perfekt wie möglich an die neue Umgebung anpassen soll. Um dies zu erreichen, muss er sich von seiner ursprünglichen Kultur lösen und sogar Aspekte davon ablehnen, wobei die ursprüngliche Kultur/Mutterkultur, die ein wesentlicher Bestandteil des Selbstverständnisses des Einwanderers ist, in dissoziierter Form erhalten bleiben kann. Bodnar (2004) fügt im Einklang mit dem oben Gesagten hinzu, dass »dort, wo multiple kulturelle Identifikationen auf individuelle und familiäre Traumata treffen« (S. 587), die Person eine psychische Anpassung anstrebt. Zu den möglichen Formen dieser psychischen Anpassung gehören dissoziative Störungen.

In Roses Fall kann dieses Symptom auch als eine Form der psychischen Anpassung verstanden werden. Alayarian (2019) unterscheidet zwischen »ungesunder« und »gesunder Dissoziation« und argumentiert, dass »gesunde Dissoziation« ein wirksamer Mechanismus ist, um von Schmerz und Angst abzulenken und die traumatischen Erfahrungen, die sonst die psychische Funktion überlasten könnten, aus dem Bewusstsein zu verdrängen; dies ermöglicht es dem Individuum, die Ereignisse sicher in einem »psychischen Raum« zu verarbeiten und zu verdauen. Bei einer gesunden Dissoziation kann die resiliente Person die Erfahrung in eine positive Handlung umwandeln, die ihr hilft, sich anzupassen. Bei einer schädlichen Dissoziation erfährt die Person Fragmentierung, die ihr Selbstempfinden und ihre Beziehungen zerstört. Ein Trauma kann für eine resiliente Person zu einer Quelle posttraumatischen Wachstums werden, während eine vulnerable Person aufgrund dieses Ereignisses eine posttraumatische Belastungsstörung entwickelt.

Kleiner Exkurs: »Ungbo«, das bedeutet ein Zuhause für junge Menschen, denn man braucht ein »Zuhause«

Das Konzept von »Ungbo« ist ein hervorragendes Beispiel für die Zusammenarbeit der norwegischen Sozialorganisationen. Die Maßnahme, die von der Kinderschutzbehörde und der Gemeinde koordiniert wird, bietet jungen Menschen zwischen 17 und 23 Jahren die Möglichkeit, ein eigenständiges Leben zu beginnen – für Jugendliche, die aufgrund ihres prekären und psychisch belasteten Hintergrunds nicht in der Lage wären, alleine oder mit familiärer Unterstützung eine Wohnung zu finden. Junge Menschen, die in kommunalen Wohnungen leben, treffen sich wöchentlich zum gemeinsamen Kochen, Spielen und Reden. Die Jugendlichen können dort drei Jahre lang wohnen und

werden von einem städtischen Berater und gegebenenfalls von einem Arbeits-
vermittler betreut, der ihnen bei der Arbeitssuche hilft. Danach übernehmen
die Jugendlichen die Wohnung selbst und bezahlen die Miete.

(Sie sind auch dann selbst für die Kosten verantwortlich, wenn die Gemeinde in Fällen, in denen der junge Mensch noch zur Schule geht und kein eigenes
Einkommen hat, eine monatliche Beihilfe gewährt.)

Innerhalb von drei Jahren können die meisten Bewohner ihren Sekundar-
schulabschluss machen und eine Arbeit aufnehmen. Anschließend stehen mehrere Finanzierungsprogramme zur Verfügung, um den Jugendlichen den Weg
in die Selbstständigkeit zu erleichtern: Sie können bestimmte Darlehen und
Finanzierungsmöglichkeiten nutzen, um eine Wohnung zu mieten oder sogar
zu kaufen.

Rose litt sehr unter dem Leben mit ihrer Mutter und ihren Geschwistern. Sie
geriet oft in die Rolle des Sündenbocks. Sie versuchte verzweifelt, sich unter
dem Druck ständiger Kränkungen und Vorwürfe zu verteidigen, und quälte
sich dabei mit selbstanklagenden Gedanken. Es war sehr belastend, dass ihre
Mutter in allem und jedem einen Feind, eine böse Absicht sah. Das trug erheblich zu Roses Isolation bei, denn sie spürte, dass sie neben der Unsicherheit
auch ein Gefühl des Misstrauens überkam. Sie selbst bewarb sich um einen
Platz in »Ungbo«. Sie erzählte niemandem in der Familie davon und war überrascht, als sie nach nur wenigen Monaten des Wartens eine positive Antwort erhielt. Ihre Aufregung mischte sich mit Freude und Angst, Stolz und Scham. Sie
machte sich Sorgen, wie sie die Nachricht ihrer Mutter und ihren Geschwistern
mitteilen sollte. Sie war besorgt, ob sie in der Lage sein würde, unabhängig zu
leben und für sich selbst zu sorgen. Sie erwog, einen Sichtschutz neben ihrem
Bett anzubringen, denn der Gedanke, dass es einen Treppenhausflur, Gemein-
schaftsräume und hinter der Tür ... die Außenwelt gab, beunruhigte sie.

Raum, innen und außen

Der »psychische Raum« des Individuums ist die Arena für das Denken und die
Verarbeitung von Erfahrungen. Unsere Fähigkeit, einen psychischen Raum zu
bilden, ist laut Alayarian (2019) eine Komponente der Resilienz, die maßgeb-
lich die individuellen Reaktionen auf ein Trauma bestimmt. Nicht das Ereignis
selbst entscheidet darüber, ob eine Erfahrung traumatisch ist oder nicht, sondern das subjektive Erleben und die Resilienz der betroffenen Person. Die Fähigkeit, einen »psychischen Raum«, Resilienz und ein sicheres »Selbstgefühl«

zu schaffen oder wiederzuerlangen, hängt in hohem Maße von der Verfügbarkeit eines »zuhörenden Anderen« ab und von der Fähigkeit einer Person, diese Beziehung zu nutzen. Das bedeutet vielleicht, dass der Einzelne in der Lage ist, den gemeinsam geschaffenen Spielraum zu betreten, der sich zwischen den beiden Teilnehmern entwickelt: die Zwischenregion, die eine Verbindung zwischen dem Selbst und dem Nicht-Selbst, der Fantasie und der Realität, dem Symbol und dem Symbolisierten herstellt.

Der von Winnicott (1971) eingeführte Begriff des potenziellen Raums spielt eine entscheidende Rolle bei der Entwicklung und Differenzierung des Selbst, da er die Grundlage für Spiel, Kreativität, Empathie und andere Faktoren bildet, die der menschlichen Erfahrung und Beziehung Reichtum verleihen (Winnicott, 1971; Ogden, 1986). »Der potenzielle Raum« wird auch als hypothetischer Ort für die Entstehung von Übergangsphänomenen angesehen, d. h. für jene Erfahrungen, welche die psychologische Trennung oder »Entwöhnung« von der Mutter erleichtern, zusammen mit der Verinnerlichung der Halte- und Containingfunktionen, die zuvor von der Mutter für den Säugling übernommen wurden (Ogden, 1986). Der potenzielle Raum wird vor allem als ein Zustand des »Werdens« (Winnicott, 1971), als ein Gefühl des »Lebendigseins« betrachtet (Bram und Gabbard, 2001, S. 686).

Eine besondere Form des potenziellen Raums ist der analytische Raum. Freud nannte den therapeutischen Raum einen »Spielplatz« (1914), der »eine Zwischenregion zwischen Krankheit und realem Leben schafft, durch die der Übergang vom einen zum anderen erfolgt« (Bram und Gabbard 2001, S. 685). Die Schaffung eines »Spielplatzes«, in dem sich Übertragungen entwickeln, verstanden und gedeutet werden können, gilt nach Freud als ein zentrales Element der psychoanalytischen Behandlung.

»Der analytische Raum ist die optimale therapeutische Atmosphäre und das Vehikel für Veränderungen, in dem die beiden Beteiligten mit Bedeutungen spielen, sie betrachten, verstehen usw. können« (Ogden, 1986, S. 233; auch: Bram und Gabbard, 2001 S. 686).

»Spielplatz«, eingezäumt und gesichert

In den ersten Wochen der Therapie war Rose ein wenig distanziert und vorsichtig. Wie sich herausstellte, hat sie mich in dieser Zeit gründlich gemustert und beobachtet. Sie hatte ihre eigene Geschichte schon oft erzählt, gehört und gelesen; mit einem Wort, sie sprach sehr »routiniert« zu mir. Dennoch dauerte es lange, bis sich eine *Beziehung* zwischen uns entwickelte. Langsam schien sie jedoch zu merken und mir zu glauben, dass ich mich für ihre Person und nicht für ihre Geschichte interessierte. Sie schien gerne zu den Sitzungen zu kommen, und ich freute mich immer darauf, sie zu sehen. Ihre Welt entfaltet sich vor allem durch die Erinnerung an die Ereignisse aus ihrer Vergangenheit. Wenn emotional aufgeladene Themen zwischen uns zur Sprache kamen, zog sie sich oft in den dissoziativen Zustand zurück, den ich schon bei unserer ersten Begegnung gesehen hatte: Es war, als hätte sie eine Tür geschlossen.

Ich erkannte bald, dass unsere Beziehung, obwohl meine Patientin vom Alter her erwachsen war, an eine Kinderpsychotherapie erinnerte. Wir spielten nie, und doch hatte ich das Gefühl, dass es ein spielerisches Element in unseren Dialogen und in Roses Denken gab, das unsere Gespräche »leichter« machte, selbst wenn schwierige Themen aufkamen. Darüber hinaus war die Ausschließlichkeit des Verbalen in unserer Beziehung weniger ausgeprägt als in der Erwachsenenpsychotherapie: Neben vielen nonverbalen, körperlichen Elementen und Gesten spiegelten die auftauchenden Themen eher den beschwingten Geist einer Jugendlichen wider, die sich auf die aktuellen Ereignisse des Lebens konzentriert, als die Einsicht suchenden reflexiven Auseinandersetzungen des Erwachsenen mit ausgewählten Themen. Auf ihren Wunsch hin sprachen wir Englisch, aber manchmal mischten wir beide norwegische Wörter in unsere Gespräche, wenn wir diese für ausdrucksvoller hielten. Einerseits stärkte dieser besondere sprachliche Rahmen auch meinen Sinn für Verspieltheit, andererseits unterstrich er unausgesprochen die Tatsache, dass wir beide in diesem Land fremd sind.

Rose zeigte mir oft Bilder ihrer neuesten Bildkompositionen oder andere Dinge auf ihrem Handy und schaute dabei verstohlen nach, ob sie eine Nachricht erhalten hatte. Ein anderes Mal zeigte sie mir das Buch, das sie in der Bibliothek ausgeliehen hatte. Ein paar Mal zeichnete sie Skizzen, weil es für sie so einfacher war, etwas zu erklären. Und es kam auch vor, dass sie schlecht gelaunt ankam und sich einfach »in sich selbst verschloss«. Wut, Traurigkeit, Scham und Angst: Wenn diese Themen auftauchten, zog sich Rose augenblicklich zurück und brach den Kontakt zu mir und der Außenwelt insgesamt ab. Sie versteckte sich in solchen Momenten hinter ihren Haaren, die ihr Gesicht wie ein dicker Vorhang verdeckten, und verriet mir häufig durch ihre »Frisurensprache« ihre tatsächliche Stimmung. In diesen Situationen war sie mittels Interpretationen nicht mehr zu erreichen, und ich schlug manchmal das Schnörkelspiel vor, um die Situation, die verstanden werden wollte, zu klären.

Wie sich bereits in der ersten Sitzung zeigte, war es Roses charakteristische Abwehr, dass sie in einem scheinbar dissoziativen Zustand zu sprechen und zu gestikulieren begann. Dann war sie völlig unerreichbar. Als unsere Beziehung es zuließ, erzählte mir Rose, dass sie in ihrer Muttersprache, Englisch, mit sich selbst sprach und es dort nur sie gab. »Die Psychologen haben gesagt, dass ich vielleicht psychotisch bin, deshalb würde ich das tun«, sagte sie. »Ich weiß es nicht; ich fange einfach damit an, wenn ich mich beruhigen muss. Alles andere um mich herum verschwimmt dann irgendwie.« Diese Art des Selbstschutzes, der Drang zu fliehen und die Art, wie sie nach oben schaute, erinnerten mich an Roses wiederkehrenden Albtraum: Freiheit und Zuflucht befanden sich dort oben hinter dem Hügel, aber es war fast unmöglich, dort hinaufzukommen. So habe ich auch erlebt, dass ich von ihr »zurückgelassen« werde, dass ich allein zurückbleibe, wenn sie plötzlich aus der Situation aussteigt, mehr noch, dass sie regelrecht vor mir wegläuft.

Allmählich, nach mehreren Monaten in Behandlung, konnten wir über die Hintergründe hierfür sprechen. Als Rose klein war, hat sie alles getan, um zu verschwinden, um sich zu verstecken, vor allem vor den Augen ihres Vaters oder Bruders, weil sie vor beiden Angst hatte. Sie hatte Angst, ihr Bruder würde sie umbringen und zerstückeln. Vor ihrem Vater versteckte sie sich zum Beispiel in der Wäschetruhe. »Aber du konntest dich nicht verstecken. Denn er hat dich trotzdem gefunden«, sagt sie mit einem resignierten Lächeln. Sie hatten einmal einen Autounfall, und ihr Vater geriet in einen heftigen Streit mit dem Fahrer des anderen Wagens. Sie wurden nicht ernsthaft verletzt, aber Rose hatte von da an immer Angst, wenn ihr Vater am Steuer saß. Sie zog sich im Auto eine Decke über den Kopf und betete, bis die Fahrt zu Ende war. Manchmal, auch jetzt noch, kommt dieser Impuls, sich zu verstecken. Als sie zum Beispiel bemerkte, dass ihre Arbeit in der Schulausstellung nicht ausgestellt war, flüchtete sie auf die Toilette und kam stundenlang nicht mehr heraus. Ein anderes Mal ging sie in den Keller des Gebäudes hinunter, um ganz allein zu sein. »Dann habe ich das Gefühl, dass ich zu nichts gut bin. Dass ich nichts bin, ein nutzloses Nichts. Ich bin kein guter Mensch, kein gutes Kind. Dann wünsche ich mir, ich könnte sterben oder verschwinden.« Sie möchte sich vor allen Blicken verbergen, und wenn das nicht möglich ist, wendet sie sich nach innen, um einen sicheren Ort zu finden, an dem sie sich verstecken kann.

Manchmal saß sie mir gegenüber und flüsterte hinter ihrer üppigen Haarpracht: »Ich will nicht, dass du mich siehst.« Am Anfang sagte ich: »Du hast Angst. Du willst dich verstecken.« Oder: »Ich kann dich sehen, weil ich hier bin, und du bist auch hier. Es besteht keine Gefahr.« Später habe ich einfach gesagt: »Guck-Guck!«, und Rose guckte unter ihrem Haar hervor und lachte verlegen.

Rose erkundete die Außenwelt vorsichtig, aber entschlossen. Sie hat sich entschieden, sich der Außenwelt zu »öffnen«. Dennoch war sie oft unsicher, da ihre Mutter dies für gefährlich hielt und ihr verbot, aus der »häuslichen Sicherheit« herauszutreten und außerhalb der Familie nach Beziehungen zu suchen.

Misstrauen und die Befürchtung, dass ich sie verraten und bloßstellen könnte, tauchten ebenfalls in der Übertragung auf. Sie sprach von anderen Menschen, die Dinge »nur des Geldes wegen« tun und nicht von echtem Interesse an der anderen Person angetrieben werden, und sie gab zu, dass sie dies manchmal bei mir vermutete. Außerdem tauchte in ihr ein intensives ungutes Gefühl auf, dass ich sie in ihren Vorhaben oder Fähigkeiten bremsen könnte.

Einmal kam sie sehr aufgebracht zu ihrer Sitzung. Sie erzählte mir, dass sie mit einem Mädchen befreundet war, das Rose zu sich nach Hause eingeladen hatte. Sie besuchte das Mädchen und fuhr dann spät in der Nacht nach Hause zurück. Ihre Mutter schalt sie sehr für ihre Verantwortungslosigkeit und wies sie auf die schrecklichen Gefahren hin, die draußen auf sie lauerten, was ihr in dem fremden Haus alles hätte zustoßen können. Roses Stimme und ihr ganzer Körper zittern, als sie mir davon erzählt, die Angst steht ihr ins Gesicht geschrieben, als hätte sie wirklich eine gefährliche Situation überlebt. Dann beruhigt sie sich langsam, während ich sie frage, was sie über diese Situation denkt. »Ich weiß nicht, was ich denken soll! Das war schon immer so! Was ist, wenn Mama wirklich recht hat? Was, wenn es wirklich gefährlich war?« »Und was denkst du über mich?«, frage ich. »Solltest du auch Angst vor mir haben?« Rose lächelt und sagt halbherzig: »Wenn ich noch bei meiner Mutter leben würde, würde ich ja sagen. Denn sie würde sagen, du bist ein Spitzel und arbeitest für meinen Vater.« Als sie mein Erstaunen sieht, fügt sie hinzu: »Mama sagt, dass Papa nicht tot ist, sondern dass er vielleicht Informationen über uns sammelt und uns eines Tages töten wird.« »Und was denkst *du*?«, frage ich. »Ich weiß es nicht, ich weiß es wirklich nicht. Aber ich glaube es nicht mehr. Als wir zusammenlebten, habe ich alles geglaubt, was man mir sagte. Sie sagt zum Beispiel, dass wir unseren Nachbarn so oft über den Weg laufen, weil sie uns beobachten...« »Und was ist mit mir?«, frage ich erneut. »Bis jetzt hat sich nicht gezeigt, dass du etwas Böses wolltest«, antwortet sie. »Aber das weiß man ja nie so genau, oder?«, frage ich. »Weil ich zum Beispiel gerade dabei bin, in einem Artikel über dich zu schreiben...« »Nun, ja«, sagt Rose unsicher, »aber Sie haben mich ja gefragt... Und ich habe noch einiges, was ich Ihnen nicht gesagt habe... Vielleicht wäre ich erleichtert, wenn ich es Ihnen sagen könnte. Zum Beispiel... was ich schon gesagt habe... es ist meine Schuld, dass meine Eltern sich scheiden ließen...« »Ja, wir haben darüber gesprochen, dass du noch nicht bereit bist, darüber zu reden«, sage ich. Rose schnappt wütend: »Sag nicht, dass ich nicht bereit bin!« »Was bedeutet das für Dich?«, frage ich. »Dass ich nicht in der Lage bin. Mama sagt immer zu allem, dass ich nicht dazu bereit bin.« »Und was ist, wenn ich sage, dass du eines Tages bereit sein wirst, darüber zu reden?«, frage ich. »Dann würde ich weinen.« Rose lacht, dann weint sie. »Niemand hat je gesagt, dass ich etwas kann.«

Gegenübertragung: »Fühle dich wie zu Hause!«

»Das Verstehen, Interpretieren und Durcharbeiten der Übertragung setzt das ständige Wiederauftauchen des analytischen Raumes voraus. Im analytischen Raum erlebt der Patient die Übertragung mit einem ›Als-ob‹, wodurch eine Illusion entsteht, die gleichzeitig als real und nicht real erlebt wird (Ogden, 1986)« (Bram & Gabbard, 2001 S. 686).

Rose verpasste unsere wöchentlichen Sitzungen nie: Sie sollte an ihrem einzigen freien Tag um 8.30 Uhr kommen. Manchmal kam sie eine halbe Stunde früher und las im Warteraum in ihrem Buch aus der Bücherei. Wenn ich sie gegen 8.00 Uhr kommen sah, rief ich sie gewöhnlich in mein Zimmer. Nach einer Weile war es so, als hätten wir uns unausgesprochen darauf geeinigt, »irgendwann zwischen 8 Uhr und 8.30 Uhr« zu beginnen. Nach ein paar Monaten brachte Rose ihr Strickzeug mit und strickte oft während unserer Gespräche. Wir reflektierten dies nur insofern, als dass sie nicht mit sich selbst zu sprechen begann, wenn sie strickte. Wenn sie sich aus der Situation ausklinken wollte, zählte sie die Maschen des Strickzeugs, aber das Stricken selbst, seine relationale Bedeutung, wurde nicht analysiert. Dann, nach einer langen Zeit und einer Inszenierung, wurde mir klar, dass ich unbewusst versuchte, die angenehme (heimische) Atmosphäre, die wir geschaffen hatten, aufrechtzuerhalten, zu dem Preis, den üblichen analytischen Rahmen zu überschreiten.

Die Patientin war gerade dabei, in ihre eigene kleine Wohnung zu ziehen, die Einrichtung zu planen, eine Bestandsaufnahme von allem zu machen, was sie brauchte, während ich mich ebenfalls auf meinen Umzug vorbereitete. In einer kurzen Nachricht teilte mir meine Vermieterin unerwartet mit, dass sie aus persönlichen Gründen zurück in ihre Wohnung ziehen wolle, so dass ich sie räumen musste. Wir waren beide am Packen. Rose war im Begriff, sich von ihrer Mutter und ihren Geschwistern zu trennen, und ich befand mich in einem Vakuum auf halbem Weg zwischen zwei Nicht-Wohnungen. Rose sagte, sie bräuchte unter anderem Tassen, eine Lampe und andere Dinge, aber leider hatte sie das nötige Geld dafür nicht. Ich dachte, ihre Mutter könne ihr beim Umzug nicht helfen, da sie kein Einkommen hatte. Ihre Geschwister ärgerte, dass Rose das Glück hatte, ausziehen zu können. Die Mutter war der Meinung, dass Rose noch nicht bereit war, allein zu leben, und sie hatte vorausgesagt, dass sie bald wieder nach Hause zurückkehren würde. Nach langem Überlegen, begleitet von Gewissensbissen, packte ich vier Tassen und eine Leselampe in eine Schachtel und übergab sie Rose bei der nächsten Sitzung. Sie war im ersten Moment überrascht, dann freute sie sich und fragte, ob ich zufällig ein Radio hätte. Ich verfügte weder über ein Radio noch über Selbstreflexion. Aber diese ko-kreierte Situation und das Thema des Radios als Symbol der Kommunikation mit fernen Welten haben mich zumindest zum Innehalten und Nachdenken gebracht.

Daraufhin habe ich versucht, die unreflektierte und verworrene Übertragungssituation zu reflektieren und aufzurollen. Wenn wir handeln, statt zu denken, wenn wir dem emotionalen Druck nachgeben, den der Patient, vor allem im Falle Jugendlicher, auf unsere Gefühle ausübt, laufen wir Gefahr, in eine Falle zu tappen (Zachrisson, 2006). Dennoch hat dieser Moment dazu geführt, dass ich die Bedeutung des Verlusts und der Suche nach einem Zuhause als zentrales Thema im Leben meiner Patienten erkannt habe, nicht nur in praktischer, sondern auch in psychologischer Hinsicht. Meine eigene Verletzlichkeit und ihr Ausgesetztsein sowie unser sich ergänzendes Bedürfnis nach einer hilfreichen Beziehung trafen sich in dem intersubjektiven Moment, als ich ihr die Tassen überreichte. Die projektive Identifikation bot uns beiden die Möglichkeit, die mit dem Gefühl des Ausgeliefertseins verbundenen Ängste zu vermeiden.

Auf einer anderen Ebene interpretiert: Ich habe die angebotene mütterliche Rolle einer gebenden Mutter akzeptiert, die sich kümmert und die Autonomie fördert; die Rolle einer Mutter, die sich in der Phase des Erlebens von Getrenntheit symbolisch als nicht-ängstliches Nicht-Selbst-Objekt anbietet (Ogden, 1986; Bram und Gabbard, 2001). In diesem Zusammenhang waren Tassen als Übergangsobjekte bedeutungsvoll.

»Ich bin jetzt da, wo ich hingehöre«

Lobban weist darauf hin, dass wir bei der Arbeit mit einem Patienten mit Migrationshintergrund darauf achten müssen, wie diese Person ihr eigenes migrantisches Selbst definiert. Darüber hinaus sollte sich der Analytiker auch mit seinen eigenen Gedanken und Gefühlen in Bezug auf Einwanderung und Assimilation befassen. Wenn der Analytiker den Patienten zum Beispiel bewusst oder unbewusst in Richtung Assimilation lenkt, kann er ihn nicht dabei unterstützen, an seiner ursprünglichen kulturellen Identität festzuhalten. In diesem Fall besteht die Gefahr, dass der Therapeut nicht in der Lage ist, offen zu sein für die Gefühle von Verlust und Trauer des Einwanderers. Ich habe das Gegenteil bei mir selbst erlebt: Ich bemerkte, dass ich bei meiner Patientin nach Zeichen der Verbundenheit mit ihrer ursprünglichen Kultur suchte, worin ich eine Projektion meiner eigenen Heimwehgefühle und meines Kummers erkannte. Rose schien lange Zeit kein Interesse an ihrem Heimatland zu haben. Sie schien sich perfekt in die norwegische Gesellschaft eingefügt zu haben. Wenn sie jedoch Sicherheit suchte und in einen dissoziativen Zustand geriet, sprach sie immer noch in ihrer Muttersprache, nämlich Englisch. Nach Weihnachten sprach Rose über »Lille Julaften«. In Norwegen bezieht sich der Begriff »kleines Weihnachten« auf die Tage kurz vor Weihnachten. »In meinem Land gibt es so etwas nicht«, sage ich. Rose antwortet, sie wusste nicht, was das ist, bis sie hierher gezogen ist. Ich sage, dass wir beide als Fremde in dieses Land gekommen sind. Meine Bemerkung war ein Versuch, in ihr das Gefühl zu wecken, dass wir etwas gemeinsam haben, und ihre schlummernden Gefühle über ihr Heimatland anzusprechen. Doch Rose schien durch diese Bemerkung von mir peinlich berührt zu sein und wechselte das Thema. Im Nachhinein vermute ich, dass das Gefühl, dass wir beide uns in irgendetwas ähnlich sind, und das Gefühl, dass wir vielleicht gemeinsame Erfahrungen haben, sie beunruhigt haben könnte. Es könnte die alte Befürchtung geweckt haben, sich nicht von ihrer Mutter unterscheiden zu können, was ihre Eigenständigkeit und ihr autonomes Handeln bedroht. Rose ging also nicht auf das Thema ein, das ich ansprach und das eine mögliche Ähnlichkeit zwischen uns beiden und unseren Erfahrungen nahelegte. Stattdessen erzählte sie mir etwas, das sie sehr erschüttert hatte.

Sie verbrachte die Weihnachtstage mit ihrer Familie. Sie fühlte sich krank und versuchte, sich auf der Couch zu entspannen. Doch ihr Bruder attackierte sie mit den Worten: »Das ist mein Platz, hau ab.« Sie stritten sich, und Rose fühlte sich verletzt. Es war, als hätte sie mit ihrem Umzug für immer das Recht auf einen Platz im Haus der Familie verloren. Ich verstand ihren Themenwechsel als Reaktion auf meine Bemerkung über unseren Immigrantenstatus, als es um das »kleine Weihnachten« ging. So deutete ich es: Vielleicht ist sie sich nicht einmal sicher, ob es in ihrer ursprünglichen Heimat noch einen Platz für sie gibt. Vielleicht ist das einer der Gründe, warum sie gar nicht dorthin zurückkehren will, sage ich. Sie will nicht zurück, nicht einmal für einen Besuch, sagt sie wieder. Rose erlebte ihre Ankunft in dem neuen Land (bewusst) nicht als Verlust, sondern als Flucht. Wie mehrere Autoren betonen, birgt die Migration neben ihren unbestreitbaren traumatischen Auswirkungen auch das Potenzial für eine Entwicklung, die Heilung fördert: »Das Exil kann zu einem Zufluchtsort werden, zu einem potenziellen Raum (Winnicott, 1951/1971b; Winnicott, 1967/1971a), wenn man so will, in dem man die Fähigkeit, zu denken und Verbindungen herzustellen, entwickeln kann.« Csillag schreibt weiter: »Die Einwanderung oder die Flucht in ein fremdes Land kann eine Möglichkeit sein, eine andere Kultur, eine andere Sprache als Mittel zu nutzen, um einen abgeschotteten Teil des Selbst zu lokalisieren« (Csillag, 2017,

S. 456). Laut Alayarian kann ein Trauma selbst zu einer Chance für die Entwicklung werden, da traumatische Ereignisse – je nach subjektivem Erleben und den objektiven Merkmalen des Ereignisses – die Resilienz stören, aber unter bestimmten Bedingungen auch wiederherstellen oder stärken können (Alarayian, 2019).

Als Rose in ihre eigene Wohnung zog, änderte sich für sie einiges. Sie begann nahezu umgehend, ein sehr aktives soziales Leben zu führen. Sie war mit der Schule beschäftigt, arbeitete als Dekorateurin und half regelmäßig bei Veranstaltungen der Kirchenmission mit. Sie hatte noch nie eine Liebesbeziehung gehabt, aber jetzt begann sie, sich mit Jungen zu verabreden. Sie ist wählerisch, mit wem sie ihre Zeit verbringt, und zwar nicht aufgrund der Rasse. Von praktizierter Sexualität hält sie sich zurück, da sie glaubt, dass dies nur in der Sicherheit der Ehe möglich ist. Sie nahm regelmäßig an gemeinsamen Veranstaltungen mit den anderen Bewohnern der Ungbo teil, sie organisierte Spiele und Ausflüge. Sie besuchte ihre Familie regelmäßig und schlief manchmal dort, aber sie war immer froh, wenn sie in ihr neues Zuhause zurückkehren konnte.

Etwa ein halbes Jahr, nachdem sie in ihre eigene Wohnung gezogen war, sprachen wir erneut über ihre Umzüge, die Vergangenheit und die Pläne für die Zukunft. Nach ihrem Schulabschluss möchte sie mindestens ein Jahr lang als freiwillige Helferin Tiere »retten«, irgendwo auf der Welt, nur nicht in Afrika. Ich fragte sie erneut, ob sie in ihre frühere Heimat zurückkehren wolle. Nach kurzem Überlegen sagt sie, dass sie nur aus einem Grund dorthin zurückkehren möchte: Es wäre gut, das Grab ihres Vaters zu sehen. Sie hat erst nach zwei Jahren vom Tod ihres Vaters erfahren, was sie sehr schmerzt. Sie glaubt, dass sie ihm vergeben hat, und hofft, dass er in den Himmel und nicht in die Hölle gekommen ist. Sie möchte ihm sagen, dass es ihnen gutgeht, und wenn sie am Grab steht, möchte sie sagen: »Ruhe in Frieden!« Sie macht sich Gedanken darüber, wo ihr Vater nach seinem Tod ist, und ist besorgt, dass er an einem Ort sein könnte, an dem es nicht gut ist. Ich sage, vielleicht gibt es nicht nur nach dem Tod, sondern auch im Leben einen Ort, an dem man »in Frieden ruhen« kann. Ich kommentiere: »Mir ist aufgefallen, dass du in letzter Zeit nicht mehr laut mit dir selbst gesprochen hast. Vielleicht hast du das nicht mehr nötig.« Rose denkt ein wenig nach, lächelt dann und sagt: »Jetzt bin ich da, wo ich hingehöre.«

»Es ist ein Teil meiner Kultur!«

Ein weiteres halbes Jahr ist vergangen. Es fällt auf, dass Roses Bedürfnis, ihre eigene Meinung zu den Dingen zu äußern, allmählich ausgeprägter wird. Sie weist immer wieder darauf hin, dass das, was sie denkt oder fühlt, sich von dem unterscheidet, was ihre Mutter erwartet, dass sie denken oder fühlen sollte. Des Weiteren erwacht Roses Interesse an ihrer eigenen südafrikanischen Kultur plötzlich fast explosionsartig. Sie berichtet, dass sie ihre Mutter gebeten hat, ihr die Zubereitung eines ihrer Lieblingsgerichte aus der Kindheit beizubringen, ein traditionelles Essen, »das sie eines Tages ihren eigenen Kindern beibringen würde«. Sie beschloss, die alten Rezepte zu sammeln und ihre ursprüngliche Muttersprache zu erlernen, die nicht Englisch, sondern Afrikaans ist. Sie erklärt die niederländischen und deutschen Wurzeln der Sprache. Sie denkt, dass man vielleicht ein Restaurant eröffnen könnte, denn sie hat im Internet recherchiert und es stellte sich heraus, dass es in Oslo keine afrikanischen Restaurants gibt. Sie möchte unbedingt als Volontärin nach Südafrika gehen. Sie möchte wieder anfangen zu singen, was ihr als Kind sehr wichtig war. Sie lebt hier, sie ist mit diesem Land verbunden, betont sie. Aber es sei wichtig, sagt sie, dass bestimmte Kleidungsstücke, Musik, Essen und andere Dinge die Traditionen ihres Heimatlandes repräsentieren: »Das ist wichtig«, sagt sie, »ich möchte sie bei mir behalten! Es ist ein Teil meiner Kultur!«

Zusammenfassung

Eines der Ergebnisse der psychoanalytischen Behandlung kann, wie Ogden schreibt, die Fähigkeit des Patienten sein, sich einen potenziellen Raum zu schaffen, um über sich selbst nachzudenken, indem er einen flexiblen Modus verinnerlicht, zwischenmenschlichen Erfahrungen Bedeutung zu geben und über sich selbst im Verhältnis zu Anderen nachzudenken. Zum potenziellen Raum gehören auch eine affektive Erfahrung, Vitalität, »Lebendigkeit« und Spiel (Ogden, 1986, 1999; Bram und Gabbard, 2001, S. 688).

In Roses Fall glaube ich, dass sie schon vor ihrer Therapie die Fähigkeit besaß, einen psychischen Raum zu schaffen, was als eine Komponente der Resilienz angesehen wird (Alayarian, 2019). Als Kind versuchte sie, draußen, im realen Raum, Schutz zu finden, wenn sie sich in Gefahr fühlte. Später halfen

ihr der religiöse Glaube und das Gebet, die beängstigenden und herausfordernden Momente zu überstehen, aber wenn das nicht ausreichte, schuf sie sich
einen »inneren Winkel«, in den sie flüchten konnte. Meiner Meinung nach war
das eine »gesunde Dissoziation« in Verbindung mit Depression und Ängsten,
die ihr geholfen hat, unerträgliche Gefühle und traumatische Erinnerungen
loszuwerden (Alayarian, 2019). Später, in der Fachschule für Gestaltung, entdeckte Rose die beruhigende Kraft der Kreativität und des Schaffens: Malen,
Zeichnen, Töpfern und Blumenbinden. Es hat sie viel Mut gekostet, aus dem
»einzig sicheren« Zuhause auszuziehen. Aber Rose scheint erkannt zu haben,
dass das familiäre Umfeld nicht nur ihre Bewegungsfreiheit, sondern auch
ihre Denkfreiheit einschränkt und sogar ihren Blick für die Realität gefährdet. Sie rang auch vehement mit ihrer Mutter und sich selbst, um Vertrauen in
die wohlwollende Außenwelt zu finden und aufzubauen. Mit einem stärkeren
Selbstbewusstsein und einer positiven Erfahrung realistischer Beziehungen
musste sie sich immer weniger in sich zurückziehen und sich durch Dissoziation schützen.

Rose wurde wegen Traumasymptomen, Angstzuständen und Depressionen in
eine psychiatrische Klinik überwiesen. Obwohl das eigentliche Ziel ihrer Therapie nicht explizit formuliert war, kristallisierte es sich während des Prozesses
heraus: Ein Zuhause zu finden, nicht nur physisch, sondern auch in sich selbst,
um ihre Identität und ihre eigenen Entscheidungen zu stärken, im Gegensatz zu
einer von außen aufgezwungenen, gespaltenen Identität und paranoiden Weltan-
schauung. Diese neue Identität wurde anerkannt und unterstützt, nicht um den
Preis, dass alte Erfahrungen verdrängt und dissoziiert werden mussten, sondern
mit der Möglichkeit, sie zu integrieren. Um eine neue Heimat zu finden, muss
man die alte nicht verleugnen, denn Wurzeln sind Quellen wertvollen Wissens
und emotionaler Erfahrungen, die bewahrt und integriert werden können.

Rose ist in der Gegenwart eines »zuhörenden Anderen« (Alayarian, 2019)
akzeptiert und verstanden worden, sie ist nicht mehr fremd oder »seltsam«.
Dieser »Andere«, d. h. die Autorin dieses Artikels, hat ebenfalls die Schritte der
»dritten Trennung-Individualisierung« (Mirsky und Peretz, 2006) durchlaufen,
wenn auch mit einer anderen Beziehungs- und Lebensgeschichte als die ihrer
Patientin. Nach diesem Konzept wiederholen sich die Reifungsprozesse der
Separation-Individuation während der Migration; d. h. nach den Separations-
Individuations-Prozessen der Kindheit (Mahler et al., 1975) und der Adoleszenz
(Blos, 1962, 1967) kann die Immigration eine weitere Gelegenheit bieten, die
zur Erlangung von Autonomie erforderlichen Entwicklungsaufgaben zu vollzie-
hen.

Nach Auffassung von Benjamin (2017) ist das »psychoanalytische Dritte«
ein intersubjektiver Prozess, in dem der Analytiker und der Patient durch die

Beteiligung beider das Empfinden entwickeln können, dass ihre Psychen auf eine Weise miteinander verbunden sind, während sie gleichzeitig die getrennte Existenz und Differenz des anderen anerkennen. Das »psychoanalytische Dritte« (Ogden, 1994), das sich zwischen Rose und mir entfaltete, verdichtete die unbewussten Elemente der Themen Trauer, Verlust und kreativer Neubeginn.

Rückblick

Ich wollte in meiner Arbeit keine allgemeine Wahrheit über Migration und ihre psychologischen und sozialen Folgen formulieren. Die wenigen Momente, die aus der Lebensgeschichte und der Psychotherapie meiner Patientin aufblitzten, wurden als Abdruck der Beziehung zwischen uns beiden geschrieben. Wir wussten noch nicht, dass einige Wochen später in der Ukraine ein Krieg ausbrechen und ein Viertel der Bevölkerung ihr Zuhause verlieren würde. Bis heute haben sich fünfeinhalb Millionen Menschen aufgemacht, um in einem anderen Land eine neue Heimat zu finden. Fast acht Millionen Menschen sind innerhalb des Landes auf der Flucht.

(Übersetung aus dem Englischen von Maria Fowles, Mindelheim)

Literatur

Alayarian, A. (2019): Trauma, Resilience and Healthy and Unhealthy Forms of Dissociation. *Journal of Analytical Psychology*, (64), 587–606.

Benjamin, J. (2017): *Beyond Doer and Done to Recognition Theory, Intersubjectivity, Intersubjectivity and the Third*, London (Routledge).

Blos, P. (1967): The Second Individuation of Adolescence. The Psychoanalytic Study of the Child, (22), 162–186.

Bodnar, S. (2004): Remember where you come from: Dissociation process in multicultural individuals. Psychoanalytic Dial., (14), 581–603.

Bram, A., Gabbard, G. (2001): Potential Space and Reflective Functioning. Towards Conceptual Clarification and Preliminary Clinical Implications. *Int. J. Psychoanal.*, (82X4),685–699.

Bromberg, P. (1996): Standing in the Spaces: The Mutiplicity of Self and the Psychoanalytic Relationship. Contemporary Psychoanalysis, (32), 509-535. Bromberg, P. M. (2001): The gorilla did it: Some thoughts on dissociation, the real and the really real. *Psychoan. Dial.,* (11), 385–404.

Csillag, V. (2017): Emmy Grant: Immigration as Repetition of Trauma and as Potential Space. *Psychoanal. Dial.,* (27)(4), 454–469.

Fraiberg, Selma, Adelson, Edna and Shapiro, Vivian. (1975): Ghosts in the Nursery: A Psychoanalytic Approach to the Problems of Impaired Infant-Mother Relationships. *Journal of American Academy of Child Psychiatry*, 14(3), 387–421.

Lobban, G. (2006): Immigration and dissociation. Psychoanalytic Perspectives, (3), 73-92. Lobban, G. (2013). The Immigrant Analyst: A Journey From Double Consciousness Toward Hybridity. *Psychoanal. Dial.,* (23X5), 554–567.

Mahler, M. S., Pine, F., Bergman, A. (1975): *The Psychological Birth of the Human Infant.* New York (Basic Books).

Mirsky, J., Peretz, Y. (2006): Maturational Opportunities in Migration: Separation-Individuation Perspective. *Int. J, Appl. Psychoanal. Stud.*, (3X1), 51–64.

Ogden, T. H. (1994): The Analytic Third: Working with Intersubjective Clinical Facts. *International Journal of Psycho-Analysis* (75), 3–19.

Winnicott, D. W. (1971): *Playing and Reality.* New York (Routledge).

Wright, S. (2009). Going Home: Migration as Enactment and Symbol. *J. Anal. Psychol.* (54X4), 475–492.

Zachrisson, A. (2006): Analytic Work With Adolescents: Reflections on the Combination of Strict Method and Creative Intuition in Psychoanalysis. *Scandinavian Psychoanalytic Review*, (29), 106–114.

Jani Santamaría
(Mexico)

Körperliche Qualen auf der Suche nach Symbolisierung

Ein klinischer Fall

> The skin, if not touched by another skin, it begins to crack…
> The lips, if not kissed by other lips, they begin to dry out…
> The eyes, if not gazed by other eyes, they begin to shut down …
> The body, if not felt by another body closely, it begins to be forgotten…
> The soul, if not given away with all your soul, it begins to die…
>
> »The Skin«, Bertolt Brecht

Die klinische psychoanalytische Praxis mit somatischen Patienten ist vielschichtig und komplex. Über Patienten zu schreiben, die Probleme im Zusammenhang mit dem Körper haben, wirft Probleme von großem theoretisch-klinischem Interesse auf und setzt voraus, dass man sich zunächst in unruhigen Gewässern bewegt, sich mit Aspekten des Verlusts auseinandersetzt, die Angst verursachen und uns zwingen, nach neuen möglichen Antworten auf eine Reihe von Fragen zu suchen.

Obwohl der Begriff »Psychosomatik« in den Werken Freuds überhaupt nicht vorkommt, trug Freud zur Entwicklung der Grundlagen für die Erforschung dieses Bereichs bei. 1893 (S. 163) schrieb er: Die »schmerzhaften Beine von Frau Elisabeth von R. begannen ›mitzusprechen‹ [...] und seitdem mischten sich nicht nur ihre Beine, sondern kühner ihr ganzer Körper – sensibel, instinktiv und sprechend – in die psychoanalytische Szene ein, und heute geht das Gespräch trotzdem mit mehr oder weniger Aufhebens weiter.«

In diesem Zusammenhang wurde der Begriff »psychosomatisch« verwendet, um eine Reihe von Krankheiten zu definieren, bei denen somatische Leiden aus einem psychischen Konflikt entstehen, der vom Subjekt nicht als solcher erkannt wird (Fischbein, 2012, S. 129). Die Pathologie wird als Auswirkung der Spaltung von Körper und Geist betrachtet, und lange Zeit wurde das Interpretationsmodell der Hysterie für die Behandlung psychosomatischer Krankheiten verwendet.

Die erste Herausforderung, mit der wir konfrontiert werden, wenn wir über die technische Herangehensweise bei diesen Patienten nachdenken, besteht darin, über den Zweck der Analyse nachzudenken. Ferro (2015) erklärte: »Der Zweck der Analyse besteht nicht so sehr darin, an der Einsicht, der Überwindung von Spaltungen, der Verdrängung oder der historischen Rekonstruktion zu arbeiten, sondern an der Entwicklung des Denkinstruments« (S. 512).

Rousillon (1995a, 1995b, 2010) bezeichnete die Arbeit mit Patienten, die narzisstische Verletzungen aufweisen, als »Leiden an der narzisstischen Identität« und wies darauf hin, dass die psychosomatische Pathologie ein Charakteristikum dieser Art von Krankheitsbild ist. Er beobachtete den Zwang, Erfahrungen zu wiederholen, die hauptsächlich auf das primäre Trauma zurückzuführen sind, weil das Subjekt keine andere Modalität der Symbolisierung hat, als sich auf Zuneigung, Mimik, Gestik und körperliche Qualen zu stützen.

Botella & Botella (2001, S. 17) schlagen vor, dass die Arbeit der psychischen Figürlichkeit des Analytikers, Produkt der formalen Regression seines Denkens in der Sitzung, das einzige Mittel des Zugangs zu solchen »jenseits der mnemischen Spur, das heißt: Gedächtnis ohne Erinnerung« (Botella & Botella, 2001, S. 17) zu sein scheint. Nach Levine (2016) impliziert jeder dieser Autoren die Notwendigkeit einer Metapsychologie, die den Analytikern eine zweigleisige Psychoanalyse anbieten kann: transformatorisch und typisch archäologisch. In diesem Sinne schreibt Celenza (2018): »Es gab eine Zeit, in der Patienten, die nicht sprechen konnten, die nicht darüber sprechen konnten, was sie von der Analyse wollen, geschweige denn frei assoziieren, als nicht analysierbar galten, aber glücklicherweise haben wir uns vom Abbau, der Wort-Edelsteine unserer archäologischen Ausgrabung zur Körpermimik und Evokation, Gesten über Sprache bewegt.« (S. 1)

Der Versuch, alle wertvollen Beiträge dieser Autoren zu besprechen, würde den Rahmen dieser Arbeit sprengen. In dem klinischen Fall, den ich in diesem Beitrag besprechen werde, konnte ich in der Praxis die Gültigkeit der Beiträge dieser Autoren über die Körperqualen erkennen, die auf der Suche nach Symbolisierung sind. Wie Rache (2015) es ausdrückt, habe ich bei diesen Autoren die anspruchsvolle Verbindung gefunden, die ich gesucht habe: eine sensible klinische Praxis, die in einem tiefen theoretischen Verständnis von Freud verwurzelt ist.

Der klinische Fall wird der Ausgangspunkt sein. Alle meine theoretischen Fragen werden eng mit der emotionalen Erfahrung mit Emilia verbunden sein. Das technische Werkzeug, das die Arbeit des Analytikers mit dieser Art von Patienten begünstigt, ist neben der Übertragung und der Gegenübertragung die Transformation der »Figürlichkeit« (Bion, 1965) und der Ideogramme (Bion, 1957), die der Analytiker in diesem Prozess erlebt.

Wie andere Autoren erwähnt haben (Bion, 1957; Levine, Reed, Scarfone, 2015; Roussillon, 1999, u. a.), sind diese Bilder mit bestimmten Aspekten verbunden, die in der Psyche nicht repräsentiert sind, weshalb ich betone, dass der Analytiker für die Transformation sensibel sein muss und ein Objekt sein muss, welches die Symbolisierung fördert. Dies werden meine theoretischen Referenzen sein.

Gehen wir nun in das Behandlungszimmer und lassen wir Emilia für sich selbst sprechen... Ich lernte Emilia vor mehr als drei Jahren kennen. Ich empfing ein einundzwanzigjähriges Mädchen (jetzt ist sie vierundzwanzig), das im Ausland einen Master-Abschluss machte. Sie kam für eine Weile nach Mexiko und kehrte dann ins Ausland zurück, um das letzte Jahr ihres Studiums zu beenden. Sie sagte, dass ihre Probleme begannen, als sie ins Ausland ging. Sie war fünfzehn Jahre alt, als sie umzog und alles zurückließ, was sie für wertvoll hielt und seitdem habe sie ihre Menstruation »verloren«. Sie hatte Unterbrechungen ihrer Periode von bis zu fünf Monaten. Sie hat medizinische Untersuchungen durchführen lassen, aber es wurde kein körperliches Problem diagnostiziert. Die Probleme mit ihrem Körper wurden in der Praxis als Grund für eine Konsultation vorgebracht, aber sie präsentierte sie mit einer Art »Fremdheit«, als ob der Körper nicht zu ihr gehören würde.

Sie ging wegen Allergien zum Arzt, hatte Atem- und Hautprobleme. Ihre Haut brannte und juckte. Ihr Vater war der Meinung, dass ihre Probleme verschwinden würden, wenn sie nur »den Willen« hätte und trotz Anzeichen chronischer Depression / Melancholie und schwerer Magersucht war sich Emilia ihres »gebrochenen Körper-Geistes« nicht bewusst. Sie weinte den ganzen Tag und sagte immer wieder: »Ich bin müde, ich bin so müde.« Das Bewusstsein des »Selbstverlustes« über die geografische Veränderung hinaus war weit davon entfernt, emotional berührt zu werden, sie war sich dessen nicht bewusst.

Anamnestisch erzählte sie: »Als ich geboren wurde, hatte ich ein Problem mit meinem linken Fuß. Ich hatte einige Vorrichtungen an meinen Beinen, die ich von meinem ersten Lebensjahr bis zu meinem vierten Lebensjahr trug. Ich glaube, das hat mich überhaupt nicht beeinträchtigt. Ich musste mit den Schläuchen zur Schule gehen.«

Ich erinnere mich daran, wie Kierkegaard in *Krankheit zum Tode* schrieb, wo er feststellte: »Die größte aller Gefahren, sich selbst zu verlieren, kann sich in der Welt ganz leise ereignen, als ob es gar nichts wäre. KEIN anderer Verlust kann sich so leise ereignen; jeder andere Verlust – ein Arm, ein Bein, fünf Dollar, eine Frau usw. – wird mit Sicherheit bemerkt.« (S. 32)

Emilia hegt einen großen Groll gegen ihre ältere Schwester (die fünf Jahre älter ist als sie). Sie erinnert sich daran, wie sehr sie es hasste, völlig von ihrer Schwester abhängig zu sein: »Meine Unabhängigkeit von ihr kam, als ich in die Grundschule kam, weil ich anfing, einen anderen Sport zu machen. Damit änderte sich mein ganzes Leben, denn ich war und bin immer noch sehr gut darin. (Ich bin) sehr gut. Vorher war sie in allem, was wir taten, besser, aber dann war ich besser als alle anderen. Mit meinem Bruder (der drei Jahre jünger ist als sie) ist mir das nie passiert.«

Im Alter von sechs Jahren war sie wegen ihrer lustlosen, reizbaren Art in Therapie. Es wurde beschrieben, dass sie eine sehr geringe Frustrationstoleranz hatte. Sie blieb nur wenige Monate in der Therapie, weil sie keinen Spaß daran hatte. Wegen der »Rivalität« zwischen ihr und ihrer älteren Schwester stritt sie ständig mit ihrer Mutter. Von frühester Kindheit an gab es deutliche Anzeichen für Lavaexplosionen (von Emotionen), die jeden Vulkan zum Überlaufen brachten, wie es Bion in *Lernen durch Erfahrung* (1962) zum Ausdruck bringt.

Emilia hat seit ihrer Kindheit schulische Spitzenleistungen erbracht. Sie hat zwei Freunde gehabt, sich jedoch nicht auf sexuelle Intimität eingelassen. Es gab eine Art Ablehnung ihrer triebhaften Vitalität. Sie organisierte ihr Leben um Routinen herum und erlebte intensive Angstzustände, wenn diese unterbrochen wurden. Sie sagte, dass sie sich weder hier (in Mexiko) noch dort (im Ausland) wohl fühlte; wir sehen also, dass die Hauptquelle für affektive Stimuli leer war, so dass ihr geistiges Wachstum gelähmt war.

Sicherlich legten diese frühen Ereignisse den Grundstein für alles, was folgte. Das »primäre Trauma« (Roussillon, 2001) hat die erste Strukturierung des psychischen Apparats getroffen, bevor die Sprache verfügbar war. Die Anhäufung von Traumata führte schließlich zu einer desorganisierenden Wirkung, die sich in körperlichen Leiden äußerte. Alles schien darauf hinzudeuten, dass die einzige psychische Ressource, die sie finden konnte, darin bestand, sich von der Erfahrung zu trennen und zu isolieren, wie Rousillon (1991) feststellte; es war keine Spaltung des Ichs, sondern eine Spaltung ihrer selbst.

Diese erste Begegnung mit Emilia löste in mir sehr gemischte Gefühle aus. Ich sah mich mit den Überresten eines Körpers konfrontiert, dem es teilweise gelungen war, innerhalb einer Persönlichkeit zu überleben. Ich wandte mich meinen gegensätzlichen Reaktionen zu und stellte fest, dass ich trotz der Menge an Informationen, die ich erhielt, das Gefühl hatte, vor jemandem zu stehen, der »trocken« war. Ihr Körper wirkte wie ein Gefängnis, in dem das Eingesperrte – ihre Vitalität – weinte.

Ich fand eine junge »Jungfrau« vor, die noch nie Sex gehabt hatte. Diese Tatsache passte zu unserer Begegnung, denn da ich mir der psychischen Realität nicht bewusst war, dachte ich, dass ich nicht in der Lage sein würde, in ihre wirklich geschlossene (konkrete) psychische Welt einzudringen, mit einer Sprache, deren Stimme ein gebrochener Körper war und eine Form der Kommunikation, die sich nur durch Weinen und Müdigkeit ausdrückte. Emilia hatte keinen »Appetit« auf das Leben. Dies erinnerte mich an Greens

»Anorexie des Lebens« (1986b), die sich auf Momente bezieht, in denen die entobjektivierende Funktion diejenige ist, die die psychische Aktivität beherrscht.

Die Behandlung

Wir beschlossen, ein therapeutisches Arbeitsbündnis einzugehen. Sie stimmte widerwillig zu, viermal pro Woche zu arbeiten, aber sie war nicht bereit, die Couch zu benutzen. Ich war immer sehr traurig, wenn ich mich an ihre Geschichte erinnerte. Ein Strom von Bildern brach aus, ein einsames kleines Mädchen, das mit einem Schlauch in den Beinen und traurigen Augen ging. Diese Bilder begleiteten mich häufig während und nach unseren Sitzungen und tauchten auch in den schwierigsten Momenten unserer Sitzungen wieder auf.

Die ersten neun Monate waren sehr anstrengend. Emilia kam immer pünktlich, weinte viel, war wortkarg; ich musste ihr »die Worte aus dem Mund ziehen«. Sie beschwerte sich über alles. Sie verstand nicht, was es bedeutete, »reden zu müssen«; sie sagte, das Kommen sei das Schlimmste und am Ende jeder Sitzung sei sie nur noch müder und wolle nur noch schlafen. Außerdem fügte sie hinzu, dass das Weinen »ihre Kontaktlinsen verrutschen ließ und ihre Augen reizte«. Die Verzerrung der Wahrnehmungsfilter entwertete systematisch jede meiner Interventionen. Ich versuchte alle möglichen Interpretationswege und wenn ich auf die Übertragungsdynamik hinwies, wurde sie wütend und sagte: »Und, was ist damit? Wozu ist das gut?« Wie Odysseus in der *Odyssee* klammerte ich mich an den Mast der psychischen Realität, um mich nicht vom Gesang der Konkretheit mitreißen zu lassen.

Wie Celenza (2018) schreibt, dauerte die erste Phase neun Monate – eine Reifung für dieses hinderliche Subjekt, dessen »Nein« radikal war (Green, 1981, 1999) in dem Sinne, dass es keine Verhandlung einer Bejahung war, sondern eine massive Blockade, um die Aufnahme gänzlich zu verhindern.

Emilia war von einer Trockenmauerisolierung umgeben, einer steinernen Gebärmutter, und wenn Emilia sagt, dass die Analyse sie schlechter macht, meint sie, dass die steinerne Gebärmutter weicher wird (S. 2). Das radikale »Nein«, auf das sich Celenza (2018) bezieht, ist – wie Bions (1958) hinderliches Objekt – ein inneres Objekt, das aus einer Idealisierung mit einer Bezugsperson stammt, die die Projektionen ihres Kindes nicht introjizieren und metabolisieren konnte. Sie sieht Emilia als ein obstruktives Subjekt, das sich weigert, alles aufzunehmen, was der Analytiker anzubieten hat, vielleicht weil ihre Erfahrungen mit Anderen verfolgend waren. Sie kommt zu dem Schluss, dass in diesen Fällen das »Nein« die undurchdringliche Mauer / der undurchdringliche Schoß ist, ein Selbstschutz gegen ein bedrohliches Außen, bedrohliche Andere, so wie jetzt die Analytikerin.

Andererseits konnte ich eine heitere, arrogante Haltung erkennen. Emilia fühlte sich in ihrer Isolation mächtig unantastbar und schien dieses Gefühl, »immun gegen menschliche Schwächen« zu sein, mehr zu schätzen als alles andere in ihrem Leben. Manchmal erinnerte sie mich an Freuds Artikel über außergewöhnliche Patienten (1916). Ihre Haltung vermittelte, was der Autor schrieb: »Das Leben verdankt sich ihnen.« Diese Eigenschaft, »unantastbar« zu sein, spiegelte sich in ihren Symptomen wider. Ich war mir bewusst, dass ich auf theoretische Erklärungen als eine Art Balsam zurückgriff, um nicht in einem Meer der Ohnmacht zu ertrinken.

Mit dieser Ladung hat die Übertragungs- und Gegenübertragungssituation in mir Momente der Müdigkeit und Besorgnis hervorgerufen. Ich fühlte mich, als ob ich vor einem Stein stünde, Möglichkeiten des Denkens aufpickend, in der Hoffnung, einen Wassertropfen (der freien Assoziation) zu erzeugen.

Alles war in der Gegenwart angesiedelt, ein operatives Denken, auf das Marty (1967, 1968) hinwies; sie hielt es für nutzlos, Aspekte der Vergangenheit zu erinnern; sie betonte nur die Wesentlichkeit der Fakten.

Die Sitzungen schienen in Form eines Kampfes gegen ihre Abhängigkeit von mir und der Analyse organisiert zu sein, aber gleichzeitig gab es einen Kampf zwischen meiner analytischen Funktion und einem Teil von ihr, der mich davon überzeugen wollte, dass die von mir vorgeschlagene Methode nutzlos sei.

Emilia beklagt sich, dass die Analyse ihr nicht guttue und sie von ihrem Projekt »Reise in den Tod« ablenkt. Es scheint, als ob ihre Weigerung, meine Interventionen zu akzeptieren, mit ihrer früheren Ablehnung von Essen (Magersucht) zusammenhängt, bei der sie Essen und Interventionen als Zumutung für ihr Selbstgefühl (ihre Subjektivität) empfand.

Doch trotz dieser scheinbaren Leere in der Übertragung füllte sich ein Teil von ihr und trotz der Beschwerden und der mechanischen Art der Teilnahme wurde sie etwas aktiver, etwas drang in sie ein. Dies wurde im zehnten Monat deutlich, als ich bemerkte, dass Emilia ein wenig an Gewicht zulegte. Sie war immer noch dünn, aber ihr Gesicht wirkte ein wenig heller. Dies war die erste Veränderung, die ich in der klinischen Praxis beobachten konnte. Sie kam zur Sitzung und begann sich zu beschweren, dass sie zugenommen hatte, weil sie zu mir kommen musste und nicht in den Sportverein gehen konnte.

Sie war wütend. Sie machte mir Vorwürfe, dass sie zwei Kilo zugenommen hatte und die Leute ihr sagten, sie sähe gut aus, was sie ärgerte, da sie fürchtete, dies sei der Beginn einer weiteren Gewichtszunahme. Ich sagte zu ihr: »Das hört sich so an, als hätten Sie das Gefühl, ich hätte Sie dazu gebracht zuzunehmen.« Wütend antwortete sie: »Nun ja, Sie haben etwas getan, das mich zunehmen lässt. Weil ich hierherkomme, habe ich keine Zeit, Sport zu treiben, und es macht mir Angst, dass ich weiter zunehme. Die Leute sagen mir, dass ich mich sehr verändert habe, und ich möchte sterben, wenn ich nur daran denke, dass ich nicht mehr aufhören kann. Ich werde immer fetter werden. Ich weiß nicht einmal, wie ich aussehe.«

Ich fragte: »Macht es Ihnen etwas aus, sich selbst lebendig zu sehen?«

Sie war scheinbar überrascht und sagte: »Was?«

Ich sagte: »Ja, früher waren Sie dürr, jetzt sehen Sie lebendig aus.«

Emilia schaute mich erstaunt an, und ich fügte hinzu: »Haben Sie Angst vor dem Gedanken, dass ihr Körper an ihren Sitzungen teilnimmt und zunimmt – trotz Ihnen?«

Sie wurde wütend und weinte und sagte zu mir: »Ich bin einfach müde, ich habe Angst, dass ich nicht mehr aufhören kann, dass ich mich nicht mehr beherrschen kann, um nicht noch dicker zu werden. Ich bin wirklich müde, sehr müde.«

Ihr Gesicht war vom Weinen geschwollen. Ihr trauriger Blick rief in mir das Bild eines Kindes wach, noch einmal das Bild des kleinen Mädchens, das mit den Schläuchen in seinen kleinen Beinen läuft: Das Kleine ist müde, es weint, es ist traurig und allein.

Eine Zeit lang ihren seelischen Schmerz zu beobachten, erlaubte dem seelischen Schmerz, in mich hineinzuschauen. Dann sagte ich: »Ich verstehe ihre Müdigkeit, Emilia. Es scheint, dass Sie seit ihrer Geburt große Anstrengungen unternehmen mussten, um zu leben, um zu gehen. Ich sehe in ihnen ein kleines Mädchen, das müde ist, allein zu gehen, dem die Füße wehtun, dessen einzige Sprache das Weinen ist! Braucht sie eine Umarmung? Vielleicht eine Hand, die sie begleitet? Was für einen großen Schmerz empfindet sie! Spüren Sie ihn?«

Sie schaute mich aufmerksam und schweigend an; ihre Augen schienen meine Botschaft zu verstehen. Sie lockert die starre Körperhaltung, die sie normalerweise einnimmt. Sie sagte nichts, sondern legte sich auf die Couch und weinte weiter, bis die Sitzung zu Ende war. Ich blieb mit einem Gefühl tiefer Erschöpfung zurück, aber gleichzeitig spürte ich, dass endlich etwas aufgebrochen war und gleichzeitig eine Verbindung bestand. Was ich für eine leere Übertragung gehalten hatte, war voll von Sättigung.

Über einen längeren Zeitraum hinweg war unsere Kommunikation mehr sensorisch als verbal. Sie weinte viel. Aber das Wichtigste an diesem emotionalen Aufruhr war ein Hauch von stiller Komplizenschaft. Es war, als ob sie wusste, dass ich das »müde Mädchen«, das in ihr lebte, bereits gesehen hatte, und das beruhigte sie. Der subjektive körperlich-seelische Bereich, der dem Eintreten des gesprochenen Wortes vorausging, wie das Weinen und die sensorischen (Beta-Elemente) Erfahrungen, war eingegrenzt (Bion, 1962) und in eine Sprache der Intimität verwandelt worden. Die Alpha-Elemente schienen im psychischen Bereich gespeichert zu sein.

Wochen später kam sie in die Praxis und ich sah, dass sie sich verändert hatte. Sie lächelte ein wenig und sagte: »Ein Wunder ist geschehen; ich habe meine Periode bekommen; meine Menstruation ist wieder da.« Sie hatte keine Allergien oder Hautreizungen mehr. In der therapeutischen Situation trat eine Veränderung ein. Sie empfand ihren Körper immer noch nicht als ihren eigenen, aber sie begann zu bemerken, dass er für Männer attraktiv ist. Sie erlebte eine Zeit mit vielen gesellschaftlichen Einladungen. Ihre Libido wurde zur zentralen Figur in den Sitzungen. Emilia hatte angefangen zu lächeln.

Die Kargheit ihrer Sprache und das Gefühl der Trägheit, das die Sitzungen durchzog, nahmen die Form einer Landschaft an, aus der eine Kaskade von Themen hervorging. Die Zuneigung wirkte wie ein Signal, das vom Verstand verarbeitet werden musste, um gedacht zu werden. Einige Monate vor ihrer Rückkehr nach Übersee begann sie, sich mit jemandem zu verabreden, und wir setzten die Therapie über Skype für weitere drei Monate fort (dies war das dritte Jahr der Analyse).

Die folgende Vignette ereignete sich drei Monate später in meiner Praxis. Als ich sie begrüßte, umarmte sie mich. Ihre Begrüßung war zuvor immer »kalt und förmlich« gewesen. Sie erzählte mir, dass ihre Eltern sie zu spät vom Flughafen abholten, aber sie war nicht mehr so wütend wie früher. Sie berichtet von ihrer Angst, von ihrem Freund verlassen zu werden: »Ich kann mit ihm glücklich sein, aber wenn jemand anderes ins Spiel kommt, breche ich zusammen und denke, dass er seine Freunde mir vorzieht.« Ich erinnerte sie an die trianguläre Verwurzelung dieses Gefühls. Sie erkennt es an: »Ja, es ist wahr, jetzt sehe ich es klar, ich will nicht so sein. Ich kann die Fehler meiner Eltern besser tolerieren, ich war am Flughafen nicht wütend. Ich bin jetzt in der Lage, viele Dinge in mir zu sehen, die ich vorher nicht sehen konnte, aber ich weiß immer noch nicht, wie ich sie ändern kann.«

Ich konnte einen Verstand sehen, der wie ein Leuchtturm für die Forschung arbeitete. Dies war ein Moment in der Praxis, in dem Emilia begann, mit größerem Erfolg den Beobachtungsscheitelpunkt ihrer eigenen Sprache zu erweitern. Ihr Körper hörte auf, ihrer Psyche den Rücken zuzukehren, und sie setzte diesen wichtigen Prozess fort. Wie Levine (2016, S. 8) betont, zielt die Intervention des Analytikers darauf ab, das psychische Funktionieren zu erleichtern, und nicht darauf, eine verlorene Erinnerung wiederzufinden oder ein verdrängtes symbolisches Element zu dekodieren.

Wir hatten unsere letzte Sitzung, bevor sie zu ihrem Studium zurückkehrte, aber sie verschob ihre Reise und bat mich um weitere Sitzungen. Sie äußerte große Angst vor der Trennung. Sie beschloss, nach Beendigung ihres Studiums nach Mexiko zurückzukehren.

Sie wollte den therapeutischen Prozess fortführen und erzählte mir, dass sie befürchtet, ihr Freund könne »die Entfernung nicht tolerieren«. Ich arbeite in der Übertragungsbeziehung an dieser Angst vor dem Verlassenwerden. »Neulich hatte ich einen Traum«, sagt sie, »ich kann mich nicht an alles erinnern, aber ich suchte meine Mutter und konnte sie nicht finden.« Sie assoziierte dazu: »Ich glaube, ich habe viele Menschen aus meinem Leben gestrichen, wenn ich wütend wurde, und jetzt habe ich Angst, dass sie das Gleiche mit mir tun werden.« Am Ende der Sitzung umarmte sie mich und sagte: »Danke.«

Emilia begann, die Fähigkeit zu trauern, zu entwickeln. Roussillon schrieb: »Melancholie impliziert eine Form der Trauer um das Objekt, die Person muss in der Lage sein zu symbolisieren, aber um zu symbolisieren, muss die Person fähig gewesen sein zu trauern« (S. 224).

Die Tatsache, dass sie mit dem primären Objekt Freude erlebte, und die Notwendigkeit, dass das Objekt (der Analytiker) eine symbolische Funktion ausübte, waren einige der Voraussetzungen, die Emilia halfen, den Prozess der primären Symbolisierung ihrer Erfahrungen in Gang zu setzen. Dass sie einen Traum haben konnte, war eine Leistung, vor allem, weil wir mit ihm arbeiten und sie auch um ihn herum arbeiten konnte. Der Traum selbst kann mit dem Fort-Da-Spiel von Freud verglichen werden. Sie träumte, dass ihre Mutter sie verließ; es ist, als würde der Säugling das Verlassen der Mutter spielen – und damit kontrollieren. Die Spule ist also das Symbol der Mutter, und der Säugling braucht ein Symbol für das »Du kannst der Mutter auch sagen, sie soll es wegwerfen«; und indem er »fort« sagt, nimmt der Säugling eine sekundäre Symbolisierung vor, bei der das Wort für das innere Objekt und die Spule steht. Eine solche Symbolisierung, wie wir sie hier sehen können, zeigt die fortschreitende Entwicklung der psychischen Struktur: Objektalisierung statt Desobjektalisierung.

Andererseits haben die Schwierigkeiten, die Emilia hatte, u. a. etwas mit Leerstellen zu tun. Die Trennung zwischen dem Selbst und dem Anderen, zwischen sich selbst in einem Selbst-Zustand und einem anderen. Denn eine Lücke ist kein Raum, sie ist eine Leere. Das Denken findet in der Lücke zwischen den beiden statt, einem Raum, und für Patienten wie Emilia war der Raum eine Leere, ein Verschwinden; Emilia kann die Erfahrung, sich selbst als Objekt zu verwenden (um darüber nachzudenken), nicht tolerieren, weil dies »einen inneren Raum oder eine Lücke« schaffen würde – die Positionen der Subjektivität waren nicht getrennt, sie waren sozusagen verschmolzen, undifferenziert. Die Lücke der Andersartigkeit war gefährlich, sogar aus dem eigenen Inneren heraus, also war die Verschmelzung die einzige Möglichkeit, mit dem Anderen zu sein, und das bedeutet auch verschmolzene Positionen der Subjektivität.

Wir setzten unsere Arbeit sieben Monate lang über Skype fort. Derzeit ist sie in Mexiko und wir haben begonnen, die Couch zu benutzen. Monate nachdem wir mit der Arbeit auf der Couch begonnen hatten, begann Emilia, sich verzweifelt zu fühlen, weil sie sich auf der Couch liegend »verloren fühlte und in ein Loch fiel« und das Gefühl hatte, dass sie nicht in die Realität zurückkehren konnte. Die Angst, die die Sitzung durchflutete, war die Angst vor einem Ereignis, von dem sie das Gefühl hatte, dass es bald eintreten würde; sie konnte es nicht erklären, hatte aber das Gefühl, dass alles, was wir aufgebaut hatten, zerstört werden könnte. Wir befanden uns auf dem Gebiet der frühen Traumata.

Emilia kam in die Praxis, legte sich auf die Couch und begann zu weinen, weil sie sich von ihrem Freund getrennt hatte. Sie konnte keinen Job finden und hatte das Gefühl, ihren Vater zu enttäuschen, weil sie im Beruf keinen Erfolg hat. Melancholie und Hoffnungslosigkeit tauchten wieder auf. Ich bezog ihre frühen Gefühle von Hilflosigkeit und Enttäuschung auf die Übertragungskonstellation. Zu diesem Zeitpunkt hatte sie das Gefühl, dass sie mich enttäuschte, weil sie nicht »perfekt« war, weil sie arbeitslos war. Sie saß auf der Couch, weinte und ich bemerkte, dass ihr Blick abwesend war, sie war ganz woanders. Ich sagte: »Wo bist du, Emilia? Bring mich hin...« Emilia antwortete: »Ich weiß es nicht, ich weiß nicht, wo ich bin, aber ich will weg, ich kann nicht gehen, ich kann mich nicht bewegen, es wird etwas Schlimmes passieren.« Ich erwiderte: »Könnte es sein, dass das, was Sie befürchten, bereits passiert ist?«

Ich möchte ihnen verdeutlichen, dass Winnicotts »Angst vor dem Zusammenbruch« (1963) an die Stelle der Übertragungsszene getreten war. Diese primären Traumata waren nicht Gegenstand der Repräsentation gewesen. Sie hatten ihre Spuren hinterlassen und kämpften weiter, bis sie wieder aufgezeichnet wurden. Die primäre Symbolisierung begann, körperliche Qualen in Erfahrung zu verwandeln; ein Raum für subjektive Aneignung wurde erkennbar.

Wir arbeiteten in der Übertragung, im Hier und Jetzt, an der Natur des frühen Traumas, welches den ursprünglichen Zusammenbruch verursacht hatte. Sie sagte: »Ich kann gehen, aber ich habe immer das Gefühl, dass ich alles, was ich erreicht habe, wieder verlieren werde; ich weiß nicht, wo meine Eltern waren, ich erinnere mich daran, wie ich diese Schläuche allein an- und ausziehen musste, ich erinnere mich nicht an meine Eltern, ich bin allein, meine Beine tun weh.«

Emilia hat die Beziehung zu ihrem Freund beendet, und wir sind gerade dabei, aus dieser Erfahrung zu lernen. Sie hat mich um eine fünfte Stunde in der Woche gebeten, und unter Ausnutzung unserer negativen Fähigkeit (Keats, 1817) haben wir festgestellt, dass sich der Körper als Ausgangspunkt allmählich in Universen knospender Gedanken verwandelt, die aufleuchten und pochen, weil sie ein Eigenleben entwickeln.

Diskussion und Schlussbetrachtung

Wie von Eigen (2014) festgestellt: »Die Arbeit mit Wahnsinn und Trauma erfordert Glauben.« Wir haben eine Zusammenstellung und Integration verschiedener Theorien zum Thema Trauma vorgestellt: Traumafolgen, körperliche Qualen und der Prozess der Symbolisierung. Die erste Verteidigungslinie, die Emilia gegen das Trauma fand, war die Trennung von ihrem Körper, und die zweite Verteidigungslinie bestand darin, sich in einem Kampf gegen die Abhängigkeit und gegen die innere Verfolgung durch ein tyrannisches ideales Selbst zu organisieren. Mit dieser narzisstischen Funktionsweise (Abspaltung) hat Emilia versucht, ihr Triebleben zu »neutralisieren / abzutöten« (Roussillon, 2008), um eine Wiederholung des Traumas zu vermeiden; die psychosomatische Pathologie war also ein Merkmal des Krankheitsbildes von Emilias »narzisstischer leidender Identität«.

In Emilias Prozess zeigten die Übertragungskonjunkturen, dass die Angst vor Enttäuschung in der Übertragung, weil sie nicht die »perfekte Patientin« sein konnte, das auslösende Element »der Angst vor dem Zusammenbruch« war. Ich muss betonen, dass ich während der langen Perioden des Schmerzes und der Verzweiflung nie den Kontakt zu dem unbeirrbaren Drang dieser jungen Frau verloren habe, um jeden Preis zu überleben. Das war es, was der Analyse von Anfang an einen starken Reiz verlieh, denn irgendwie wussten wir, dass wir erleben mussten, was wir befürchteten.

Auf der Grundlage der von Roussillon vorgeschlagenen Entwicklungen wird argumentiert, dass der Wiederholungszwang (Freud, 1920) (der Versuch der Psyche, toxische Inhalte auszuscheiden) auch ein »Integrationszwang« (Roussillon, 1999) ist, bei dem die Ideogramme (Bion, 1957) und die Figürlichkeit des Analytikers eine integrative Bewegung erzeugen. In diesem Sinne führten mich einige von Emilias Gesten und Gefühlen zu der Geschichte, wie sie zu dem Gefühl kam, dass die Umwelt sie im Stich gelassen hatte, und zeigten mir so die schädlichen Auswirkungen solcher Misserfolge auf ihr psychisches Funktionieren. Diese klinische Beobachtung hat Roussillon (2001) zu folgendem Schluss veranlasst:

»Je weniger wirksam die primären und sekundären Symbolisierungen sind, desto mehr nähern wir uns der Halluzination, der Traumazone und dem Zwang, das Gleiche zu wiederholen.« (2001, S. 123)

Die Reverie und die containende Funktion (Bion, 1962) sammelten die Sinneseindrücke: Das Weinen und die körperlichen Qualen waren das Rohmaterial, das es Emilia ermöglichte, den Prozess der Symbolisierung in Gang zu setzen. Diese Konzepte sind auf vielfältige Weise miteinander verknüpft und insofern miteinander verbunden, als diese Autoren betonen, dass der Weg von sich selbst zu sich selbst durch den Anderen führt, durch den ersten Anderen, der gewöhnlich die Mutter ist.

Um zu Emilia zurückzukehren, blüht der Geist nun im Einklang mit dem somatischen Funktionieren auf und verwandelt allmählich die narzisstische Wut der »absoluten Abhängigkeit« in einen Prozess der »subjektiven Aneignung« (Roussillon, 1999). Sie verspürt nicht mehr das Bedürfnis, den Platz der Schwester einzunehmen, noch den Wunsch, »ihre Schwester zu sein« oder die Schwester zu verleugnen. Ich stimme Rache (2014, S. 139) zu, wenn sie bemerkt, dass »bei jeder neuen Organisation der Subjektivität, bei jeder Modalität der Verinnerlichung und Behandlung des Trieblebens unsere eigenen Grenzen miteinbezogen werden: spezifische Konflikte, Frustrationen, besondere Ängste, die jedoch auch mächtige Motoren des Wandels sind, bei denen äußere Faktoren in einem dialektischen Prozess mit inneren Faktoren wirken«.

Die Bilder von Emilia, dem kleinen Mädchen, das allein, traurig und mit Schläuchen in den Beinen herumläuft, beginnen zu verblassen, manchmal verdünnen sie sich und vermischen sich mit den Bildern der anderen Mädchen, die das analytische Gespräch betreten und verlassen. Diese inneren Dialoge werden präsent und kommen im Verlauf der Erzählung zu Wort. Die Verwandlung ist weder ein Sprung, der in einem Versuch vollzogen wird, noch ist sie ein Punkt, an dem man ankommt. Im Moment schaut Emilia durch das Fenster; eine junge Frau, die auf dem Weg ist, sich selbst als Frau zu entdecken und zu genießen.

Literatur

Bion, W. (1957):. *Lernen durch Erfahrung*. Frankfurt a. M. 1962.

Botella, C. & Botella, S. (2001).: *La Figurabilidad Psíquica*. Buenos Aires (Ed. Amorrortu).

Celenza, A. (2018): Personal communication.

Eigen, M. (2014): *Locura, Fé y Transformación*. (Ed. Agora Relacional).

Freud, S. (1920): Jenseits des Lustprinzips. *GW XIII*.

Freud, S. (1916): Einige Charaktertypen aus der psychoanalytischen Arbeit. *GW XIV*.

Levine, H. / Gail Reed / Scarfone Dominique (2014): *The Non Represented States of the Mind*. London (Karnac).

Levine, H. (2016): *The psychosomatic and unrepressented states of the mind*. Unpublished work.

Levine, H. (2017): Personal cmomunication.

Milner, M. (1987): The role of illusion in the formation of symptoms. *The suppressed madness of sane men: Fortyfour years of exploring psychoanalysis* (pp. 83–113). London (Tavistock) (originally published in 1952).

Rache, E. (2014): *Travesía de lo corporal a lo simbólico corporal*. (Ed. Lumen).

Rousillon, R. (1991): *Paradojas y situaciones fronterizas del psicoanálisis*. Buenos Aires (Ed. Amorrortu).

Rousillon, R. (1995): La métapsychology des processus et la transitionnalité. *Revue français de psychanalyse*, 59, 1375–1519.

Rousillon, R. (2000): *Las simbolizaciones primarias y secundarias*. Trad. Elena Errandoea.

Rosuillon, R. (2001): *Le plaisir et la répetition. Theorie du processus psychique*. Paris (Dunod).

Rousillon, R. (2008): Configuración de los estados límite. *Rev. de Psicoanálisis*, LXV, 1, 2008, pp. 17–27.

Rousillon, R. (2010): *Primitive Agony and Symbolization*. IPA. London (Karnac).

Winnicott, D. W: Die Angst vor dem Zusammenbruch. *Psyche*, 1991, 45. Jg., H. 12, S. 1116–1126.

(Übersetzung aus dem Englischen von Sebastian Kudritzki)

Aglaia Karatza-Meents
(Köln)

Flucht und Migration

Prä- und postmigratorische Traumatisierungen und deren Weitergabe an die nächsten Generationen

Migration hat mit schmerzlicher Ablösung von etwas Vertrautem und Geborgenheit-Spendendem zu tun, aber auch mit Befreiung aus beklemmend engen Verhältnissen, mit Sehnsucht nach etwas Neuem, Unbekanntem, vielleicht auch mit der Suche nach neuen Erkenntnissen. Dieser Weg der Erkenntnis kann oft sehr langwierig und schmerzhaft sein, zugleich ist er aber auch verbunden mit Wachstum, Reife und Entwicklung. Akhtar (2007, S. 38) zufolge entsteht die Entscheidung zur Migration aus einem komplexen Zusammenspiel zwischen intrapsychischen und sozioökonomischen Faktoren, die oft ineinander übergehen.

Migration enthält viele traumatogene Faktoren, die mit Trennung, Verlust, Angst, Identitätsverunsicherung zu tun haben. Ob jedoch Migration eine traumatische Erfahrung wird, hängt von der Ich-Ausstattung des Migranten ab: Ist das Ich in der Lage, all die Belastungen zu verarbeiten und zu betrauern, ohne sie als überflutend zu erleben, was in diesem Fall das Ich destabilisieren und die Ich-Funktionen außer Kraft setzen würde.

Diese Arbeit widmet sich der Problematik der Arbeitsmigranten mit ihren prä- und postmigratorischen Traumatisierungen und deren Auswirkungen auf die hier lebenden Kinder und Enkelkinder. Es ist ein Versuch, den langwierigen, schmerzlichen Prozess bis zu einer Integration am Beispiel der Arbeitsmigranten in Deutschland der 1960er- und 1970er-Jahre und deren Kindern zu illustrieren. Nach Vamik Volkan sind Menschen, die ihre Heimat verloren oder verlassen haben »Dauertrauernde« (Kogan, 2015. S. 189). Meines Erachtens vollzieht sich dieser Integrationsprozess über mehrere Generationen.

Intrapsychische und sozioökonomische Faktoren

Zu den intrapsychischen Faktoren einer Migration gehören die Persönlich-
keitsstruktur des Individuums vor der Migration und die Frage, wie sein Verhältnis zu der Kultur und zu der Gesellschaft war, in der er lebte. Ob z. B. die
Migration dadurch motiviert war, dass schon vorher eine Störung im Verhältnis
des späteren Migranten zum Heimatland existierte, weil das eigene Mutterland
keine Lebensperspektiven zur Verfügung stellen konnte. Die Entscheidung zur
Migration könnte dann eine Folge dieses gestörten Verhältnisses sein und wäre
sozusagen eine Strategie des Individuums, die in der Heimat erlebten Brüche
von Entwicklungsmöglichkeiten zu bewältigen, indem es versucht, neue Möglichkeiten im Ausland zu finden und zu realisieren (Karatza-Meents, 2014, S.
729). Dieser Aspekt wird auch in der Studie von Bingemer / Meistermann-
Seeger über die Lage der Gastarbeiter in Deutschland bestätigt (1972, S. 50).
In dieser Studie wurde festgestellt, dass z. B. bei den griechischen Gastarbei-
tern oftmals ein gestörtes Verhältnis zu ihrer Heimat bestanden hat und dass
dieses gestörte Verhältnis sie zu einer Emigration zwang. Dies wurde mit der
politischen Situation des Landes, mit dem Bürgerkrieg von 1945 bis 1949,
aber auch mit der Flucht und Vertreibung von 1½ Millionen Griechen 1922
aus den türkischen Gebieten nach Griechenland in Zusammenhang gebracht.
Dieser Studie zufolge sind die damals vertriebenen Griechen nie wieder ganz
sesshaft geworden.

Prämigratorische Traumatisierungen:
Hat die primäre Mütterlichkeit versagt?

Psychodynamisch könnte man dieses gestörte Verhältnis Migrant-Mutterland
mit einer gestörten konfliktreichen Mutter-Kind-Beziehung vergleichen, in
der die Fürsorge- und Haltefunktion der Mutter versagt hat. Es ist in der Literatur schon (Grinberg, 1990) beschrieben worden, dass, wenn die Mutter
in ihrer Haltefunktion versagt und nicht in der Lage ist, die Unzufriedenheit
des Kindes anzunehmen und zu befriedigen und seine Ängste und Nöte zu
beschwichtigen und zu beruhigen, dies später zu einer Symptomatologie der
»Heimatlosigkeit« und der »Entwurzelung« und zu einer illusorischen Suche
nach einem anderen »Land« mit idealisierten Inhalten führen kann. Gemeint

ist hier das Versagen der primären Mütterlichkeit. Mit primärer Mütterlichkeit ist die Halte- und Schutzfunktion der Mutter und ihre Fähigkeit gemeint, sich so lange an die Bedürfnisse des Kindes anzupassen, bis das Kind von seiner Entwicklung her in der Lage ist, versagende Situationen seitens der Mutter zu tolerieren, ohne sie traumatisch zu erleben.

Ich stelle hier die Hypothese auf, dass viele der Migranten erster Generation in ihrer eigenen frühen Kindheit keine bzw. keine ausreichende primäre Mütterlichkeit, sondern Härte, emotionale Kälte und Parentifizierungserfahrungen erlebt haben. Nach meinen Erfahrungen haben diese Menschen als Kriegs- oder Nachkriegskinder Hunger, existenzielle Not und soziale Unsicherheit erlebt. Griechische Arbeitsmigranten hatten in der Heimat nach den Schrecken des Zweiten Weltkriegs einen noch schlimmeren dreijährigen Bürgerkrieg erlebt. Es herrschte Angst, Hunger und Not und es gab wenig Spielraum für die Entfaltung von empathischer Einfühlung seitens der Mutter bzw. Eltern. Die Mütter waren allein gelassen und überfordert, die Väter waren in Kriegswirren verwickelt. Bekanntlich setzen die Beachtung und der Schutz von kindlichen Bedürfnissen, von kindlicher Individualität und Würde eine kulturelle und materielle Sicherheit voraus, die es damals nicht gab.

Die Parentifizierungserfahrungen können so verstanden werden, dass die Eltern bzw. Mütter aufgrund eigener fehlender Bemutterung bzw. primärer Mütterlichkeit für die Befriedigung eigener drängender Triebbedürfnisse ihr Kind gebraucht haben. Auch ist gut vorstellbar, dass unter dem Einfluss der fehlenden primären Mütterlichkeit aufgestaute Hass- und Racheimpulse nach Abfuhr drängten.

Die transgenerationale Weitergabe der fehlenden primären Mütterlichkeit, am Beispiel der »Kofferkinder«

Im frühen Alter erlebte Traumatisierungen bedingt durch fehlende primäre Mütterlichkeit haben schwerwiegende Folgen für die Nachfolgegeneration. Leon Wurmser (2013) macht aufmerksam auf die enge Beziehung zwischen der Verdinglichung bzw. dem Gefühl der Vergegenständlichung des Kindes und der Entwicklung der frühen Scham. Mit »Vergegenständlichung« oder »Verdinglichung« ist die Erfahrung zu verstehen, dass der eigene Status als Subjekt ignoriert, missachtet, verleugnet oder gar verneint wird. Wurmser behauptet, dass die erste und früheste Quelle des Schamgefühls die ist, die aus frühkindlichen Erlebnissen der eigenen Wirkungslosigkeit im Umgang mit Anderen entsteht: der Erfahrung des scheiternden Versuchs, wirkungsvoll gegenseitig befriedigende Intersubjektivität und gemeinsames Bewusstsein einzuleiten und aufrechtzuerhalten. Bei einer Entgleisung des Zusammenspiels zwischen Objekt und Subjekt kommt es zu dem, was als »Seelenblindheit« und im Extremfall als »Seelenmord« bekannt ist und was die folgenreichste Quelle der Scham ist. Wurmser zufolge führen diese Quellen im Verlauf der Entwicklung zu einer Überbesetzung des idealisierten Selbstbildes und zu einer Entwertung des tatsächlichen Selbst. In meiner psychotherapeutischen, psychoanalytischen Praxis ist mir dieses Phänomen der Seelenblindheit und – daraus folgend – der Scham bei vielen Patienten, Kindern von Arbeitsmigranten, begegnet. Ich bin der Meinung, dass viele der Arbeitsmigranten erster Generation, die selber viele Erlebnisse der Parentifizierung bzw. Verdinglichung erfahren haben, eine innere tiefe Kluft errichtet haben zwischen einem Ideal-Selbst und einem mit Scham behafteten realen Selbst und dass sie diese Spaltung zusammen mit den Verdinglichungserlebnissen – die fehlende primäre Mütterlichkeit – unbewusst transgenerationell an ihre Kinder weitergegeben haben. So mussten sie unter dem drängenden Druck, Geld zu verdienen und Wohlstand aufzubauen (idealisiertes Selbst), ihre Kinder (das entwertete Selbst) – auch Kofferkinder genannt – schon im (frühen) Säuglingsalter in die Heimatländer schicken. Das bedeutet, dass die Erfahrung der Eltern – aufgrund der wirtschaftlichen und politischen Situation ihres Heimatlandes –, nicht gehalten worden zu sein, jetzt auf ihre Kinder weitergegeben wurde. Die Parentifizierung ist auch in der Brückenfunktion enthalten. Die Kinder sollten u. a. die Brücke sein zwischen der Heimat und dem Gastland.

»Kofferkinder« werden jene Gastarbeiterkinder bezeichnet, die schon im kleinen Säuglingsalter immer wieder zu Großeltern oder zu Verwandten geschickt oder bei ihnen zurückgelassen wurden.

Es ist mir bewusst, dass der Begriff »Kofferkinder« eine Festschreibung darstellt, mit der entgegen meiner Intention möglicherweise Hoffnungslosigkeit und Etikettierung assoziiert werden können. Dennoch scheint mir der Begriff sehr passend, denn in ihm ist bildhaft die Verdinglichung und Vergegenständlichung der Kinder enthalten.

Der Koffer ist nach Gülcin Wilhelm (2011) das Sinnbild für wortloses Weggehen, für Verlassenwerden, für Verlorenheit und Rastlosigkeit, welche die Kinder bei diesem Hin- und Herpendeln selbst verspürten.

Falldarstellung

Herr X. war 38 Jahre alt, verheiratet und Vater einer Tochter, die zum Zeitpunkt des Beginns der analytischen Therapie acht Monate alt war. Er kam zur Behandlung wegen Panikattacken und Todesängsten, die nach einem Wutanfall und einer darauf folgenden, mit Bewusstlosigkeit einhergehenden Ohnmachtsattacke aufgetreten waren. Es bestand ein Zusammenhang zwischen der Attacke und der bevorstehenden Trennung von der Firma, in der er zwölf Jahre lang gearbeitet hatte und die er als eine großzügige Mutter erlebt hatte. Die Firma hatte eine Schließung angekündigt, der Firmensitz sollte in eine andere Stadt verlegt werden.

Herr X., in Deutschland geboren, Migrant zweiter Generation, berichtete, dass sowohl sein Vater als auch seine Mutter aus Familien von Vertriebenen aus Kleinasien stammten. Der Vater des Patienten war das 9. Kind in seiner Familie und dessen Vater war Alkoholiker. Die Mutter des Patienten wuchs bei ihren Großeltern auf, weil ihre Eltern so zerstritten waren. Beide Eltern des Patienten sind in Armut und in sehr beengten familiären Verhältnissen groß geworden und waren im Heimatland nicht verwurzelt. Mitte der 1960er-Jahre migrierten die Eltern des Patienten nach Deutschland. Die Traumatisierungen der Großelterngeneration durch die Erschütterungen der brutalen Vertreibung und der Entwurzelung wurden in die nächsten Generationen weitergegeben in Form eines Mangels an fürsorglicher Begleitung und primärer Mütterlichkeit. So wurde der Patient schon als Säugling immer wieder bei Verwandten in der Heimat zurückgelassen, damit die Eltern hier in Deutschland arbeiten konnten. Statt behutsam und fürsorglich in die kulturellen Normen der Gastgesellschaft eingeführt zu werden, wurde er – wie ein Koffer – hin- und hergeschickt und pendelte zwischen Herkunfts- und Gastkultur in einem Alter, in dem seine Seele noch nicht in der Lage war, die überflutenden Ereignisse und die damit verbundenen überflutenden Affekte zu verarbeiten.

Herr X. berichtete, dass er die Vorstellung hatte, er habe den Tod schon immer in sich getragen, dies sei jedoch nach der Ohnmachtsattacke schlimmer geworden. Er hatte beide Eltern als Fremde, als sprachlos, eingefroren und weit weg erlebt: »Vater war für mich ein Fremder.« Die Mutter beschreibt er als kühl und distanziert, ohne Emotionen, aber sehr auf das Materielle bedacht. Sie habe viel mit Kopfschmerzen auf dem Sofa gelegen und habe in Ruhe gelassen werden wollen. Ich vermute, dass neben den realen Brüchen und Verlusterfahrungen, die Herr X. erlitten hatte, auch diese Versteinerung bzw. Abstumpfung beider Eltern – so wie er es erlebte – traumatische Folgen in ihm hinterlassen haben – im Sinne von kumulativen Traumata.

Gleich zu Beginn der analytischen Behandlung waren wir mit seiner mörderischen Wut und seiner Angst, Amokläufer zu werden, konfrontiert. Diese Angst übertrug sich so stark auf mich, dass ich auch die Phantasie hatte, er könne tatsächlich jemanden umbringen. Gefühle wie »Bombardiertsein« von seiner Not und von dem Ausmaß seiner Wut machten sich in dieser Behandlungsphase in meiner Gegenübertragung fest, überschwemmten und blockierten mich. Hilflosigkeit und Ohnmacht machten sich ebenfalls in mir breit, da ich mit seinen Klagen anfangs so gut wie nichts anfangen konnte, was mir Schuldgefühle bereitete.

Nach und nach wurde jedoch ein anderer, neuer Aspekt deutlich: dass sich in dieser ersten Behandlungsphase das Übertragungsthema in der Beziehung zu mir reinszenierte, nämlich: Es gibt in mir ein schreiendes, verzweifeltes Kind und es gibt eine versagende, stumme analytische Mutter, die weit weg ist und meine extremen Nöte nicht versteht, sich nicht einfühlt, wie damals die eigene Mutter. In der Übertragungsbeziehung reinszenierten sich die Fremdheit, die Kontaktlosigkeit, die Abwesenheit. Es gab nur eingefrorene Beziehungen und keine Verständigung.

Ein halbes Jahr später konnte eine erste Annäherung und in mir ein Verstehen entstehen. Ich erlebte in dieser Zeit das Material, das er in die Sitzungen brachte, nicht mehr als überschwemmend und lähmend, sondern ich konnte mich in ihn etwas besser einfühlen. Ich begann zu verstehen, dass die Wut damit zu tun hatte, dass es in seinen Beziehungen keine verbindenden Wörter gab, die ein Verstehen ermöglichten und Halt gaben, sondern nur eingefrorene, sprachlose Beziehungen. In mir entstanden in dieser Phase Gedanken, die ich ihm mitteilen konnte und er sich verstanden fühlte. Es gelang ihm auch besser, seine emotionale Kruste abzulegen, und er kam jetzt mehr in Kontakt mit seinen Emotionen, die ich besser verstehen und einfühlen konnte. Gleichzeitig berichtete er, dass sich das Klima in seiner Familie besserte und ein liebevoller Umgang stellte sich ein. In mir entstanden empathische Gefühle für ihn, da er für mich sichtbar und fühlbar wurde.

Rückschritte im Sinne einer negativen therapeutischen Reaktion oder zarte, unsichere Entwicklungsschritte im Sinne einer Vergewisserung?

Aber auch die Kinder von Arbeitsmigranten, die nicht zwischen Heimat und Gastland pendelten, sondern im Gastland bei den Eltern aufwuchsen, waren oft extremen Belastungen ausgesetzt, insbesondere wenn die Eltern bereits vor der Migration pathogene Strukturen in ihrer Persönlichkeit aufwiesen.

Unter diesen Bedingungen hatten diese Kinder keine ausreichenden Entwicklungsmöglichkeiten und wenig Raum zur Entfaltung einer eigenen Identität in der Gastgesellschaft. Bekanntlich ist die Entwicklung eines Individuums innerhalb einer Gesellschaft von der Entfaltung seiner Identität im Kleinkindalter, während der Pubertät und Adoleszenz abhängig. Für eine stabile Identität ist einerseits die Erfahrung der inneren Kontinuität, andererseits das Gefühl der Selbstverwirklichung notwendig. Denn indem sich das Individuum selbst verwirklicht, kann es den Anforderungen und den Erwartungen der Umwelt gegenüber Unabhängigkeit bewahren (Alexander und Margarete Mitscherlich, 2016, S. 237). Die Mitscherlichs sehen für die Rolle des Individuums in der Gesellschaft zwei wichtige Aspekte: sich sowohl mit der Umwelt als auch mit sich selbst identisch zu fühlen. Das Fehlen des elterlichen und vor allem des väterlichen Vorbildes und die daraus resultierenden Identifikationsnöte erschweren die Verselbständigung und die Selbstverwirklichung der jüngeren Generation. Die Trennung von den Primärobjekten kann in solchen Situationen nur schwer oder gar nicht vollzogen werden, die Folge kann dann ein derealisiertes Selbst- und Identitätsgefühl bis hin zu einer Identitätsdiffusion sein. Die Betroffenen haben das diffuse Gefühl, nicht ihr eigenes Leben zu leben, so wie es auch die folgende Falldarstellung illustrieren wird.

Falldarstellung

Herr M. war ein 21 Jahre alter Student der Germanistik. Es handelte sich bei ihm um eine Borderline-Störung mit schwerer Identitätsproblematik. Er klagte über Ängste und Depersonalisationserscheinungen. Diese äußerten sich so, dass er immer wieder das Gefühl zu sich selbst verlor. Er hatte das Gefühl, seine Konturen zu verlieren, sich selbst fremd zu werden und abzuheben, sowohl psychisch als auch körperlich den Boden unter den Füßen zu verlieren. Diese Symptome waren mit massiven Ängsten verbunden. Er fand sich in Beziehungen nicht zurecht, lebte deswegen sehr zurückgezogen, fast wie ein Einsiedler in seiner Wohnung. Das begonnene Studium hatte er ziemlich bald abgebrochen, weil er es in der Universität gar nicht aushielt.

Er ist in Deutschland geboren und ist bei den Eltern groß geworden, er ist nicht weggeschickt worden. Die Eltern stammen aus einem kleinen Dorf in einer kargen, bergigen Landschaft im Norden von Griechenland. Vater und Mutter waren noch sehr jung, als sie nach Deutschland emigrierten. Sowohl Vater als auch Mutter kommen aus sehr ärmlichen Verhältnissen. Herr M. ist das dritte Kind und hat noch zwei ältere Schwestern. Der Vater hat nur ein paar Jahre die Schule besucht. Mit 13 Jahren musste er Steine schleppen, um Geld zu verdienen. Er wird als brutal beschrieben, als ein Tyrann. Er war der Feind in der Familie. Er habe die Mutter oft blutig geschlagen. Die Schläge des Vaters wurden als vernichtend erlebt. Herr M.: »Es ging um Leben und Tod.« Vor anderen Griechen habe sich der Vater aufgebläht und die anderen mundtot gemacht, weil er es immer besser gewusst habe. Die Mutter war immer sehr verängstigt und überbesorgt. Ihr Vater war Alkoholiker und hat seine Frau auch geschlagen. Die Mutter von Herrn M. hat sich oft von den Nachbarn verfolgt gefühlt. Sie habe immer gesagt, man solle sich vor dem »bösen Auge«, dem Neid der anderen Griechen in Acht nehmen. Der Vater spricht deutsch, die Mutter kaum.

Der Patient wurde nicht gestillt, er beschreibt die Beziehung zu Mutter so: »Ich war ihr Prinz, ich bin aus der Umarmung nie rausgekommen.« Er hat bis zum 6. Lebensjahr mit der Mutter in einem Bett geschlafen, danach hatte er ein eigenes Bett, aber bis zum 10. Lebensjahr mit der Mutter in einem Zimmer geschlafen, während der Vater im Wohnzimmer auf der Couch schlief. Wünsche des Patienten nach eigenem Zimmer wurden vom Vater abgeschmettert.

Der Besuch des Kindergartens im Alter von fünf Jahren scheiterte nach einem halben Jahr. Er musste zur Mutter zurückkehren, da er nur ängstlich in der Ecke gestanden und geweint hat. Ich vermute, dass Herr M. diesen ersten Ablösungsschritt wie eine erste Migration erlebt hat, da er damals kein Deutsch sprach. Erst in der Grundschule hat er die deutsche Sprache gelernt. Das erste Schuljahr, welches von vielen griechischen Kindern besucht wurde, musste er wiederhole, Dies erlebte er wie einen Absturz. Auf den Nachhauseweg habe stark die Nase geblutet, er habe solche Angst vor dem Vater gehabt. Im nächsten Schuljahr kam er in eine deutsche Schulklasse, da wurde er der Klassenbeste.

Die Pubertät entwickelte sich dramatisch. Im Gymnasium empfand er sich als Einzelgänger. In seiner Clique war er angenommen und akzeptiert, obwohl er immer Angst hatte, sich selbst zu verlieren und unterzugehen. Er schloss sich seinen deutschen Schulkameraden an und versuchte, in der deutschen Clique Fuß zu fassen und sich zu integrieren. Dem Vater war es aber nicht recht, weil er die griechische Herkunft zu bewahren und mit Macht durchzusetzen versuchte. So wurde der Vater zum verfolgenden Objekt, was die Kluft zu den Eltern noch vergrößerte. Herr M. beschreibt sein Zuhause in dieser Zeit: »Ich bin vor dem Terror geflüchtet.« Seit dem 15., 16. Lebensjahr hat er Entfremdungsideen und Zwangsgedanken, weswegen er einen Psychiater aufsuchte, der ihm Neuroleptika verabreichte, da angeblich eine »leichte Psychose« festgestellt wurde.

Verlauf der Behandlung

Das Bett der Mutter

In der analytischen Therapie erlebte er mich anfangs karg und steril, wie eine nichts hergebende Brust, so wie er die Mutter erlebt hatte. Seine Not, die von einer Kargheit an Assoziationen begleitet war, zeigte sich in unterschwellig aggressiven Klagen. Die Gespräche in den Sitzungen wurden abstrakt, abgehoben und kopflastig, da er die Affekte abwehrte. Zwischen den Sitzungen las er viele psychologische Bücher und beschäftigte sich ausgiebig mit Freud'scher Theorie, z.B. mit dem, was Freud über das Assoziieren geschrieben hatte. Er habe selber aber keine Assoziationen. Ihm würde immer wieder dasselbe einfallen, nämlich der Wunsch: »Hilf mir.« Ich hatte in dieser Zeit auch keinerlei Assoziationen, konnte keine Phantasien und Bilder entwickeln. Stattdessen fing in einer solchen Sitzung plötzlich mein Magen laut zu knurren. Herr M. befand sich in einer präsymbolischen Phase und dieser Zustand löste in mir eine psychosomatische Gegenübertragung aus – lautes Magenknurren. Projektiv identifiziert mit ihm kam es mir vor, als säßen wir eingeschlossen in einem Bunker oder einer Isolierzelle, abgeschnitten von der Umwelt. Ich vermutete, dass der Bunker so etwas wie das Selbst der Mutter war, in dem das Selbst des Patienten gefangen war, wie verschlungen. Er selber hatte das Gefühl, zu verschwinden, ein Nichts und Niemand zu sein. In der zwölften Sitzung konnte ich das Karge und Sterile der Sitzungen ansprechen und es mit der kargen, armen Landschaft vergleichen, aus der seine Eltern kommen, die nichts hergibt und aus der man auswandern muss, um zu existieren. Das erlebte er als Angriff, und die ganze Wut brach aus ihm heraus, dass er von der Analyse sehr enttäuscht und entmutigt sei, dass er stagniere und dass er mich so karg, steril und ohne Temperament erlebe. Dieser Wutausbruch half ihm, aus dem Bunker herauszukommen. Er fühlte sich jetzt mehr als Person, hatte wieder das Gefühl von einem Selbst bekommen, spürte Lebensfreude und entwickelte Ideen und Pläne, wieder zur Universität zu gehen.

Die ersten Schritte

An der Universität spaltete Herr M. die Menschen auf: in die Überlegenen, zu denen er aufschaute und die er wie Idole bewunderte, und in all die anderen, die ihm wertlos erschienen, wobei er sich zu den Letzteren zählte. In der Gegenwart mancher Dozenten fühlte er sich in seinem Selbst nicht nur bedroht, sondern vernichtet. Deswegen konnte er keine Seminare belegen. Er hatte viele Ideen und Pläne, die er jedoch nicht verwirklichen konnte, weil er sich wie ein kleiner, hilfloser Junge bzw. wie ein Niemand fühlte. Er fragte sich, wer er überhaupt sei. Er erinnerte sich an unzählige Situationen, als er 8- oder 9-jährig in der Wohnung bei der Mutter saß und draußen die anderen Kinder spielen sah und er sich so sehr eine väterliche Hand wünschte, die ihn hinausgeführt hätte. Stattdessen sagte ihm die Mutter: »Bleib hier, ich mache Dir auch das Bett fertig.« Er vermittelte mir das Gefühl, als lägen zwischen dem Drinnen der Wohnung und dem Draußen der spielenden Kinder Welten – wie zwischen Griechenland und Deutschland.

Nach der Therapiepause während der Osterferien äußerte er Fragmentierungsängste und sprach von »zwei Platten«. Er meinte zwei Teile in ihm, die auseinanderzudriften drohten. In der Therapiepause habe er sich wie ein Baby gefühlt, das auf die Erwachsene zugegangen sei. Er habe aber keine Reaktion bekommen und alles mit sich selber ausmachen müssen. Er vermittelte mir eine Vorstellung davon, wie er sich als Kind möglicherweise auf Mutter und Vater zubewegt, sie aber wie eine Wand erlebt hatte, weil von ihnen keine empathische, einfühlende Reaktion kam. Erst nachdem er wieder seine ganze Wut bei mir abladen konnte und sich angenommen fühlte, hatte er das Gefühl, sich wieder in Griff zu haben.

Als nach den Osterferien das Sommersemester wieder losging, erlebte dies als sehr befreiend. Er lernte Kommilitonen kennen und wurde auf Partys eingeladen. Er beteiligte sich an Fachschaftsversammlungen gegen die Erhöhung von Studiengebühren – ging aber nicht zur Demonstration mit. Stattdessen entwickelte er Kopfschmerzen, äußerte hypochondrische Ängste, einen Hirntumor zu haben, und Todesphantasien. Das deckte eine verdrängte Erinnerung auf: Der gleichnamige Cousin, der das Dorf des Vaters 19-jährig verlassen hatte, um in einer Großstadt zu arbeiten, war dort nach Angaben der Eltern auf die »falsche Bahn« geraten und im Alter von 21 Jahren bei einem Autounfall tödlich verunglückt. Als Herr M., 14-jährig, das Grab des verstorbenen Cousins besuchte, las er mit Schrecken seinen eigenen Namen auf dem Grabstein.

Ich vermute, dass dieses Erlebnis jetzt seine Befürchtung verstärkte, den Spagat Deutschland–Heimatland nicht zu überleben – wenn es doch nicht einmal dem Cousin gelungen war, den viel kleineren Spagat vom Dorf in die Großstadt zu überleben. Nach meiner Einschätzung hat dieses Ereignis den ohnehin sehr konflikträchtigen Prozess der Ablösung von den Eltern zusätzlich erschwert, denn er erlebte damals womöglich seine Wünsche, mit der deutschen Clique zu gehen, als »falsche Bahn«, die ins Verderben und zum Tod führt. Ähnlich fürchtete er auch jetzt einen Hirntumor, denn die Demonstration war für ihn wie die »falsche Bahn«, auf die er zu geraten drohte. Mir wurde deutlich die Ausweglosigkeit seiner Situation, in der er sich jetzt und auch damals als Pubertierender befand, und sein Loyalitätskonflikt gegenüber der sehr rigiden Eltern. Das Unüberbrückbare dieses Konflikts löste in ihm Todesängste aus.

Nachdem wir diese Zusammenhänge besser verstehen konnten, machte er rasante Schritte. Er besuchte weitere Seminare an der Universität, suchte sich eine Praktikumsstelle und begann dort zu arbeiten. Diese positive Entwicklung war aber von kurzer Dauer, er sprach bald von einer Sinnkrise: »Die Uni und das Praktikum sind für mich wie die neue Welt«, während die Eltern zu der alten Welt gehörten. Und dann: »Diese zwei Welten sind überall, ich stehe immer zwischen zwei Welten – ich habe kein Zuhause, ich bin entwurzelt.« Und etwas später: »Ich hatte ein Zuhause, aber das konnte ich nicht vereinbaren mit der anderen Welt, ich habe ein Entweder-Oder gemacht. Mein Zuhause war ein Tabu, weil ich mich so geschämt habe.« In den Sitzungen zeigte er über Träume – zum Beispiel mit mir gemeinsam in einem Bett zu liegen – das Ausmaß seiner symbiotischen Verschmelzungswünsche. In seinem Bemühen, zu der Universität – der anderen Welt – Kontakt aufzunehmen, verwickelte er sich in Machtkämpfe u. a. mit einer Dozentin, die er streng und ablehnend erlebte. Ich dachte, dass er an der Uni für mich als einfühlende Mutter kämpfte. In dieser Zeit kam er eines Tages (186. Sitzung) und sagte – nach sehr langem Schweigen –, dass er griechisch sprechen wolle. Ich verstand diesen Wunsch von ihm so, dass er jetzt die Mutter mit in die Analyse bringen wollte, so wie er mich mit zur Universität nahm als Basisversuch einer Integration.

Also sprachen wir griechisch miteinander:

P.: »Ich möchte griechisch sprechen, aber die Sprache fehlt, sie ist wie abgespalten.« Pause. »Der Ist-Zustand in mir ist griechisch, alles andere ist Intellekt.«

A.: (ich spüre Freude bzw. eher Begeisterung, da ich es als positive Entwicklung ansehe): »Der Ist-Zustand – das Griechische – erscheint zwar wie abgespalten, es ist aber auch viel Vitalität darin enthalten, weil in der Muttersprache eine Emotionalität erkennbar wird, die sonst nicht transportierbar ist.«

P.: »Von dem Griechischen habe ich Angst, weil das zu nah an meiner Mutter ist, mit dem Deutschen bin ich weiter weg von ihr.«

A: (ich fühle mich gerührt und in meiner Überschwänglichkeit spüre ich eine Sorge, P. keinen Raum zu lassen, da er mir zunehmend stiller, zurückgezogener, wie blockiert erscheint): »Ich komme mir heute wie eine überschwängliche Mutter vor und Sie – es wirkt irgendwie so, als wären Sie blockiert.«

P.: »Ich war immer so im Griechischen. Ich war immer passiv, nur meine Eltern waren aktiv. Als hätte mir die Mutter nie die richtigen Wörter gegeben, so kommt es mir vor. Wenn, bevor ich etwas sagen wollte, kam sie mir immer zuvor.«

A.: »Vielleicht wollen Sie mir sagen, dass ich Ihnen mehr Zeit lassen soll, bis Sie Ihre eigenen Worte finden.«

P.: »Ja, ich brauche aber auch einen Mentor. Beides.«

A.: »Mit dem Griechisch-Sprechen hier lassen Sie mich fühlen, wie es Ihnen damals ergangen ist, mit dem Blockiertsein.«

P.: »Für mich war es überlebenswichtig: das Deutsche.«

A.: »Sie brauchen das Deutsch-Sprechen, um sich weiterentwickeln zu können.«

In der nächsten Stunde wollte er wieder deutsch sprechen. In der darauffolgenden Sitzung berichtete er, dass er früher wie ein siamesischer Zwilling mit seiner Mutter verbunden gewesen sei. Das Verlassen des Kinderbettes und der siamesischen Bindung zeigte sich in nun aufkommenden sexuellen Träumen. Er träumte von nackten Frauen und von Fellatio. Er habe eine Erektion gehabt und dabei die Angst, verschlungen zu werden; bis er in dem Raum mit der nackten Frau einen Mann entdeckt und dessen Penis gesehen habe; da habe er gedacht: Ich bin auch ein Mann.«

Einige Stunden später teilte mir Herr M. mit, dass er das Seminar und überhaupt die Universität schon seit einigen Wochen nicht mehr besuche und dass er ganz aufhören wolle: »Die Uni ist eine Scheinheimat. Ich habe mich entweder überfordert oder fehl am Platz gefühlt.«

Der hilfreiche Arschtritt

In seinem Bemühen, die zwei Welten zu integrieren, nahm er im darauf folgenden Sommersemester einen neuen Anlauf, das Studium fortzusetzen, und meldete sich zu einem Seminar an. Er nahm sich vor, in den Semesterferien eine Hausarbeit zu schreiben. Mit dem Beginn des Schreibens der Hausarbeit am Ende der Sommerpause, fünf Tage vor Wiederbeginn der Therapie, kam es zu einer dramatischen Verschlechterung, obwohl es ihm in den Sommerferien sehr gut gegangen war. Er überlegte ernsthaft, seine Hausarbeit hinzuschmeißen. Ich gab ihm zu verstehen, dass wir, wenn er jede Entwicklung zerstöre, uns dann Gedanken machen sollten über den Sinn der Therapie. Das empfand er als einen »hilfreichen Arschtritt«. Er sagte, dass er diese Haltung von zu Hause her nicht kenne. Die Eltern hätten immer gesagt: »Mach es nicht, bleib hier, lass es!« Er schrieb die Hausarbeit zu Ende, gab sie rechtzeitig ab und erfuhr später, dass er die Note 1 bekommen hatte. Die Entfremdungsgedanken wurden aber inzwischen unerträglich, die beiden Seiten seines Selbst (die zwei Platten) drohten wieder auseinanderzugeraten. Er erinnerte sich an ein Bild aus seiner Kindheit: »Ich stehe vor einem Süßigkeitengeschäft und drücke meine

Nase ans Schaufenster und sehe die Kinder, die drinnen Süßigkeiten essen – ich kann aber nicht rein.« Er hatte jetzt das Gefühl abzuheben, sich selbst fremd zu sein, wie in einer Traumwelt zu sein. Neu kam hinzu, dass er nachts nicht schlafen konnte, er hatte jetzt Angst, verrückt zu werden. Er meldete sich aus der Analyse ab und fuhr für zwei Wochen nach Hause zu den Eltern. Ich dachte an eine negative therapeutische Reaktion und dass er mich nicht bzw. nur partiell verinnerlichen konnte, um den Schritt in die Universität, das »Süßigkeitengeschäft«, für sich zu ermöglichen, weil der Neid zu groß war. Auf der anderen Seite dachte ich, dass die Kluft zwischen den zwei Welten viel zu groß war und dass er die Eltern aufsuchen wollte aus dem Schuldgefühl heraus, sie verlassen zu haben.

Zurückgekommen, meinte er, dass er durch die Therapie viel Fremdes aufgenommen habe. Dann: »Entwicklung und Fortschritt ist wie etwas Fremdes, was Fremdheit und Entfremdungszustände verursacht.«

Er beginnt, einen »Raum« in sich zu entwickeln

Allmählich wurde ihm deutlich seine Ambivalenz zwischen dem Wunsch, Raum für sich in Anspruch zu nehmen, um Schritte machen zu können, und der Angst, schuldig zu werden und seine Wurzeln zu verraten und zu verlieren: »Ich wünsche mir so sehr einen eigenen Raum, aber das andere sind meine Wurzeln.« Nach den Weihnachtsferien schimpfte er über die »Symbiose« zu Hause, die er diesmal unerträglich fand: »Ich habe mich zum ersten Mal nicht reinziehen lassen in dieses »Wir-Gefühl«, und ich habe mich nicht wie der kleine Junge gefühlt, sondern wie ein eigenständiger Mensch – es war so befreiend, ich fühlte mich wie erleuchtet, aber ich habe mich auch so fremd gefühlt.«

Im Rahmen einer Progression war es ihm gelungen, zu Hause die Regression zu überwinden. Solche Progressionsschritte kamen inzwischen immer wieder vor, wurden aber auch von dramatischen Krisen unterbrochen. Seine negative therapeutische Reaktion war für mich das größte Problem, weil damit auch unsere Arbeit zerstört zu werden drohte und weil ich viel Wut aushalten musste und viel Angst, dass er sich etwas antun könne. In dieser Phase fiel mir oft das Lied der griechischen Flüchtlinge aus Kleinasien ein, die klagten: »Was nützen uns Deine antiken Kleider, Mutter Griechenland, wenn es uns so elend geht.« Als wäre auch die analytische Therapie ein überflüssiges, antikes Kleid, das ihm aber nicht nutzte.

Die letzte Krise begann zu Ostern, als die Beendigung der Kassenfinanzierung anstand. Er war für acht Wochen nach Hause gefahren. Diese Heimreisen waren für ihn sehr wichtig geworden, als wollte er, im Sinne einer Wiedergutmachung, zusammen mit den Eltern in seine vergessene Geschichte zurückkehren, um sie zu rekonstruieren. Auch das Bild von seinem Vater hatte sich inzwischen verändert. Er fand den Vater weicher, besorgt um ihn. Er verstand nicht mehr, wie er so ein negatives Bild von ihm hatte haben können. In einer Sitzung sagte er sogar: »Wenn ich jetzt in meinem Alter eine Familie mit drei Kindern hätte, würde ich auch ausrasten.« Trotzdem entwickelte er während dieses Aufenthaltes bei den Eltern eine quälende nächtliche Schlaflosigkeit mit psychotischen Ängsten vor Desintegration. Er hatte die Phantasie, die Synapsen im Gehirn seien abgekoppelt. Ich hatte den Eindruck, dass ihm während dieser Pause der Anschluss an die ersehnte neue Welt verlorengegangen war. Dazu kam die bevorstehende Beendigung der Kassenfinanzierung, die eine Reduktion der Stundenfrequenz zur Folge hatte, was ihm viel Angst bereitete. Herr M. wollte zwar eine Eigenfinanzierung übernehmen, er konnte aber nur eine Sitzung pro Woche finanzieren.

Diskussion

Herr M. ist in sehr gestörten familiären Verhältnissen aufgewachsen. Beide Eltern waren, als sie emigrierten, sehr jung und unreif. Die Mutter hat in Deutschland in ihrer Verunsicherung und Hilflosigkeit den Sohn als ihr Selbstobjekt (ihr Prinz) parentifiziert. Sie wurde entweder karg und steril oder intrusiv, enthusiastisch und überstülpend erlebt. Im Verlauf der analytischen Behandlung bildeten sich Aspekte dieser enthusiastisch-verschlingenden oder karg-sterilen Mutter-Sohn-Beziehung im Übertragungs-Gegenübertragungs-Erleben ab. Die Mutter entwertete den Vater, indem sie den Sohn ins Ehebett holte und den Ehemann im Wohnzimmer auf der Couch schlafen ließ. Sie benutzte den Sohn als Partnerersatz. Der Vater war entweder abwesend oder, wenn anwesend, dann gewalttätig. Er schlug die Mutter und tyrannisierte seine Umgebung. Die Mutter, die durch die Auswanderung das Eingebettet-Sein in ihrem Heimatdorf bei den Eltern und Verwandten verloren hatte, war gefühlsmäßig so versteinert, dass sie sich in die Bedürfnisse des Patienten nicht einfühlen und ihm keinen Halt, Schutz und Zuverlässigkeit bieten konnte. Eine primäre Mütterlichkeit konnte dadurch nicht entstehen. Das hinterließ bei dem Säugling das Gefühl, ein Nichts und Niemand zu sein und für die Mutter nicht zu existieren, so wie Wurmser (2013) es bereits beschrieben hat. Auch blieb bei dem Patienten ein Gefühl: »Ich bekomme nie das Richtige, es ist immer daneben«, und: »Ich komme mir vor wie ein schreiender Säugling, der nicht gehört wird.« Diese Gefühlsdispositionen wiederholten sich immer wieder während der Analyse in der Übertragung zu mir. Weil die Mutter ihren Sohn als Selbstobjekt benutzte und in ihrer Halte-, Schutz- und Behälterfunktion versagte, konnte Herr M. ein Erleben vom Raum in sich nicht entfalten. Er idealisierte (idolisierte) die Mutter und musste sich ihr unterwerfen bzw. versklaven. Nach Winnicott (1987) ist die Voraussetzung für die Entstehung eines solchen Raums ein tragfähiges Gefühl von Vertrauen und Zuverlässigkeit zur Mutter. Wenn die Errichtung eines solchen potenziellen Raums nicht gelingt, entsteht nach Grinberg (1990) ein Bruch in der Kontinuitätsrelation zwischen Umwelt und Selbst. Dieser Bruch kann verglichen werden mit einer ausgedehnten Abwesenheit des vom Kind benötigten Objekts. Die Folge eines solchen Bruchs ist das Zurückgreifen auf frühere Abwehrmechanismen und der Verlust der Fähigkeit zur Symbolbildung. Solche regressiven Zustände traten während der analytischen Behandlung immer wieder auf, in Trennungssituationen oder vor einem neuen Schritt.

Der Vater konnte dem Sohn auch keinen Halt und Schutz bieten. Im Gegenteil: Er stieß ihn noch weiter von sich weg und zwang ihn noch stärker in das Bett der Mutter, in dem Herr M. gefangen blieb. Die Kluft zum idealisierten Vater – und somit zu der anderen, fremden, idealisierten und ersehnten Welt – wurde unüberbrückbar. Weil der Vater so versteinert war und unfähig, eine emotional einfühlende, zärtliche Beziehung zu seinem Sohn zu ermöglichen, konnte er auch die negativ geprägte Mutter-Kind-Beziehung nicht verändern. Demzufolge wurde der Penis als etwas Strafendes und Kastrierendes erlebt (Grinberg und Grinberg). Herr M., der das eigene Aggressive und »Gewaltige« nach außen projizierte, erlebte die Außenwelt als etwas Übermächtiges und Überwältigendes. Deswegen gestalteten sich meiner Meinung nach der Kindergartenbesuch und die spätere Einschulung so katastrophal und für sein Erleben wie vernichtende Abstürze. In der Adoleszenz, dem zweiten Individuationsprozess, mobilisierten seine progressiven Ablösungsversuche massive Selbst- und Objektverlustängste, da eine emotionale Abkoppelung nicht stattgefunden hatte. Der Gang zur Universität gestaltete sich für ihn ebenfalls sehr schwierig, fast vernichtend.

Wenn man diese Entwicklung von Herrn M. näher betrachtet, stellt sich die Frage, ob die auf seine Entwicklungsschritte folgenden scheinbaren Rückschritte als negative therapeutische Reaktion zu bewerten sind. Freud (1923b) definierte die negative therapeutische Reaktion als jenes Phänomen, bei dem manche Patienten negativ auf analytische Deutungen reagieren und ihr Befinden sich regelmäßig verschlechtert. Jede gute Deutung, die zu einer Besserung oder zum zeitweiligen Aussetzen der Symptome führen sollte oder auch führte, rief bei ihnen während der Behandlung eine Verstärkung des Leidens hervor. Freud führte diese Reaktion auf ein – vor allem unbewusstes – Schuldgefühl zurück. Das Krankbleiben soll der Minderung und Beschwichtigung von Schuldgefühlen dienen. Die Symptome stellen ein Straf- und Leidensbedürfnis dar, womit ein sehr strenges Gewissen besänftigt werden soll. Freud zufolge repräsentiert der symptomfreie Zustand für solche Patienten die Erfüllung eines unbewussten Kindheitswunsches, dessen Befriedigung von den verinnerlichten Eltern in der Instanz des Über-Ichs als verboten erlebt wird. So wie auch bei Herrn M. sein Kindheitswunsch nach Ankommen und Entfaltung in der Schule und überhaupt in der neuen Welt (das Süßigkeitengeschäft) von den Eltern als erwünscht, aber auch als verboten erlebt wurde. Dieses Verbot wurde dann internalisiert.

Herr M. weist viele Merkmale einer negativen therapeutischen Reaktion auf, weswegen ich zu der Meinung gelangt bin, dass es sich hier um eine spezifische Form der negativen therapeutischen Reaktion handelt: Herr M. wurde von der Mutter parentifiziert und durfte sich nicht entwickeln. Da die Errichtung eines potenziellen Raums misslang, kam es zu einem Bruch in der Kontinuität der Mutter-Kind-Beziehung. Dadurch konnte keine ausreichende Objektkonstanz entstehen, was zum Individuationskonflikt führte und eine negative therapeutische Reaktion auslösen kann. Mit der Aufhebung des »Status quo« infolge der Analyse und der Besserung seines Befindens fürchtet er, die internalisierten Objekte verloren und verraten zu haben und demzufolge eine Katastrophe. Dieses Gefühl von Verrat wird durch die Migration noch verstärkt. Dadurch wird, meiner Meinung nach, die Komplexität der Problematik deutlich, die wie eine ausweglose und unlösbare Situation erscheint: Auf den intrapsychischen Konflikt zwischen dem Ich und den verinnerlichten Objekten und Normen pfropft sich das äußere Problem der Migration. Herr M. soll die Migration überwinden und die divergenten Welten vereinigen, das ist aber sowohl innerpsychisch als migrationsbedingt mit Gefühlen des Verrats an den Eltern verbunden. Ein weiterer Verrat entsteht durch den von den Eltern erwünschten und gleichzeitig verhinderten sozialen Aufstieg des Sohnes. Deswegen konnte sich Herr M. nicht entwickeln; jeder neue Entwicklungsschritt wurde wie eine erneute Migration und wie ein mehrfacher Verrat erlebt, und er geriet in einen katastrophen-ähnlichen Schockzustand. Der dadurch erzwungene Rückschritt macht, meiner Meinung nach, die spezifische Form der negativen therapeutischen Reaktion aus.

Ich bin der Meinung, aufgrund meiner klinischen Erfahrung, dass es vielen Migrantenkindern ähnlich geht: Die Verarbeitung all der oben geschilderten Probleme sprengt die Kapazität der ohnehin in ihrem Selbst sehr geschwächten Kinder und führt zu Krankheiten oder auch in die Kriminalität. Je größer die kulturellen Unterschiede zwischen dem Herkunfts- und dem Aufnahmeland und je geringer die Integrationsfähigkeiten der Eltern sind, umso größer ist die Kluft, die von den Kindern überwunden werden muss.

Die Grundanforderung, eine Balance zwischen dem Ursprünglichen und dem Neuen zu halten, ist für ausländische Familien und deren Kinder wesentlich schwerer zu erfüllen als für Einheimische. Für sie gilt: Zuviel Wandel und Aufgeben der ursprünglichen Welt führt zu Chaos, zu wenig Wandel zu Rigidität. Sie müssen einerseits über die Differenz zum Anderen die eigene Identität bewahren, sich andererseits aber auch um Partizipation bemühen und das Neue übernehmen. Integration nach innen und Öffnung nach außen stellen sich als notwendige, aber teilweise widersprüchliche Anforderungen dar. So musste Herr M. nach jedem Schritt in die eine Richtung (akademische Welt an der Universität in Deutschland) wieder in seine ursprüngliche Gastarbeiterwelt zurückkehren, um seine Angst zu besänftigen, diese Welt beschädigt und für immer verloren zu haben.

Zusammenfassung

Die Arbeitsmigranten der 1960er- und 1970er-Jahre kamen aus wirtschaftlicher Not nach Nordeuropa und brachten zusätzlich in ihrem Gepäck die Folgen frühkindlicher Traumatisierungen mit. Die Autorin geht von der Hypothese aus, dass Arbeitsmigranten in ihrer frühen Kindheit keine ausreichende primäre Mütterlichkeit erfahren, stattdessen Parentifizierungs- und Verdinglichungserfahrungen erlebt haben, da sie in familiären Verhältnissen aufwuchsen, in denen wirtschaftliche Existenznot und soziale Unsicherheit herrschten. Der Schutz kindlicher Individualität und Würde konnte somit nicht beachtet werden. Diese Erfahrungen im frühen Kindesalter führten zu einer Überbesetzung des idealisierten und zu einer Entwertung des tatsächlichen Selbstbildes. Anhang von zwei Fallbeispielen wird die transgenerationelle Weitergabe der Parentifizierung und Spaltung gezeigt. Zum einen geht es um ein Kind von Arbeitsmigranten, das bereits im frühen Säuglingsalter in der Heimat bei Verwandten zurückgelassen wurde. Zum anderen geht es um ein Kind, das zwar bei den Eltern aufwuchs, diese jedoch in ihrer Schutz- und Haltefunktion versagten aufgrund der eigenen Pathologie und der durch die Migration entstandenen Desorganisation und Verwirrung. Die Entfaltung von Entwicklungsschritten war bei dem Patienten dadurch erschwert, dass jeder Entwicklungsschritt begleitet war von katastrophenähnlichen Ängsten und Rückschritten.

Es zeigte sich, dass der Patient diese scheinbaren Rückschritte im Sinne einer Vergewisserung brauchte: Auf jeden Schritt in die neue, idealisierte und ersehnte Welt musste ein »(Zu)Rück«-Schritt folgen in die alte, zwar enge, aber heimatliche Welt der Eltern.

Literatur

Akhtar, S. (2007): *Immigration und Identität*. Gießen (Psychosozial).

Bingemer, K. / Meistermann-Seeger, E. / Neubert, E. (1972): *Leben als Gastarbeiter. Geglückte und mißglückte Integration*. 2. Aufl., Opladen (Westdeutscher Verlag). S. 50.

Freud, S. (1923b): Das Ich und das Es. *GW XIII*: 237–289.

Grinberg, L und Grinberg, R. (1990): *Psychoanalyse der Migration und des Exils*. München (Verlag Internationale Psychoanalyse).

Grubrich-Simitis, I. (1979): Extremtraumatisierung als kumulatives Trauma. *Psyche – Z. für Psychoanalyse, 33*: 991–1023.

Karatza-Meents, A. (2014): Kofferkinder. *Psyche – Z. Psychoanalyse, 68*: 713–734.

Kogan, I. 2015): *Unterwegs in der Fremde*. Gießen (Psychosozial).

Mitscherlich, A. und Mitscherlich M. (2016): *Die Unfähigkeit zu trauern*. München (Piper).

Wilhelm G. (2011): *Generation Koffer. Die zurückgelassenen Kinder*. Berlin (Orlanda).

Winnicott, D. W. (1987): *Vom Spiel zur Kreativität*. Übers. M. Ermann. Stuttgart (Klett-Cotta).

Wurmser, L.: *Die Maske der Scham*. Vorwort zur 3. Aufl. 2013, Eschborn (Dietmar Klotz).

Jack Novick / Kerry K. Novick

(Chester, New Jersey)

Adoleszenz – Weichenstellung der Entwicklung

Die Adoleszenz ist die entscheidende Phase, in der sich die Seinsweise auskristallisiert, die die erwachsene Persönlichkeit bestimmt. Hauptsächlich besteht die Adoleszenz real darin, dass Phantasien und Wünsche in Handlungen vollzogen werden können. Erstmals im Leben werden die Heranwachsenden für ihre Aktionen und deren Konsequenzen voll verantwortlich. Weniger die körperliche Transformation, vielmehr markiert das Annehmen von Verantwortung das Ende der Kindheit. Die meisten Gesellschaften gestalten dies durch Praktiken, Rituale und durch ihre Gesetzeswerke.

Die Adoleszenz ist eine Zeit von Unsicherheit und deshalb von Hilflosigkeit für jeden. Selbst die Heranwachsenden, die ein gesichertes offenes System der Selbstregulierung und ein angemessenes Über-Ich mitbringen, sind als Jugendliche für simple Problemlösungen anfällig, insbesondere wenn diese kulturell und gesellschaftlich verstärkt werden. Sobald in der Adoleszenz das sadomasochistische Über- Ich im geschlossenen System sich etabliert hat, scheint der Geist sich für Einflüsse von außen zu verschließen. Das so funktionierende Individuum sucht in seinem Leben dann Anerkennung von außen und Bestätigung seiner Überzeugung, omnipotent zu sein.

Demagogen haben diese Bereitwilligkeit stets ausgebeutet, indem sie ganz simple Weltsichten propagieren, in der die Menschen nur Opfer sind, wodurch der Sadismus gerechtfertigt wird. Gegenwärtig sehen wir Gruppierungen, wie z. B. der IS, die junge Gefolgsleute anziehen. Abertausende junger Freiwilliger strömten nach Syrien, um sich dem IS anzuschließen. In den sozialen Medien präsentiert sich der IS durchwegs als eine Bewegung, die mächtig genug ist, universale Verhaltensregeln außer Kraft zu setzen. Sie propagieren ein omnipotentes Über-Ich, das Handlungen wie Köpfen, Zerstörung historischer Schätze und die Ausbeutung von Frauen erlaubt, rechtfertigt und sogar belohnt. Anstatt ihre omnipotenten Abwehrstrategien aufzugeben, können junge Leute sich Gruppen wie dem IS, den Neonazis, den Skinheads etc. anschließen und sich mit deren Führer identifizieren, die als omnipotent erlebt werden. Der Angriff auf das Capitol in Washington am 6. Februar 2021 diente demselben Zweck, als die Proud Boys (man beachte, dass sie sich Boys nennen, als gäbe ihnen das die Erlaubnis, so omnipotent zu handeln) und vergleichbare extremistische Gruppierungen Tausende gewissensloser Mitglieder mobilisierten, die sich über Gesetze und Traditionen der USA brutal hinwegsetzten.

Wir begreifen die Adoleszenz als die Möglichkeit, entweder Omnipotenz-vorstellungen beiseitezulassen oder das geschlossenen System lebenslänglich zu konsolidieren, um so mit unvermeidlichen Konflikten, Herausforderungen und Enttäuschungen umzugehen (Novick & Novick, 2001, 2016; Hauser, 2010). Die tatsächliche Fähigkeit der Adoleszenten, zu handeln und für die Konsequenzen verantwortlich zu sein, führt normalerweise zur Re-Internalisierung eines realitätsbezogeneren Über-Ichs. Gleichermaßen kann eine schwierige Realität einen Jugendlichen dazu bewegen, vorübergehend oder für immer sein Über-Ich zu externalisieren bzw. ihn zu omnipotenten Lösungen greifen zu lassen. Das setzt die dringende adoleszente Entwicklungsaufgabe, omnipotente Überzeugungen aufzugeben, besonders unter Druck.

Die Psychoanalyse ist vornehmlich eine Entwicklungstheorie, deren Entwicklungskonzept implizit oder explizit von allen therapeutischen Techniken übernommen wurde. Freud beschrieb verschiedene Entwicklungsmodelle. Von den meisten Psychoanalytikern wird Schulen übergreifend das Modell benutzt, das wir »Single-Track-Model« nennen. In diesem linearen Single-Track-Model wurzelt Pathologie in ganz früher Entwicklung, die in ihren Auswirkungen beschrieben wird. Die Pathologie von Erwachsenen wird als Fixierung oder Regression, als Fortführung oder Arretierung von dem erklärt, was in der Kindheit normal war. Bei diesem Konzept ist die Pathologie im Erwachsenenalter das, was in der Kindheit normal war. Häufig werden normale Kinder als »autistisch«, »symbiotisch«, »omnipotent«, »paranoid-schizoid«, »depressiv«, »polymorph-pervers«, »narzisstisch« usw. beschrieben. All das sind Beschreibungen schwerer Pathologien von Erwachsenen. Normalität von Erwachsenen wird als Sublimation oder Kompromissbildung grundlegender infantiler »perversen« Triebregungen erklärt.

Es gibt keine Hinweise darauf, dass normal ausgestattete Säuglinge frühe Phasen pathologischen Funktionierens durchlaufen, um dann schließlich als normal funktionierende Kinder aufzutauchen. 50 Jahre empirischer Babybeobachtung widersprechen grundlegend dem Single-Track-Model (Knight, 2022). Im deutlichen Gegensatz dazu entwickelte sich das Bild der frühen Entwicklung mit einem »kompetenten Säugling«, mit einem Baby, das sich hervorragend in die Realität seiner es umgebenden Menschen einfühlt, das Ursache und Wirkung, Kontingenz und Intentionen versteht (vgl. Novick & Novick, 2010, für ausgewählte Hinweise). Individuen, die im Säuglingsalter schlimme Leiden oder Deprivationen erfahren mussten, entwickeln nicht durchgehend später eine Pathologie. Resilienz und Selbstaufrichtung bedürfen weiter der

Erklärung (Werner / Smith, 1982; Moskowitz, 1983; Anthony / Cohler, 1987; Kagan, 1996; Sroufe, 1998).

Theoretisch und klinisch scheinen Psychoanalytiker einem ständigen Sog ausgesetzt, dieses eingleisige Kontinuum der Pathologie hervorzuheben. Im Gegensatz zu dieser »Eingleisigkeit« erwies es sich sinnvoll für uns, der alternativen psychoanalytischen Tradition eines zweigleisigen Entwicklungsmodells nachzugehen, als wir unsere beiden Modi der Selbstregulierung entwickelten (Novick & Novick, 2001a).

Freud hatte explizit ein »ursprüngliches Realitäts-Ich« (1915:136, engl. Ausgabe) postuliert, das dem »reinen Lust-Ich« vorausging. Elisabeth Young-Bruehl (1999) zeigt in einer Falldarstellung überzeugend, wie wichtig Freuds Theorie der »Ich-Triebe« als Grundlage von Geburt an für emotionale Objektbezogenheit und für die Hinwendung zur Realität der Sicherheit und Schutz spendenden mütterlichen Person sowie als Brücke zu weiteren primären Objekten ist. Anna Freuds Kriterium für die Beendigung der Behandlung, nämlich die Wiederherstellung und Aufnahme der progressiven Entwicklung, beruht auf der Annahme eines Entwicklungstriebs.

Es gab psychoanalytische Forscher in der Folge von Freuds zweigleisigem Entwicklungsmodell, aber es scheint einen vorherrschenden Widerstand zu geben, solch ein Model aufrechtzuerhalten angesichts der Werke von Hartmann (1939), Erikson (1950), Anna Freud (1965) und von White (1959). Viele Forschungsergebnisse der modernen Babybeobachtung und der Experimente mit Babys sowie der neurobiologischen Studien bestätigen, dass es nicht-konflikthafte Motivationen und Funktionsbereiche gibt, die implizit zu Kompetenz und Bemeisterung motivieren (Schore, 1994). In der entstehenden interdisziplinären Wissenschaft von der Entwicklungspsychopathologie beziehen sich Cichetti und Rogosch (1996) auf die biologischen und philosophischen Überlegungen von Mayr (1988) und auf das von Bertalanffy (1968) und betrachten zwei epigenetische Systeme, ein offenes System von behavioraler und biologischer Plastizität und ein geschlossenes System, in dem die Anfangsbedingungen den Endzustand unabänderlich bestimmen. Empirische Forscher, die stärker von der Psychoanalyse beeinflusst sind, beschreiben gegenwärtig Entwicklung auch in komplex epigenetischer Weise(z.B. Tronick und Beeghly, 2011) und beziehen dabei multiple, interagierende biopsychosoziale Einflüsse mit ein. Dabei zeigen sich zunehmend Konvergenzen zwischen deren Ergebnissen und den klinischen Daten, die sich aus der Eltern-Säuglings-Psychotherapie und deren Follow Ups ergeben (Salo, 2007; Salomonsson, 2013). Aus psychoanalytischer Sicht überzeugt uns Young-Bruehls differenzierte Studie zu Freuds ambivalenter Einstellung zu den von ihm konzipierten Ich-Trieben. Sie leitet daraus ein drittes Organisierungsprinzip – das »Wachstumsprinzip«

– mit gleicher Triebkraft und -qualität wie das Lust- und das Realitätsprinzip ab (1999). Daran schließen wir unsere Beschreibung der Adoleszenz von früher an, als wir die harmonische Integration des Lust-, des Realitäts- und des Wachstumsprinzips als Hauptentwicklungsaufgabe der Adoleszenz herausstellten. Sowohl innerhalb wie außerhalb der Psychoanalyse lässt sich ein zunehmendes Forschungsinteresse am zweigleisigen System feststellen. Gleichzeitig zeigt sich auch die anhaltende Reduktion in der Fokussierung jeweils auf nur ein System – und Psychoanalytiker wenden sich wieder ausschließlich der intrapsychischen Welt der Phantasien zu, die ausschließlich – wie in den Arbeiten von Klein und Bion – mittels Übertragung und Gegenübertragung erforscht wird. Andere fliehen vor potenziell bedrohlichen Inhalten des Unbewussten, den Triebwünschen, den Triebregungen und Gefühlen in die sonnigeren Gefilde der Positiven Psychologie, der CBT, der Schema-Therapie, der Bindungstheorie, der Achtsamkeit, der Mentalisierung usw.

Bekanntlich haben wir über die Jahre viel über die Adoleszenz und die Entwicklung unseres Modells von den beiden Systemen der Selbstregulierung publiziert. Viele unserer Überlegungen entwickelten sich auch unterstützt durch Diskussionen in München, und wir bedanken uns für das anhaltende Interesse unserer Kollegen, wie sich das Modell weiterentwickelt. Heute wollen wir darauf unseren Blick richten, wie die beiden Systeme in Überschneidung sich gegenseitig erhellen, woraus ein neues Konzept der adoleszenten Entwicklung hervorgeht und uns Hinweise gibt für eine fruchtbarere Behandlungstechnik und ein besseres Verständnis von Erwachsenen. Gleichzeitig hat das bedeutsame Auswirkungen auf die Behandlungstechnik bei Patienten aller Altersstufen.

Unsere Arbeiten zum Sadomasochismus und zu den darunterliegenden omnipotenten Überzeugungen ließen uns zwei signifikant unterschiedliche Lösungen der Konflikte in der lebenslänglichen Entwicklung begreifen. Die eine erfasst angemessen die Realität und ist durch Freude, Kompetenz, Liebe und Kreativität gekennzeichnet. Die andere vermeidet die Realität und ist durch Machtdynamik, Omnipotenz und Unveränderlichkeit charakterisiert. In früheren Artikeln und Büchern haben wir diese alternativen Konfliktlösungen als die zwei Systeme der Selbstregulierung erarbeitet, die wir als das »offene« und das »geschlossene« System bezeichnet haben.

Wie spezifisch erhellt das Model von diesen beiden Systemen die Entwicklung im Jugendalter und erweitert das Repertoire unsere Behandlungstechniken? Zunächst listen wir verschiedene Aspekte auf, einige davon werden wir später genauer ausführen.

Unsere Überlegungen bezüglich des geschlossenen Systems

Das klassische psychoanalytische Model der Adoleszenz beschreibt hervorragend die Pathologie; es hilft uns und der Öffentlichkeit, Gesundheit und Gestörtheit zu unterscheiden.

Funktionieren im geschlossenem System (Essstörungen, Selbstverletzungen und destruktives Verhalten, Gewalt, Promiskuität usw.) resultiert nicht aus Defiziten, vielmehr muss es als Problemlösung respektiert werden: Diese Lösung beinhaltet oft die besten Fähigkeiten der Person.

Omnipotentes, sadomasochistisches Funktionieren im geschlossenem System hat in jeder Entwicklungsphase seine Wurzeln: Aber die Adoleszenz, in der die Person mit seiner eigenen Realität und die der Anderen zurechtkommen soll, ist eine Zeit, in der sich der Charakter und die Persönlichkeit konsolidieren. Das Funktionieren im offenen oder geschlossenen System strukturiert sich zur hauptsächlichen Modalität der Selbstregulierung.

Wenn ein Funktionieren im vorwiegend geschlossenen System in der Adoleszenz nicht beiseitegeschoben wird, kann es zu einer lebenslänglichen Sucht werden.

Unsere Überlegungen bezüglich des offenenen Systems

Niemand funktioniert zu jeder Zeit ausschließlich in einem System. Deshalb müssen wir vom ersten Kontakt an Ausschau halten nach Funktionen im offenen System, um eine Arbeitshaltung anzubahnen, die der jungen Person bei entsprechender Gelegenheit Alternativen anbietet.

Im Kontext des therapeutischen Bündnisses finden die Adoleszenten Gelegenheit, sich auf einen Erwachsenen einzulassen, der angemessenere Alternativen zu Lösungen im geschlossenem System anbieten kann, mit denen die Jugendlichen neue Anpassungs- und Abwehrstrategien erproben und emotionale Muskeln im Verlauf des Wachstums und zur Stärkung ihres Ichs entwickeln können (Novick & Novick, 2010, 2011).

Jugendliche leben nicht isoliert, stets haben sie eine Familie und eine Gemeinde. Entwicklungsaufgabe der Adoleszenz ist deshalb nicht SEPARATION von ihrer Familie, sondern TRANSFORMATION ihrer Beziehungen zu sich selbst und zu den Anderen, einschließlich ihrer Eltern. Die Arbeit mit Jugendlichen schließt deshalb günstiger Weise begleitende Elternarbeit ein.

Die Arbeit mit Patienten und Eltern im offenen System ermöglicht den Zugang zu Kapazitäten für Liebe und Kreativität und befördert die sich selbst verstärkende Freude an Bemeisterung, ermöglicht es, zu hoffen und realistische Lebensziele zu finden (Novick & Novick, 2000).

Das klassische Modell des Jugendalters beschreibt hervorragend die Pathologie, hilft uns und der Öffentlichkeit, Gesundheit und Gestörtheit zu unterscheiden

Die *Drei Abhandlungen zur Sexualtheorie* von Freud (1905) enthalten grundlegend das psychoanalytische Konzept von der Entwicklung im Jugendalter: Der intensive Anstieg des Sexualtriebs während der Pubertät lässt die Abwehren aus der Latenz und die gegenüber der Inzestschranke zusammenbrechen. Die wichtige Aufgabe besteht im Jugendalter darin, infantile Beziehungen und Wünsche zurückzuweisen, sich aus der Bindung an die Eltern zu lösen und gegen diese zu opponieren sowie die Aufrichtung einer nicht-inzestuösen sexuellen Beziehung und von einem reifen Geflecht an Ideen, Werten und Moralvorstellungen. Dieser gewaltige Wandel findet anfänglich hauptsächlich in der Phantasie statt, oft angeregt durch Masturbation. Im Verlaufe der Pubertät werden die infantilen Strebungen zur Vorlust unter der Dominanz genitaler Strebungen nach gegengeschlechtlichem Geschlechtsverkehr und Zeugung umgewandelt. Störungen in der sexuellen Orientierung können zu Perversionen führen.

Das also ist das erste psychoanalytische Model von der Entwicklung im Jugendalter. Spätere Autoren haben wichtige Überlegungen hinzugefügt. Ernest Jones (1922) übernahm von G. S. Hall (1904) die Theorie von der Rekapitulierung der frühen Entwicklungsphasen. Er ging damit über Freuds Vorstellung von ödipalen Wünschen in der Pubertät hinaus. Jones Konzept geht viel weiter, indem er postuliert, dass alle infantilen Entwicklungsphasen in der Adoleszenz rekapituliert werden. Diese Betrachtungsweise hat seitdem die meisten Psychoanalytiker beeinflusst, wie beispielsweise Peter Blos Sr., der die Adoleszenz als zweite Separation-Individuations-Phase beschreibt (1967).

Angefangen mit ihrem ersten Vortrag zur Aufnahme in die Wiener Psychoanalytische Gesellschaft über Masturbationsphantasien einer Jugendlichen 1922 (A. Freud, 1923) bis zur Diskussion ihres *Das Ich und die Abwehrmechanismen* kurz vor ihrem Lebensende (1983) hat Anna Freud grundlegende Beiträge zur

Adoleszenz gemacht. Ihre Vorstellungen dominierten über lange Zeit offiziell das Bild vom Jugendalter als Entwicklungsphase sowie von der Behandlungstechnik und über die geistige Funktion des jeweiligen Individuums. Anna Freuds Vorstellungen von der Adoleszenz bauen auf Freuds Beschreibungen von der Umgestaltungen in der Pubertät (1905) auf und erweitern sie.

In ihrer klassischen Arbeit *Das Ich und die Abwehrmechanismen* (1936) und den Beiträgen zur Adoleszenz 20 Jahre später (1958) differenziert sie viele Punkte des Modells ihres Vaters. Insbesondere beschreibt sie ganz lebendig den Kampf zwischen Es und Über-Ich sowie das Ansteigen nicht nur der Libido, sondern auch der Aggression. Das war die wichtigste Ergänzung. Sie betont, die Hauptangst in der Adoleszenz sei die Furcht, von den Trieben überwältigt zu werden, Angst vor der Quantität und weniger vor der Qualität der Triebe. An ihrer Beschreibung ist besonders hervorzuheben, wie sie traumatische Auswirkungen von Hilflosigkeit versteht. In den Diskussionen der 1980er-Jahre in der Hampstead Clinic arbeitete sie ihre These aus, dass die Angst vor Hilflosigkeit unter allen Ängsten in ihrer klassischen Reihenfolge liegt.

1958 und erneut 1969 beschreibt Anna Freud klar umrissen die sogenannte »normale« adoleszente Turbulenz, die G. Stanley Hall (1904) viel früher den Sturm und Drang dieser Phase genannt hat. Anna Freud siedelte die Reaktionen der Jugendlichen zwischen seelischer Gesundheit und Krankheit an. Sie vertrat nachdrücklich die Position, die Adoleszenz sei eine Entwicklungsstörung. Ihre Erweiterungen des grundlegenden psychoanalytischen Entwicklungsmodels bereicherten über die Jahre hinweg die Darstellung des Jugendalters. Trotzdem machte sie darauf aufmerksam, wie wenig psychoanalytisch das Verständnis war: »Der Forschungsstand über Adoleszenz ist wenig erfreulich und insbesondere unbefriedigend, wenn wir das mit der frühen Kindheit vergleichen« (1958). Sie erklärte die Erforschung der Adoleszenz nicht nur zum »Stiefkind«, sondern hielt, wie die meisten ihrer damaligen Kollegen, Jugendliche für nicht analysierbar (DeVito, Novick und Novick, 2000). Sie soll gesagt haben: »Jugendliche zu analysieren ist vergleichbar einem Schnellzug hinterherzulaufen. Wir müssen uns wahrscheinlich damit abfinden, dass Jugendliche nicht wirklich analysierbar sind.« (Panel 1972:135) Was ist da los? Warum zeigte sie so viel Rückzug und Pessimismus, wobei sie offensichtlich so viel wusste?

Unserer Meinung nach trugen vielfältige Faktoren zur Aufrechterhaltung der gängigen Vorstellungen der Psychoanalytiker über die Adoleszenz bei. Wenn wir uns die Ursprünge der Kinderpsychoanalyse anschauen, dann erweist sich, dass sie hinter Verwirrungen und Geheimnissen verborgen sind. Die erste Kinderanalytikerin war weder Anna Freud noch Melanie Klein. Die erste Kinderanalytikerin war Hermine Hug-Hellmuth, die bereits im Ersten Weltkrieg ausführlich über Psychotherapie mit Kindern publizierte (1915, 1919, 1920).

Sie hatte weitreichenden Einfluss auf den Kreis junger Leute, einschließlich Anna Freuds, die sich für die Anwendung der Psychoanalyse auf Kinder und Jugendliche interessierten.

Aber 1924 wurde Hug-Hellmuth von ihrem 18-jährigen Neffen Rolf ermordet, von dem viele glaubten, er sei bei ihr in Analyse gewesen. Der Fall wurde zu einem öffentlichen Skandal, den viele prominente Psychiater dafür nutzten, in großen Zeitungen vor der Gefahr der Psychoanalyse insbesondere bei Kindern und Jugendlichen zu warnen. Perrot-Catipovic und Ladame (1998) führten die Zurückhaltung vieler Psychoanalytiker, mit Jugendlichen zu arbeiten, darauf zurück, dass dieser spektakuläre Mord die Analytiker bewegte, eher die Gefahren und weniger die Vorzüge der Behandlung von Jugendlichen zu betonen. Uns scheint dies das frühe Trauma unserer Disziplin zutreffend zu benennen, mit dem wir uns möglicherweise sonst nie konfrontiert hätten, als hätte die sich entwickelnde Kinderanalyse das Trauma in ihr Gesamtbild von der Adoleszenz integriert.

40 Jahre nach diesem Mord erklärt Winnicott: »Es gibt keine wirkliche Heilung von der Adoleszenz, tatsächlich nur eine – das Verstreichen von Zeit« (1961). Man beachte, dass die Adoleszenz als eine heilungsbedürftige Krankheit beschrieben wird, wobei »Heilung« nichts mit psychoanalytischer Behandlung zu tun hat. Die Verwischung der Kategorien von Gesundheit und Pathologie, von möglichem Risiko und Aktualität ist in unsere Theorie eingedrungen. Und es war nicht Anna Freud allein, die das Jugendalter als Entwicklungsstörung beschrieb. Wir denken, dass das frühe, die Kinderpsychoanalytiker überwältigende Trauma bewusst angenommen werden muss. Denn wir alle wissen, dass ein unbewusstes Trauma sich unverändert weiter auswirkt.

Wir stellen die psychoanalytische Betrachtungsweise in Frage, die die normale Adoleszenz als »Entwicklungsstörung« sieht, das Verhalten der Jugendlichen »zwischen seelischer Gesundheit und Krankheit ansiedelt «, extreme Schwankungen ihrer Gefühlswelt, ihres Verhaltens, des Denkens, der Triebabfuhr, ihrer Beziehungen erwartungsgemäß für normal hält, genauso wie ihre extrem negativen Einstellungen gegenüber ihren Eltern und deren Werten. Tatsächlich müsste man angesichts dieses Modells fragen, ob die Abwesenheit solcher Turbulenzen bei einem Jugendlichen besorgniserregend sei.

Die Datenbasis des psychoanalytischen Modells von der normalen Adoleszenz ergab sich ursprünglich aus der intensiven Arbeit mit schwer neurotischen Jugendlichen, wie sie im Leben, in den Künsten und zuweilen in der psychoanalytischen Behandlung auftauchten. Wahrscheinlich ist das Standardmodell für das Verständnis und die Behandlung gestörter Jugendlichen effektiv. Die fortschreitende Dialektik zwischen diesem Modell und den Daten über den adoleszenten Entwicklungszusammenbruch verspricht verbessertes Verständnis und effektivere Behandlung solcher Störungen.

Fälschliche Annahmen über das Jugendalter bestehen weiterhin und beeinflussen die Einschätzungen zerstörerischer und mörderischer Handlungen Jugendlicher. Wenn wir uns mit der Wirklichkeit auseinandersetzen, zeigen sich wahre Fakten, die es festzuhalten gilt. Zunächst gilt es, der herrschenden gesellschaftlich häufigen Vorstellung von Analytikern zu entgegnen, das Jugendalter sei normalerweise eine Zeit von krankheitsähnlichem Aufruhr. Menschen werden dadurch aufgefordert, pathologisches Verhalten als in der Jugend erwartbar zu rationalisieren. Beispielsweise zeigte der jugendliche Täter, der wegen Schießerei in Tuscon/USA angeklagt ist, schon Jahre vorher ein höchst merkwürdiges Verhalten. Es ist niemandem geholfen, wenn Pathologie als normal hingestellt wird, die sich hoffentlich auswachsen wird.

Damit verknüpft ist die Vorstellung, die Adoleszenz ziele auf Trennung von den Eltern und anderen Erwachsenen. Junge Leute werden dadurch möglicherweise bindungslos, schließen sich nur mehr der Gleichaltrigengruppe an und verschließen sich gegenüber der Realität, die magische omnipotente Vorstellungen korrigiert. In unserer Gesellschaft gibt es keine Lebensphase, in der bedeutsame Menschen diesen Ausschluss akzeptieren und den Jugendlichen Weisheiten der Anderen entziehen. »Lass mich« und »das geht Dich überhaupt nichts an« muss bei Jugendlichen angeblich als »natürlich« hingenommen werden, anstatt solches als Hinweis auf Sorgen und Niedergeschlagenheit zu verstehen. Als Analytiker schlagen wir alternativ vor, dass das Ziel der Adoleszenz die Transformation der Beziehung zu Anderen und zu sich selbst ist.

Verknüpft damit ist die Privatsphäre. Analytiker und Nicht-Analytiker verwechseln häufig Privatsphäre mit Geheimnissen, was manchmal schreckliche klinische und nicht-klinische Folgen hat. Die Privatsphäre gehört zum Leben, die als gegeben zu Recht respektiert werden muss. Für kleine Kinder ist es eine Errungenschaft, wenn sie in ihrer Entwicklung begreifen, dass sie ihr privates geistiges Leben haben, dass ihre Gedanken ihnen ganz allein gehören. Zu wissen, dass niemand ihre Gedanken lesen kann, ermöglicht es ihnen, freudvoll anderen von sich zu erzählen.

Nichts desto weniger gilt es anzuerkennen und zu integrieren, dass Jugendliche tatsächlich sexuell und aggressiv agieren können. In der Adoleszenz haben seelisch belastete Jugendliche ein hohes Risiko, andere und sich selbst, möglicherweise tödlich zu schädigen. Das zeigt sich in Selbstmord / Mord, Autounfällen, Rauschmittelabusus, gefährlichem sexuellem Verhalten wie ungeschütztem Sex, Schwangerschaft, Promiskuität, es zeigt sich in Perversionen, Essstörungen, Straftaten, Delinquenz, Vandalismus, Zugehörigkeit zu Sekten oder Banden usw. In den USA erreichte die Selbstmordrate junger Leute zwischen 14 und 24 den hohen Stand von 31 auf 100.000 (Centres for Disease Control). Gegenüber 2007 ist das ein Anstieg von 57,4%. Analytiker haben ein Risiko, wenn sie sich auf diese gefährlichen Potenziale einlassen. Um mit der tatsächlichen, möglichen Überwältigung in der Arbeit mit Jugendlichen besser umgehen zu können, müssen wir die klassische Theorie der Entwicklung im Jugendalter und die Behandlungstechnik revidieren.

Das psychoanalytische Modell des Jugendalters basierte auf adoleszenten Patienten. Es ist ein nützliches Model für adoleszente Störungen, aber nicht für ein Funktionieren im offenen System. Es gibt viele Behandlungstechniken für Störungen, aber wir legen weniger Gewicht darauf, wie wir bei Jugendlichen ihr Funktionieren im offenen System befördern können.

Omnipotentes, sadomasochistisches Funktionieren im geschlossenen System stammt aus allen Entwicklungsphasen, aber mit ihrer Entwicklungsaufgabe: mit der eigenen Realität und der der anderen sowie den Realitätsanforderungen der Welt zurechtzukommen, Iist Adoleszenz der Zeitraum, in dem sich Charakter und Persönlichkeit konsolodieren. Offenes oder geschlossenes System strukturiert sich zur vorwiegenden Modalität der Selbstregulierung.

Alle Entwicklungsaufgaben der Adoleszenz erfordern eine Reihe von Transformationen. Die Beziehung zu Wirklichkeit und Fantasie als Teil des zu integrierenden Körpers und des Selbst verändern sich im Laufe der Umgestaltungen. Der normale Jugendliche macht sich eine neue Harmonie zwischen Lust-, dem Realitäts- und dem Wachstumsprinzip zu eigen. Der im geschlossenen System funktionierende Jugendliche widersetzt sich diesen Prinzipien, ihm ist die Wirklichkeit nicht freudvoll. Für ihn gibt es Lust nur in unwirklichen magischen Fantasien und Überzeugungen, die sein Wachstum unterminieren.

Klinisch zeigt sich dies an der heftigen Scham und der gewaltigen Schuld bei Adoleszenten, die von den Veränderungen überwältigt sind und dann ihre Gefühle von Hilflosigkeit durch Starkmacherei oder Opferhaltung agieren, in ihrer Verzweiflung suizidal werden. Wurmser (2004) verbindet das Über-Ich im geschlossenen System unserer Beschreibung nach mit den pathologischen Prozessen der Scham. Wir haben beobachtet, in welcher Weise die Idee, Körper und Gesicht omnipotent zu perfektionieren, im Über-Ich des geschlossenen Systems verankert wird, das dem Selbstbild und der Identität des Jugendlichen diktatorisch omnipotente Lösungen wie Anorexie, Zwangsverhalten, Selbstverletzung usw. abverlangt.

Die Jugendlichen müssen mit den hormonellen, neurologischen und physiologischen inneren Veränderungen zurechtkommen, die ihre bislang aufgerichteten Modalitäten der Selbstregulierung herausfordern. Gleichzeitig lehnen sie, kulturell vermittelt, ihre Eltern ab. Die dadurch entstehende Leere wird oft durch Pop-Kultur, dem Einfluss der Gleichaltrigen-Gruppe, Zeiten vor den Fernsehschirmen und durch die sogenannten sozialen Medien aufgefüllt. Diese Außenweltbereiche versprechen schnelle und einfache Lösungen für die Schwierigkeiten und Entscheidungen, mit denen der Jugendliche konfrontiert ist.

Mit Hilfe moderner Wissenschaften lässt sich die ständig fortschreitende Interaktion zwischen den einflussreichen Faktoren der Innen- und der Außenwelt besser verstehen. Dementsprechend können wir nicht streng zwischen dem biologisch-körperlich-neurologischen Bereich und den Stimuli und Anforderungen aus der Außenwelt unterscheiden, die in die epigenetische Interaktion zwischen Innen und Außen wirksam eingehen.

In welcher Weise der Jugendliche die Konfrontation zwischen den Anforderungen der Realität und seinen omnipotenten Überzeugungen löst, entscheidet über das Ergebnis der adoleszenten Entwicklung und bestimmt den Verlauf von Gesundheit oder Pathologie des Erwachsenen. An Lösungen im geschlossenen System sich zu klammern führt wahrscheinlich zu selbstverletzenden und feindseligen Handlungen, die dazu bestimmt sind, die Realität, die Verantwortung für andere und die Schuld zu verleugnen, um andere hilflos und ängstlich zu machen. Auf diese Weise läuft ein magisches Szenario ab, um die Gefühle und Handlungen der anderen unter Kontrolle zu bringen. Dadurch wird der Übergang in das Erwachsenenalter blockiert.

Damit wollen wir unterstreichen, wie eminent wichtig die Adoleszenz ist, in der sich die Formen der Selbstregulierung konsolidieren, die den Lebensstil des Erwachsenen bestimmen (Novick und Novick, 1994, 2013, 2016; Jacobs, 2007).

Wenn in der Adoleszenz die Funktionsweise des geschlossenen Systems nicht beiseitegeschoben wird, wird sie zu einer lebenslangen Sucht. (Rothbone, 2001)

In unseren klinischen Erfahrungen mit erwachsenen Patienten zeigten sich überwältigend die Ergebnisse, die die omnipotenten Lösungen im Sinne des geschlossen Systems nicht beiseitegeschoben haben, sondern auf die grundlegenden Funktionsweisen suchtartig fixiert geblieben sind, die sie in sadomasochistischen Symptomen, die aus allen Entwicklungsphasen stammen, verankert haben. Diese durchgängige Dynamik haben wir in vielen publizierten Fällen aufgezeigt.

Bezüglich des offenen Systems

Niemand funktioniert ständig nur in einem System. Deshalb sollten wir von der ersten Begegnung an auf sich manifestierende Handlungen im offenen System handeln, um eine Arbeitsrichtung zu initiieren, die dem Jugendlichen gegebenenfalls Alternativen aufzeigt.

Wenn wir ausschließlich auf Handlungsweisen im geschlossenen System fokussieren, riskieren wir, die Kapazitäten des offenen Systems, das die Jugendlichen meist umsetzen. Selbst gestörte Jugendliche haben zuweilen dazu Zugang. Im offenen System kommen die eigenen authentischen geistigen und körperlichen Fähigkeiten realitätsbezogen wirksam und kompetent zum Tragen, um die inneren und äußeren Kräfte zu bewältigen. Menschen unterscheiden sich nicht nach offenem oder geschlossenem System, d.h. sie sind keine diagnostischen Kategorien. Vielmehr beschreiben sie als Konstrukte die Wahl zwischen Anpassungsmöglichkeiten in einem Individuum zu jeglichem herausfordernden Schritt in der Entwicklung und ermöglichen eine metapsychologische, multidimensionale Beschreibung der Bestandteile dessen, wie die Person mit sich selbst und mit den Anderen in Beziehung ist. In der Langzeitentwicklung jeweils des offenen und des geschlossenen Systems mit potenziell umsetzbaren Entscheidungen in alle Phasen der lebenslänglichen Entwicklung zeigen sich die Kräfte des offenen Systems daran, wie sich das Selbst transformiert, im Gegensatz zum geschlossenem System, das darauf zielt, zu kontrollieren, Gewalt auszuüben und andere zu verändern. Bei Patienten aller Altersstufen muss betont werden, dass die Systeme miteinander inkompatibel sind. Obwohl jeder die inneren und äußeren Herausforderungen im Leben im offenen oder im geschlossenen System angehen kann, führt die Stärkung der Möglichkeiten, realitätsbezogene und kompetente Wege dabei zu gehen, zu einem entsprechenden Zuwachs an Handlungsweisen im offenen System.

Behandlungstechnische Interventionen haben auf Phänomene der beiden Systeme unterschiedliche Auswirkungen. Phänomene des geschlossenen Systems bedürfen einer klassischen Analyse von Triebstrebungen und deren Abwehr, von Übertragung und Widerstand mit dem Ziel, den Patienten zum zentralen Akteur seiner Pathologie und seiner Verwerfungen von Kompetenz zu machen. Spiegelung, Empathie, Rekonstruktion, Würdigung, Unterstützung und Erklärung von Entwicklungen, um nur einiges zu nennen, stellen im offenen System die Beziehung zum Therapeuten her, dessen Aufgabe darüber hinausgeht, nur ein Übertragungsobjekt zu sein. Wendet man diese Techniken jedoch bei Zuständen im geschlossenen System an, sind sie bestenfalls tröstliche Zeitverschwendung und können im schlimmsten Fall den suchtartigen Zustand von Passivität, Hilflosigkeit und Opferhaltung beim Patienten verstärken.

Um die Dimensionen der Persönlichkeiten unserer Patienten und die Möglichkeiten der Behandlung ganz zu erfassen, gilt es, über erweiterte und alternative Optionen nachzudenken. Diese Erweiterungen erfordern es, ein breites Spektrum von Behandlungstechniken zur Verfügung zu haben. In Bezug auf das offene System sind Konzepte von Bedeutung wie das Wachstumsprinzip, die Annahme und Erwiderung von Gefühlen, primäre Kreativität, Selbstfürsorge und Selbstvorsorge, Bewältigung, Kompetenz, das wahre Selbst u. v. m. In Hinblick auf die Konsolidierung der Persönlichkeit sind diese besonders wichtig.

Innerhalb des therapeutischen Bündnisses haben die Jugendlichen die Chance, sich auf einen Erwachsenen einzulassen, der adaptive Alternativen zu den Lösungen im geschlossenen System zur Verfügung stellen kann, mit dem er diese neuen Anpassungen und Strategien erproben kann und dabei emotionale Muskeln bildet, während sein ich sich erweitert und stärkt.

Wir sehen als Hauptaufgabe der Jugendlichen die Transformation ihrer Beziehungen innerhalb des Lust-, Realitäts- und Wachstumsprinzips, damit die Selbstregulierung grundlegend realitätsbezogen wird. Diese Herausforderung verlangt, dass die Jugendlichen die omnipotenten Lösungen beiseiteschieben, die bis zu einem gewissen Punkt funktioniert haben, aber zunehmend nicht mehr Halt bieten. Ohne die selbstversichernde Krücke der omnipotenten Abwehren werden die Jugendlichen von traumatisch schrecklicher Hilflosigkeit bedroht. Von Behandlungsbeginn an können wir uns dessen annehmen, indem wir den Jugendlichen Alternativen zur emotionalen Muskelbildung im offenen System anbieten (Novick & Novick, 2016).

Mit dem Modell von den beiden Systemen können wir die Behandlungstechnik erweitern über den Therapeuten als Übertragungsobjekt hinaus, bis hin zu den Rollen als Entwicklungsobjekt, Lehrer, wirklicher Unterstützer und Mitarbeiter in der therapeutischen Arbeit und Beziehung. Wenn wir die gesamte therapeutische Beziehung im Lichte der beiden Systeme bedenken, hebt sich auch die standespolitisch entstandene Unterscheidung zwischen Psychoanalyse und Psychotherapie auf. Diese Unterscheidung hat wesentlich zur Einschränkung und zum Abstieg der Psychoanalyse beigetragen.

Das therapeutische Bündnis zwischen allen Parteien in der Behandlung – den Eltern, der Therapeutin und der Jugendlichen – ist ganz wesentlich und leitet sich ab von Fähigkeiten des offenen Systems, auf das fokussiert wird. Es bietet Alternativen zu den pathologischen Abwehrstrategien an, indem sie die emotionalen Muskeln stärkt. Unsere eigene Forschung zum therapeutischen Bündnis (Novick u. Novick, 1998, 2000, 2004) und die Veröffentlichungen in benachbarten Disziplinen (Frieswyck et al., 1986; Gedo u. Carter, 1984; Heinssen et al., 1995; Horvath u. Greenberg, 1994; Karon, 1989) belegen, wie wichtig das therapeutische Bündnis für die Aufrechterhaltung und das Ergebnis der Behandlung ist. Wir betonen hiermit besonders die interdependenten Beziehungen zwischen dem offenen System, dem therapeutischen Bündnis und der Auseinandersetzung mit der Realität.

Hauptsächlich zeigt sich das Funktionieren im offenen System in der durchgehend gemeinsamen Schaffung des therapeutischen Bündnisses. Das Konzept vom therapeutischen Bündnis wirkt wie eine Linse, die hilft, die Fähigkeiten und Motivationen, das Bewusste und Unbewusste aus allen Schichten der Persönlichkeit und aus allen Phasen der Entwicklung schärfer zu sehen, die in die gemeinsame Aufgabe in jegliche Behandlungsphase einfließen. Die Aufgabe des therapeutischen Bündnisses in jeglicher Behandlungsphase ist es, Widerstände aufzudecken, die aus dem geschlossenen System hervorgegangen sind (K. Novick u. J. Novick, 1998), die den Fortschritt in der Entwicklung und in der Behandlung hauptsächlich behindern (vgl. K. Novick u. J. Novick, 2012:66).

Das therapeutische Bündnis zu bewältigen und zu internalisieren, baut das sich konsolidierende offene System auf und fördert es weiterhin. Das therapeutische Bündnis ist ein Feld von Verständnis, Wandel und Wachstum während der Behandlung und darüber hinaus. Die Übertragungsmomente in der Beziehung eignen sich vor allem dazu, die Momente aus dem geschlossenen System zu beleuchten, denn die Übertragung repräsentiert eine omnipotente Kraftanstrengung, die Realität der Analytikerin zu verleugnen und sie in etwas anderes durch Externalisierung zu verwandeln. Durch die Verwerfung verhasster Selbstanteile wirkt Externalisierung als hauptsächliche Abwehrform im geschlossenen System.

Das geschlossene System wird im »Grenzgebiet« wirksam, wie es die Psychiater im 19. Jahrhundert nannten (Hughes, 1884; Russell, 1884; J. Novick u. R. Novick, 2007, 1996). Um die Patientin in dieses schreckliche Grenzgebiet zu begleiten, muss die Analytikerin aber einen festen Fuß in der Realität, im offenen System haben, dessen behandlungstechnische Manifestationen aufgabenbezogen das therapeutischen Bündnisses hervorrufen.

Die Funktionen des offenen Systems entfalten sich im Beziehungskontext des therapeutischen Bündnisses und im Gebrauch der Analytikerin als einem Entwicklungsobjekt und Mitarbeiterin, die die Realität verkörpert und sich als Modell und Identifikationsfigur mit autoritativem Wissen und Erfahrung zur Verfügung stellt. Die Behandlungstechnik im Sinne des offenen Systems achtet explizit auf ein gut wirksames Ich, auf die Funktionslust beim effektiven Einsatz der körperlichen, intellektuellen, sozialen und emotionalen Fähigkeiten. Das

Modell der beiden Systeme legitimiert wieder analytisch ehemals entwertete, stützende und psychoedukative Behandlungstechniken als integraler Bestandteil der therapeutischen Arbeit. Interventionen im Sinne des offenen Systems tragen zur Entstehung des inneren Konflikts zwischen dem geschlossenen und dem offenen System bei.

> Jugendliche leben nicht isoliert. Immer haben sie eine Familie und ihre Umgebung. Deshalb ist die Aufgabe der Adoleszenz nicht die Trennung von ihrer Familie, sondern die Transformation ihrer Beziehungen zu sich selbst und zu den anderen einschließlich ihrer Eltern. Optimalerweise schließt die Arbeit mit Jugendlichen begleitende Elternarbeit ein.

Genauso wie die Eltern als Hilfs-Ich für ihre Kleinkinder, die von heftigen Wutgefühlen überwältigt werden, dafür wichtig sind, ihnen ihre Kraft, Erfahrung und Wissen entscheidend zur Verfügung zu stellen, müssen Eltern von Jugendlichen für ihre Jugendliche als Hilfs-Ich bereitstehen, um Urteilsfähigkeit und Nachdenken über Konsequenzen zu vermitteln und damit dem starken emotionalen Einfluss der Gleichaltrigengruppe entgegenzuwirken. Es gilt, Eltern zu ermutigen, nicht abzudanken und sich zurückzuziehen. Vielmehr brauchen sie Unterstützung bei der Transformation ihrer Eltern-Kind-Beziehung.

In diesem Zusammenhang bezeichnen wir die beiden Ziele jeglicher Behandlung: a) das Kind oder den Jugendlichen zur progressiven Weiterentwicklung zu führen, und b) die Transformation der Eltern-Kind-Beziehung als eine lebenslängliche beidseitige Ressource. Bekanntlich ist der hohe Prozentsatz verfrühter Beendigungen ein großes Hindernis in der Arbeit mit Jugendlichen. Die begleitende Elternarbeit über die gesamte Behandlung der Jugendlichen hinweg ermöglicht allen Parteien Veränderung. Das therapeutische Bündnis zwischen Eltern, der Jugendlichen und der Analytikerin schafft ein Sicherheitsnetz für die Aufrechterhaltung der Arbeit und für einen guten Abschied (Novick u. Novick, 2013a, 2013b). Die Behandlungstechnik in der begleitenden Elternarbeit während der Behandlung von Adoleszenten schließt die beiden erwähnten Zielsetzungen ein. Bereits in der Evaluierungsphase benennen wir den Eltern die beiden Ziele unseres gemeinsamen Unternehmens. Wir arbeiten so lange an diesem Gedanken, bis er intrinsisch die fortlaufende Behandlung motiviert.

Das motiviert intrinsisch nicht nur die Eltern. Es muss auch die ehrliche Überzeugung der Analytikerin sein. Die Eltern testen Authentizität und Kompetenz der Therapeutin, der sie ihr Kind anvertrauen wollen, selbst ihr schon fast erwachsenes Kind. Im gegenwärtigen gesellschaftlichen Klima, das ganz schnelle Lösungen bewundert, fühlt sich die Psychoanalytikerin recht verletzlich und oft nicht besonders zuversichtlich, wenn sie eine intensive Langzeittherapie empfiehlt. Nur mit Überzeugung und Unterstützung kann man an der evidenzbasierten Wirkung der Analyse festhalten, insbesondere an Analyse mit begleitender Elternarbeit (Palmer et al., 2013). In anderen Beiträgen haben wir die Fähigkeiten der Analytikerin beschrieben, auf dem Boden der Realität zu stehen und mental im Sinne des offenen Systems zu arbeiten, weil die Analytikerin gleichermaßen emotionale Muskeln braucht, um über die lange Zeit hinweg effektiv zu arbeiten (J. Novick u. K. Novick, 2012).

Wir setzen auch das ganze Instrumentarium psychoanalytischer Interventionen ein, auch die, die üblicherweise als »therapeutisch« gelten, etwa die Abwehranalyse, Verbalisierung, Einsicht, Rekonstruktion, Deutung und die Nutzung von Übertragung und Gegenübertragung, um zu verstehen und zu behandeln. Zusätzlich zum vertrauten Gebrauch von Erziehung, Unterstützung, Validierung, Vorbildhaftigkeit, Erleichterungen usw. gibt es Stapel von Ratgebern für Eltern. Wir verdeutlichen, wie relevant der Einsatz des gesamten Spektrums von Behandlungstechniken bei sich einstellenden Schwierigkeiten ist, wenn die Therapeutin vom Einsatz dieser Fertigkeiten nicht zurückschreckt und positiv durch Deutung und Durcharbeiten für den zu erreichenden Erfolg der beiden Behandlungsziele verantwortlich ist.

Mit den Eltern und Adoleszenten sprechen wir darüber, dass Gedanken und Gefühle als Privatsphäre der Schweigepflicht unterliegen, betonen aber, dass Handlungen öffentlicher Natur sind. Die Sicherheit ist der höchste klinische Wert, aber es wird für die Behandlung destruktiv und vielleicht für den Adoleszenten gefährlich sein, wenn riskante Handlungen verschwiegen werden. Die Aufrechterhaltung der Schweigepflicht schützt die Privatsphäre, aber diese kollidiert mit wissentlich verschwiegenen Geheimnissen. Klinisch bemühen wir uns, Geheimnisse zum Gegenstand therapeutischer Erforschung und Einsicht zu machen, damit die Adoleszenten und ihre Eltern anfangen, freudig und fruchtbringend sich kommunikativ auszutauschen (Novick, J. u. Novick, K. K., 2008).

Für die Jugendlichen und ihre Eltern, die für sie sorgen, ist die Adoleszenz eine multidimensionale Herausforderung. Für manche jungen Leute und deren Eltern können sich durch Nachträglichkeit herausfordernde Berührungen mit dem Trauma ergeben. In Freuds erster Theorie bedingte Nachträglichkeit den adoleszenten Entwicklungszusammenbruch. Wir haben darüber veröffentlich, dass dies auf Freuds eigene Adoleszenz zutraf; auf die Panikattacken in einer Gruppe von Oberstufenschüler, die die Ermordung eines Klassenkameraden in der Grundschule erlebt und scheinbar ihre Reaktionen darauf bewältigt hatten, und auf die traumatische Reaktion eines Studenten, als seine Freundin ihn verständlicherweise bat, ihre sexuellen Bedürfnisse ebenso zu berücksichtigen wie seine eigenen (Novick, J. u. Novick, K. K., 2001c). Das Konzept der Nachträglichkeit ist nicht nur historisch interessant, wichtiger ist, dass es erklärt, wie die enormen körperlichen, sozialen und seelischen Veränderungen in der Adoleszenz Erlebnisse in der Kindheit durch sie intensivierte Tendenz, Fantasien in mögliche Handlungen überzuführen. Anders als junge Kinder können Jugendliche wirklich einen Mord begehen, jederzeit mit jedem möglichen Sex haben, schwanger werden, davonrennen, familiäre Verleugnungen aufbrechen und so fort.

Wenn der Adoleszententherapeut von der Annahme ausgeht, die Adoleszenz ziele auf Transformation und nicht auf Trennung, kann die parallele Arbeit mit den Eltern und der Jugendlichen für sie alle ein neues Beziehungsniveau eröffnen. Wenn sich die Eltern nicht begleitend ändern, ist es für die Jugendlichen doppelt schwer, ins Erwachsenenalter fortzuschreiten. Angesichts des Drucks von innen und außen und der gesteigerten Verantwortlichkeit, die die Gesellschaft zu Recht erwartet, erfordern die Ansprüche an die Adoleszenten eine vergleichbar nuancierte, multidimensionale und multimodale Behandlungstechnik, um im Kontext ihrer Familien die Bedürfnisse der ganzen Person ansprechen zu können.

Schlussbemerkung

Im geschlossenen System wird drohende Einsamkeit durch den Einsatz omnipotenter Strategien abgewehrt, die in der Adoleszenz zunehmend durch die Realität herausgefordert werden. Im offenen System wenden wir adaptive Coping-Strategien an, was wir »emotionale Muskeln« genannt haben, um die Ich-Stärke, die Ich-Triebe, die Frustrationstoleranz, die Fähigkeit aufzuschieben, Arbeitsfreude, Kompetenz, Resilienz, Mentalisierung, Selbstreflexion usw. zu beschreiben (K. K. Novick u. J. Novick, 2019, 2021). Adoleszente, die ihre emotionalen Muskeln entwickelt haben, bringen in ihr Erwachsenenalter gesunde, auf der Struktur ihrer Gesamtpersönlichkeit sich aufbauende Anpassungsstrategien mit.

In unseren Augen ist die Adoleszenz eine Entwicklungsphase im eigenen Recht, mit eigenen Aufgaben und Leistungen, ein Feld, auf dem die Verletzlichkeiten und Stärken aus allen bisherigen Entwicklungsphasen getestet, erneuert, verändert und konsolidiert werden. Vergangene oder gegenwärtige krisenhafte Herausforderungen mögen bewältigt werden oder können den jungen Menschen völlig hilflos machen. Unsere neu konzipierte Theorie von der Adoleszenz im Sinne der beiden Systeme ermöglicht es, die Analyse als ein kräftiges, multimodales Lernerlebnis zu definieren: Die beiden Systeme machen den Jugendlichen Sinn und sie beschreiben es in selbst gefundenen Metaphern.

Ein Teenager beschrieb das geschlossene System als »Scheißsystem«, ein anderer als »Hamsterrad«, ein anderer vergleicht Russland mit Italien, eine andere sprach von Faschismus und Demokratie. Freud (1933) und Rangell (1982) erklärten die Wahlfreiheit zum Ziel der Analyse. Wir charakterisieren dies als die Wiederherstellung freier Entscheidung für die Selbstregulierung im geschlossenem oder im offenen System.

Uns hat sich gezeigt, dass die Arbeit im Modell der beiden Systeme die Wertigkeit und die Generativität psychoanalytischen Denkens über die Adoleszenz wiederherstellt. Es ermöglicht gestörten Jugendlichen, ihr Trauma und dessen pathologische Folgen beiseitezuschieben und ihre erwachsene Persönlichkeit entsprechend ihren Kräften zu gestalten.

(Übersetzung aus dem amerikanischen Englisch
von Peter Bründl, München)

Literatur

Anthony, J., and Cohler, B. (1987): *The Invulnerable Child.* New York and London (Guilford).

DeVito, E., Novick, J., and Novick, K. K. (2000): *Cultural interferences with listening to adolescents.* J.I.C.A.P., 1:77–95.

Erikson, E. (1950): *Childhood and Society.* New York (Norton).

Freud, A. (1923): The Relation of Beating-Phantasies to a Day-Dream. *Int. J. Psycho-Anal.,* 4:89–102.

Freud, A. (1936): *The Ego and the Mechanisms of Defense.* Revised Edition. Writings 2. New York (International Universities Press).

Freud, A. (1958): Adolescence. *Writings 5*:136–166. New York (International Universities Press).

Freud, S. (1905): Three Essays on the theory of sexuality. *S. E. 7*:123–243.

Freud, S. (1915): Instincts and their vicissitudes. *S. E. 14*:117–140.

Freud, S. (1923): The ego and the id. *S. E. 19*:12–59.

Frieswyk, S. H. et al. (1986): Therapeutic alliance: ist place as a process and outcome variable in dynamic psychotherapy research. *J. Consult. And Clin. Psychol. 54*: 32–38.

Gelso, C. J., and Carter, J. (1985): The relationship in counseling psychotherapy. The Counseling Psychologist 13:155–244.

Hall, G. S. (1904): *Adolescence*. New York (Norton).

Hartmann, H. (1939): *Ego Psychology and the Problem of Adaptation*. New York (International Universities Press) (1958).

Heinssen, R. K. et al. (1995): Client as colleague: Therapeutic contracting with the seriously mentally ill. *Amer. Psychol.* 50:522–532.

Hug-Hellmuth, H. (1915): Die Kriegsneurose des Kindes. *Pester Lloyd*, 62. Jg., Nr. 65:1–3.

Hug-Hellmuth, H. (1919): *A Study of the Mental Life of the Child*. Hong Kong (Forgotten Books) (2013).

Hug-Hellmuth, H. (1920): Child Psychology and Education. *Int. J. Psycho-Anal.* 1:316–318.

Hughes, C. H. (1984): Borderland psychiatric records: prodromal symptoms of psychical impairment. *Alienist and neurologist* 5:85–91.

Jacobs, T. J. (2007): On the adolescent neurosis. *Psa. Q.* 76, 2:487–513.

Jones, E. (1922): Some problems of adolescence. In: *Papers on Psychoanalysis*. Boston (Beacon Press), S. 389–406.

Kagan, J. (1996): Three pleasing ideas. *American Psychologist, 51*:901–907.

Karon, B. P. (1989): The state of the art of psychoanalysis: science, hope, and kindness in psychoanalytic technique. *Psychoanalysis and Psychotherapy, 7*:99–115.

Knight, R. (2022, im Druck): How We Humans Develop in Dynamic Yet Non-Linear Ways Throughout the Life Cycle. In: *The Psychoanalytic Study oft he Child*.

Mayr, E. (1988): *Toward a New Philosophy of Biology*. Cambridge, MA (Harvard University Press).

Moskowitz, S. (1983): *Love Despite Hate*. New York (Schocken).

Novick, J. and Novick, K. K. (1991): Some comments on masochism and the delusion of omnipotence from a developmental perspektive. *J. Amer. Psychoanal. Assn.* 39:307–321.

Novick, J. and Novick, K. K. (1996): A developmental perspective on omnipotence. *J. Clinical Psychoanalysis* 5:129–173.

Novick, J. and Novick, K. K. (2000): Love in the therapeutic alliance. *JAPA 48*: 189–218.

Novick, J. and Novick, K. K. (2001a): Two systems of self-regulation: psychoanalytic approaches to the treatment of children and adolescents. *Journal of Psychoanalytic Social Work* 8:95–122.

Novick, J. and Novick, K. K. (2001b): Trauma and deferred action in the reality of adolescence. *American J. of Psa. 61*:43–61.

Novick, J. and Novick, K. K. (2004): The superego and the two-systems model. *Psa. Inq. 24*:232–256.

Novick, J. and Novick, K. K. (2006): *Good Goodbyes: Knowing How to End in Psychotherapy and Psychoanalysis.* Lanham, MD (Jason Aronson). Deutsche Ausgabe: Ein guter Abschied, Frankfurt a. M. (Brandes & Apsel).

Novick, J. and Novick, K. K. (2007): *Fearful Symmetry: The Development and Treatment of Sadomasochism.* New Jersey (Aronson).

Novick, J. and Novick, K. K. (2008): Expanding the domain: privacy, secrecy and confidentiality. *Annual of Psychoanalysis 2008–2009*, 36/37:145–160.

Novick, J. and Novick, K. K. (2010a): *Emotional Muscle: Strong Parents, Strong Children.* Indiana (Xlibris).

Novick, J. und Novick, K. K. (2010b): Hindernisse am Entwicklungsübergang von der Adoleszenz zum Erwachsenenleben: Das geschlossene System der Selbstregulation. In: S. Hauser und F. Schambeck (Hrsg.). *Übergangsraum Adoleszenz.* Frankfurt a. M. (Brandes & Apsel).

Novick, J. and Novick, K. K. (2011): Building emotional muscle in children and parents. *PSC 65*:131–151.

Novick, J. and Novick, K. K. (2012): *Emotional muscle for therapists – a strenghts-based learning model for treatment of adolescents and their parents.* New York (IPBooks).

Novick, J. und Novick, K. K. (2016): *Die Freiheit des Selbst. Die zwei Systeme der Selbstregulation.* Frankfurt a. M. (Brandes & Apsel) 2018.

Novick, K. K. and Noviak, J. (1994): Post-oedipal transformations: latency, adolescence, and pathogenesis. *JAPA 42*:143–169.

Novick, K. K. and Novick, J. (1998): An application of the concept of the therapeutic alliance to sadomasochistic pathology. *J. Amer. Psychoanaly. Assn. 46*:813–846.

Novick, K. K. und Novick, J. (2010c): Neue Techniken zur Behandlung von Problemen in der spätadoleszenten Entwicklung: Arbeit mit dem offenen System der Selbstregulation. In: S. Hauser und F. Schambeck (Hrsg.). *Übergangsraum Adoleszenz.* Frankfurt a. M. (Brandes & Apsel). Englisch in R. Z. Ritvo and S. W. Henderson (2013a): *Child and Adolescent Psychiatric Clinics of North America 22*:331–349.

Novick, K. K. and Novick, J. (2013b): Concurrent work with parents of adolescent patients. *PSC 67*:103–145.

Palmer, R., Nascimento, L., and Fonagy, P. (2013): The state oft he evidence base for psychodynamic psychotherapy for children and adolescents. In: *Psychodynamic Treatment Approaches to Psychopathology, vol. 2*, R. Z. Ritvo and S. W. Henderson (2013a). *Child and Adolescent Psychiatric Clinics of North America 22*:149–214.

Panel (1972): Indications and contraindications for the psychoanalysis of the adolescent. M. Sklansky, reporter. *JAPA 20*:134–144.

Perrot-Catipovic, M. and Ladame, F. (1998): *Adolescence and Psychoanalysis: The Story and the History.* London (Karnac Books).

Rangell, L. (1982): Some Thoughts on Termination. *Psychoanal. Inq. 2*:367–392.

Rathbone, J. (2001): Anatomy of Masochism. New York (Kluber Academic/Plenum Publishers).

Rusell, I. (1984): The borderlands of insanity. *Alienist and Neurologist 5*:457–471.

Salo, F. T. (2007): Recognising the infant as subject in infant.parent psychotherapy. *Int. J. Psycho-Anal. 88*(4):961–979.

Salomonsson, B. (2013): An infant's experience of post-natal depression. Towards a psychoanalytic model. *Journal of Child Psychotherapy 39*, No. 2:137–155.

Sandler, J., Freud, A. (1983): Discussions with Anna Freud on The Ego and the Mechanisms of Defense: the ego and the Id at Puberty. *Int. J. Psycho-Anal. 64*:401–406.

Schore, A. N. (1994): *Affect Regulation and the Origins of the Self: The Neurobiology of Emotional Development.* Hillsdale, NJ (Lawrence Erlbaum).

Sroufe, L. A. (1996): *Emotional Development.* New York (Cambridge University Press).

Tronick, E. and Beeghly, M. (2011): Infants' meaning-making and the development of mental health problems. *American Psychologist 66*, no. 2:107–119.

Von Bertalanffy, L. (1968): *General Systems Theory.* New York (Braziller).

White, R. W. (1959): Motivation reconsidered: the concept of competence. *Psychological Review, vol. 66*, 5:297–333.

Winnicott, D. W. (1961): *Adolescence: struggling through the doldrums. In: The Family and Individual Development.* London (Tavistock), S. 79–87.

Young-Bruehl, E. and Bethelard, F. (1999): The hidden history of the ego-instincts. *Psychoanal. Rev. 86*(6):823–851.

Die Autorinnen und Autoren

Peter Bründl, Dr. phil, Psychologischer Psychotherapeut, Psychoanalytiker für Kinder, Jugendliche und Erwachsene (MAP, DGPT, ACP, VAKJP). Studium der Germanistik und Geschichte in München und in Berkeley/Kalifornien. Langjährige Tätigkeit als Gymnasiallehrer und Internatserzieher an süddeutschen Landerziehungsheimen, psychoanalytische Ausbildung in München und New York. Niedergelassen in eigener Praxis in München. Dozent, Supervisor (SKEPT, Kinder, Jugendliche und Erwachsene) und Lehranalytiker der Münchner Arbeitsgemeinschaft für Psychoanalyse e. V. (MAP). Zahlreiche Veröffentlichungen zu Adoleszenz, Migration, Trauma, der Auswirkungen des NS-Terrors auf nachfolgende Generationen, Babybeobachtung, Entwicklungslehre. Mitherausgeber der Reihe *Jahrbuch der Kinder-und Jugendlichen-Psychoanalyse.*
E-Mail: peterbruendl@t-online.de

Sibylle Drews, Dipl. Psych., Psychoanalytikerin (DPV/IPA) niedergelassen im eigener Praxis; Lehranalytikerin und Supervisorin am Frankfurter Psychoanalytischen Institut. Mitbegründerin und Mitglied am Editorial Board der Zeitschrift für Psychoanalytische Theorie und Praxis. Ehrenmitglied der Sigmund Freud Stiftung zur Förderung der Psychoanalyse e. V. Seit 2017 Mitarbeiterin der Flüchtlingsambulanz des FPI. Herausgeberin und Übersetzerin zahlreicher Bücher aus dem Englischen.
E-Mail: drews@drews-ffm.de

Antonino Ferro, M. D., Psychoanalytiker für Kinder, Jugendliche und Erwachsene, Lehr- und Kontrollanalytiker und Präsident der Italienischen Psychoanalytischen Gesellschaft. Mitglied der American Association for Psychoanalysis und der Internationalen Psychoanalytischen Vereinigung. 2007 erhielt er den Mary Sigourney Award. Veröffentlichungen: *Das bipolare Feld. Konstruktivismus und Feldtheorie in der Kinderanalyse* (2003); *Psychoanalyse als Erzählkunst und Therapieform* (2009); *Im analytischen Raum: Emotionen, Erzählungen, Transformationen* (2012).

Noah Haas, Senior Psychoanalyst am Campus Chezzi Cohen in Abu Gosh / Israel.

Agnes Hodi, Klinische Psychologin und Psychotherapeutin; Supervisorin, Lehranalytikerin und Kinderanalytikerin; Honorarprofessorin an der ELTE Universität in

Budapest, Mitglied der IPA, der Ungarischen und der Norwegischen Psychoanalytischen Vereinigung, Mitglied im IPA Komitee für die Entwicklung der Kinder- und Jugendlichenpsychoanalyse (CODECAP).
E-Mail: hodi.agnes@yahoo.com

Efrat Hominer, Lehrerin am Campus Chezzi Cohen in Abu Gosh / Israel.

Lior Inbat, Jugendberater am Campus Chezzi Cohen / Israel.

Agathe Israel, Dr. med., Fachärztin für Psychotherapeitische Medizin, Psychiatrie/ Neurologie, Psychoanalytikerin für Erwachsene, Kinder und Jugendliche (VAKJP), Lehranalytikerin (DGPT), Supervisorin und Dozentin am Institut für analytische Kinder- und Jugendlichen-Psychotherapie – Esther Bick, mit dem Schwerpunkt SKEPT und der Erforschung frühen psychischen Erlebens von Babys. Lehrtätigkeit und zahlreiche Publikationen.

Aglaia Karatza-Meents, Dr. med., Fachärztin für Psychiatrie und Fachärztin für Psychosomatische Medizin, Psychoanalytikerin (DGPT; aff. DPV) niedergelassen in eigener Praxis in Köln. Veröffentlichungen zur griechischen Arbeitermigration.

Claudia Lament, Ph. D., Supervisorin und Lehranalytikerin der Psychoanalytic Association of New York, affiliert mit der New York University Langone School for Medicine. Federführende Herausgeberin des *Psychoanalytic Study of the Child* und Präsidentin der Anna Freud Foundation.
E-Mail: cmlament@gmail.com

Elena Molinari, M.D.; Mitglied der Italienischen Psychoanalytischen Gesellschaft und der Internationalen Psychoanalytischen Vereinigung. Von 2013 bis 2016 Herausgeberin der *Rivista Italiana di Psicoanalisis.* Zahlreiche Publikationen.

Ana Belchior Melícias, Psychoanalytikerin bei Sedes Sapientiae (Brazil) und Mitglied der Portuguese Psychoanalytical Society (PPS-IPA, EPF), Kinder- und Jugendlichen-Psychoanalytikerin, Dozentin an der Universität (ISPA) und am Institut für Psychoanalyse (PPS). Kandidatin der Bick-Mother-Infant-Observation-Method beim SPP. Rebeca Grinberg Award (AP Madrid), Beratende Herausgeberin des *Annual Psychoanalysis Book* (Brazil), Supervisorin des Childhood Center der SDML. Zahlreiche Veröffentlichungen in Zeitschriften und Büchern: *Freud Folder* (IPA-Website in Anwendungen; Kino & Psychoanalyse-Blog: www.cinemapsicanalise.pt
E- Mail: mail@anamelicias.com

Marie Rose Moro, M.D., Ph.D., Professorin an der Universität Paris. Sie ist Kinder- und Jugendlichenpsychiaterin, Forscherin, Schriftstellerin und Mitglied des Institut Universitaire de France. Als Spezialistin für transkulturelle Psychiatrie gründete sie 2000 die transkulturelle Zeitschrift Lautre – Cliniques, Cultures et Societès. Sie ist Vorsitzende der Internationalen Vereinigung für Ethnopsychoanalyse (AJRP) Sie leitet das Maison de Solenn, Haus für Jugendliche am Krankenhaus Cochin. Vor etwa dreißig Jahren gründete sie eine transkulturelle Beratung für Migrantenfamilien und ihre Kinder in Bobigny in Paris.

Rahmeth Radjack, Kinderpsychiaterin, Psychotherapeutin, Leiterin der Perinatalklinik Maternite de Port Royal, Maison des adolescents de l`Hopital Cochin, Abteilunng von Prof. Marie Rose Moro.

Chen Shperling Ben Zvi, Psychologin am Campus Chezzi Cohen in Abu Gosh / Israel.

Jack Novick & Kerry Kelly Novick, Psychoanalytiker für Erwachsene, Kinder und Jugendliche. Ausbildung bei Anna Freud. Lehre am Michigan Psychoanalytic Institute, am Michigan Psychoanalytic Council, am Psychoanalytic Institute der New York University, in der New York Freudian Society, am Chicago Center for Psychoanalysis und an der Medical School der University of Michigan. Zuletzt bei Brandes & Apsel: *Ein guter Abschied. Die Beendigung von Psychoanalysen und Psychotherapien* (2008) sowie *Elternarbeit in der Kinderpsychotherapie* (2017).

Saskia von Overbeck Ottino, Dr. med., Psychoanalytikerin für Kinder, Jugendliche und Erwachsene (SpsaG/IPA); Leiterin der cross-culture-unit der Universitätsklinik Genf; Lehranalytikerin der Schweizer Psychoanalytischen Gesellschaft. Vorsitzende des Forums Psychoanalyse der Migration und kultureller Identitäten der Europäischen Föderation für Psychoanalyse; Vorsitzende der Vereinigung für seelische Gesundheit Schweiz-Ruanda.
E-Mail: vonoverbeckottino@bluewin.ch

Mario Priori, Psychologischer Psychotherapeut, Psychoanalytiker SPI/IPA, Kinder- und Jugendlichenanalytiker, IPA; Ordentliches Mitglied der AIPPI.

Jani Santamaria, M. D., Psychoanalytikerin für Kinder, Jugendliche und Erwachsene (IPA) Direktorin der Communidad Cultura der FEPAL und der FEPAC in der Psychoanalytischen Föderation von Lateinamerika.
E-Mail: Jani10pp20@gmail.com

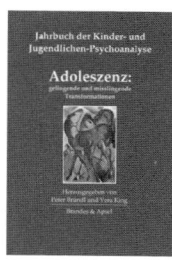

Peter Bründl
Vera King (Hrsg.)

Adoleszenz:

gelingende und misslingende Transformationen

Jahrbuch der Kinder- und
Jugendlichen-Psychoanalyse,
Band 1

Mit Beiträgen von
P. Bründl, D. Bürgin, Y. Cohen,
K. Flaake, B. Gerisch, S. Hauser, V. King,
Z. Kovacs, F. Ladame, G. Monniello, J. Novick,
K. Novick, K. Schier

268 S., geb. mit Fadenheftung und Lesebändchen,
€ 29,90, ISBN 978-3-86099-934-9

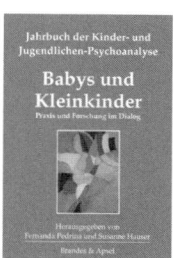

Fernanda Pedrina
Susanne Hauser (Hrsg.)

Babys und Kleinkinder

Praxis und Forschung im Dialog

Jahrbuch der Kinder- und
Jugendlichen-Psychoanalyse,
Band 2

Mit Beiträgen von
T. Baradon, K. H. Brisch, A. Budke,
F. Dammasch, B. Forstner, Y. Gauthier, C. Kern,
S. Maiello, V. Menken, M. Mögel, C. Paul,
F. Pedrina, I.-M. Pretorius, J. Quehenberger,
S. Reisch, B. Salomonsson, F. Thomson-Salo,
B. Kalckreuth, W. Kalckreuth, C. Wiesler

324 S., geb. mit Fadenheftung und Lesebändchen,
€ 29,90, ISBN 978-3-95558-038-4

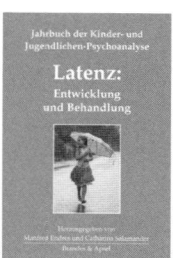

Manfred Endres
Catharina Salamander (Hrsg.)

Latenz:

Entwicklung und Behandlung

Jahrbuch der Kinder- und
Jugendlichen-Psychoanalyse,
Band 3

Mit Beiträgen von
D. Bürgin, M. L. Castrechini-Franieck,
Y. Cohen, E. Fietzek, M. Günter, H. Hopf,
E. Lang-Langer, D. Lehmhaus, N. Midgley,
M. Mögel, J. Novick, K. K. Novick, F. Pedrina,
E. Rass, S. E. Tömmel, M. Wencke,
U. Wienberg

280 S., geb. mit Fadenheftung und Lesebändchen,
€ 29,90, ISBN 978-3-95558-071-1

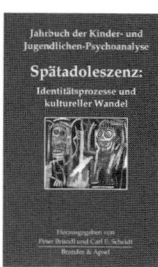

Peter Bründl
Carl E. Scheidt (Hrsg.)

Spätadoleszenz:

Identitätsprozesse und kultureller Wandel

Jahrbuch der Kinder- und
Jugendlichen-Psychoanalyse,
Band 4

Mit Beiträgen von
P. G. Atkeson, M. Bircheneder,
P. Bründl, M. Erdheim, J. M. Herzog, J. Novick,
K. K. Novick, A. Özdaglar, B. Saegesser,
C. E. Scheidt, A. G. Schmuckler, A. Staehle,
K. Trübel, E. Vogel-Urban

252 S., geb. mit Fadenheftung und Lesebändchen,
€ 29,90, ISBN 978-3-95558-154-1

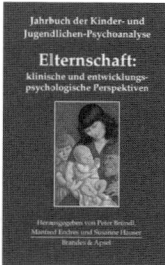

Peter Bründl
Manfred Endres
Susanne Hauser (Hrsg.)

Elternschaft:

klinische und entwicklungspsychologische Perspektiven

Jahrbuch der Kinder- und
Jugendlichen-Psychoanalyse,
Band 5

Mit Beiträgen von
T. Baradon, J. Bründl, P. Bründl,
A. Grotta, J. Herzog, P. Heymann, M. Mögel,
P. Murra, J. Novick, K. K. Novick,
F. Pedrina, E. Rass, G. Roth, D. Schechter,
K. Schier, H. Timmermann, E. Willheim

280 S., geb. mit Fadenheftung und Lesebändchen,
€ 29,90, ISBN 978-3-95558-182-4

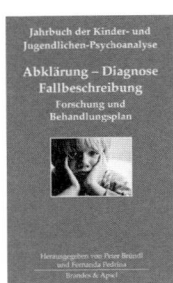

Peter Bründl
Fernanda Pedrina (Hrsg.)

Abklärung – Diagnose – Fallbeschreibung

Forschung und Behandlungs-plan

Jahrbuch der Kinder- und Jugendlichen-Psychoanalyse, Band 6

Mit Beiträgen von
D. Bürgin, Y.Cohen, A. Grotta, É. Hédervári-Heller, R. Laschinger-Peter, M. Mögel, P. Morra, F. Pedrina, I.-M. Pretorius, B. Saegesser, C. Salamander, D. Schechter, M. Sobanski

220 S., geb. mit Fadenheftung und Lesebändchen, € 29,90, ISBN 978-3-95558-210-4

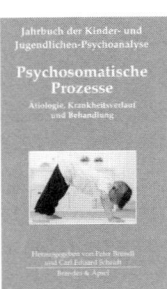

Peter Bründl
Carl E. Scheidt (Hrsg.)

Psychosomatische Prozesse

Ätiologie, Krankheitsverlauf und Behandlung

Jahrbuch der Kinder- und Jugendlichen-Psychoanalyse, Band 7

Mit Beiträgen von
C. Anzieu-Premmereur, D. Bürgin, A. Grotta, J. M. Herzog, A. Israel, P. Morra, F. Pedrina, M. Rauwald, B. Saegesser, V. Schmid-Arnold, B. Steck, A. Walter, A. von Schelling

240 S., geb. mit Fadenheftung und Lesebändchen, € 29,90, ISBN 978-3-95558-238-8

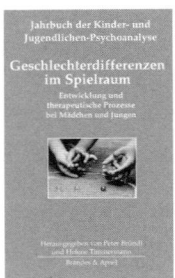

Peter Bründl
Helene Timmermann (Hrsg.)

Geschlechterdifferenzen im Spielraum

Entwicklung und therapeu-tische Prozesse bei Mädchen und Jungen

Jahrbuch der Kinder- und Jugendlichen-Psychoanalyse, Band 8

Mit Beiträgen von
C. Anzieu-Premmereur, C. Burkhardt-Mußmann, F. Dammasch, H. Hopf, J. M. Herzog, K. Hörter, M. Kratz, F. Pedrina, I.-M. Pretorius, B. Saegesser, G. Schleske, A. Walter

288 S., geb. mit Fadenheftung und Lesebändchen, € 29,90, ISBN 978-3-95558-265-4

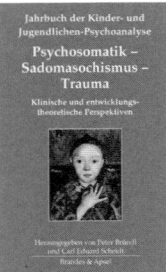

Peter Bründl
Carl E. Scheidt (Hrsg.)

Psychosomatik – Sadomasochismus – Trauma

Klinische und theoretische Perspektiven

Jahrbuch der Kinder- und Jugendlichen-Psychoanalyse, Band 9

Mit Beiträgen von
D. Bürgin, C. Burkhardt-Mußmann, B. Gerisch, J. Herzog, J. und K. K.Novick, S. Kudritzki, J. Küchenhoff, B. Saegesser, C. Salamander, H. Salge, S. Saß, G. Schleske, T. Storck, A. Walter

276 S., geb. mit Fadenheftung und Lesebändchen, € 29,90, ISBN 978-3-95558-289-0

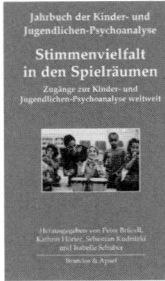

Peter Bründl, Kathrin Hörter, Sebastian Kudritzki, Isabelle Schuber (Hrsg.)

Stimmenvielfalt in den Spielräumen

Zugänge zur Kinder- und Jugendlichen-Psychoanalyse weltweit

Jahrbuch der Kinder- und Jugendlichen-Psychoanalyse, Band 10

Mit Beiträgen von
C. Anzieu-Premmereur, O. Wassermann, A. Belchior Melícias, H. Suarez Labat, J. Girard-Frésard, S. Maiello, M. Linková, J. Dhillon, D. Khouri Dahdouh, D. A. Katz, Y. Korkut, A. Joyce, K. Schier, B. Saegesser

284 S., geb. mit Fadenheftung und Lesebändchen, € 29,90, ISBN 978-3-95558-304-0